普通高等教育"十二五"规划教材

全国高等医药院校规划教材

健康评估

（第2版）

主编　尹志勤　张清格

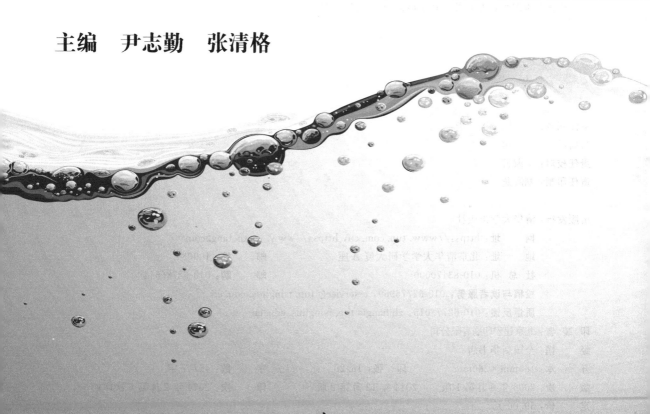

清華大学出版社

北　京

内 容 简 介

本教材以现代护理理论为指导,以护理程序为框架,根据护理高职、高专教学的特点和培养目标编写。全书共分 10 章,内容包括绪论、病史采集、常见症状评估、体格检查、心理及社会状况评估、心电图、影像检查、实验室检查、护理诊断、护理病历书写。本书可供高专高职护理专业学生使用。

图书在版编目(CIP)数据

健康评估/尹志勤,张清格主编.—2 版.—北京:清华大学出版社,2014(2024.2 重印)
普通高等教育"十二五"规划教材　全国高等医药院校规划教材
ISBN 978-7-302-38178-5

Ⅰ. ①健… Ⅱ. ①尹… ②张… Ⅲ. ①健康－评估－医学院校－教材 Ⅳ. ①R471

中国版本图书馆 CIP 数据核字(2014)第 227813 号

责任编辑:罗　健　王　华
封面设计:戴国印
责任校对:王淑云
责任印制:刘海龙

出版发行:清华大学出版社
　　　　网　　　址:https://www.tup.com.cn,https://www.wqxuetang.com
　　　　地　　　址:北京清华大学学研大厦 A 座　　　邮　　编:100084
　　　　社 总 机:010-83470000　　　　　　　　　　邮　　购:010-62786544
　　　　投稿与读者服务:010-62776969,c-service@tup.tsinghua.edu.cn
　　　　质量反馈:010-62772015,zhiliang@tup.tsinghua.edu.cn
印 装 者:北京建宏印刷有限公司
经　　销:全国新华书店
开　　本:185mm×260mm　　　印　　张:16.25　　　字　　数:457 千字
版　　次:2006 年 8 月第 1 版　　2014 年 12 月第 2 版　　印　　次:2024 年 2 月第 5 次印刷
定　　价:59.00 元

产品编号:052099-02

编者名单

主　　编　尹志勤　张清格

副 主 编　张功劢　佟玉荣

编　　者　（按姓氏拼音排序）

　　　　　　耿桂灵（南通大学护理学院）

　　　　　　郭丽梅（齐齐哈尔医学院）

　　　　　　李　萍（温州医科大学护理学院）

　　　　　　佟玉荣（首都医科大学燕京医学院）

　　　　　　文建军（青海大学医学院）

　　　　　　许虹波（温州医科大学护理学院）

　　　　　　阳晓丽（海南医学院）

　　　　　　尹志勤（温州医科大学护理学院）

　　　　　　张功劢（北京卫生职业学院）

　　　　　　张清格（邢台医学高等专科学校）

编写秘书　许虹波（温州医科大学护理学院）

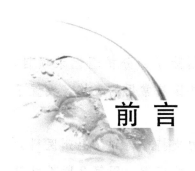

前 言

　　本教材以现代护理理论为指导，以护理程序为框架，根据高专、高职护理专业教学的特点和培养目标编写。为了适应我国高专、高职教育改革与发展的新形势，满足社会对护理人才提出的新要求，本书在第 1 版的基础上进行了修订再版。

　　本次修订在第 1 版编写框架和内容的基础上，侧重于在护理实践中综合应用基础医学知识、人文知识和护理技能，同时更加突出护士人文关怀精神的培养。本次修订，征询了许多授课教师和临床一线护理人员的意见，对编写内容做了较大幅度的调整，具体修订内容如下。

　　在每一章中均设置了案例，引导同学学习新知识，启发其思维，同时增加其对临床工作内容的体会和对患者病痛的感知能力；在每一章末，设置了"本章小结"，用来总结本章的重点，画龙点睛，增进学生对所学知识的理解。

　　将第 1 版原第 2 章标题"健康史采集"修改为"病史采集"。因大部分的健康史采集都是针对患者进行的，且在本书有限的字数范围内，难以将正常人群的健康史采集融入其中，故将本章题目改为"病史采集"，且将其内容中的"健康史的内容和采集方法"改为"问诊的内容和方法"，这样更为恰当。

　　将第 1 版原第 3 章标题"身体评估"修改为"体格检查"，因为用"体格检查"一词更接近临床实际，通俗易懂。除此以外，本章更换了大量的图片，对图片与文字不一致的地方进行了修改。

　　按照"2012 年中华人民共和国卫生行业标准"，对第 8 章实验室检查内容进行了较大的修改，重新核对、修改了血细胞分析参考区间以及临床常用生化检验项目血清钾、钠、氯，血清总蛋白、清蛋白，血清丙氨酸氨基转移酶参考区间，使本书读者能尽早地掌握新的行业标准。

　　根据"卫生部办公厅关于在医疗机构推行表格式护理文书"的通知，对第

10章护理病历书写的内容进行了较大幅度的修改，删除了部分护理记录项目，在全国尚无统一规范的情况下，参照其他教科书及一些医院常用的表格，设置了可参考的护理记录样式。

本次修订得到了全体编委及其所在单位领导的大力支持，得到了温州医科大学附属第一医院老师的热情支持和帮助，在此表示衷心的感谢。因第2版教材较第1版有较大的改动，在编写的内容和形式上难免有疏漏和不足之处，恳请使用本教材的师生及其他读者给予批评、指正。

尹志勤

2014年6月

目　录

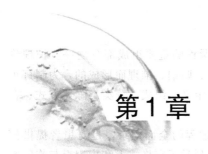

第1章

绪 论

健康评估（health assessment）是一个系统地、连续地收集护理对象的健康资料，并对这些健康资料进行整理、分析，以确定其护理需求，从而做出护理诊断的过程。健康评估是护理程序中最重要的环节，它贯穿于护理过程的始终。

健康评估课程是运用医学及相关学科的知识，对护理对象的健康问题进行分析、研究，以确定其护理需求的基本理论、基本技能及临床护理思维方法的一门学科，是护理专业学生在学完基础医学的各门课程和护理学导论之后，过渡到临床护理各学科学习的一门必修课，是基础医学与临床护理各学科联系的纽带和桥梁。

一、健康评估的内容

1. **病史采集** 病史采集的目的是在开始身体评估前获得完整的病史的基本资料，为进一步评估身体提供线索，并获取有助于确立护理诊断的重要依据。病史采集模式有疾病引导模式和评估健康模式两种。疾病引导模式采集病史的主要内容包括一般资料、主诉、现病史、既往史、家族史、日常生活史、心理社会史、月经及生育史和系统回顾几个方面。评估健康模式采集病史主要内容包括戈登的 11 项功能性健康型态所涉及的内容。

2. **常见症状评估** 症状指患者主观感受到不适或痛苦的异常感觉或某些客观病态改变，是病史的重要组成部分。常见症状评估主要内容涉及症状的病因和发生机制、临床表现、发展和演变过程以及由此引起的患者身心反应。护士通过对患者症状的评估，结合相应的体格检查结果，以形成护理诊断，并指导临床护理工作。

3. **体格检查** 指护士通过自己的感官或借助听诊器、血压计、体温计等辅助工具对患者进行细致的观察与系统的检查，发现机体正常或异常征象的评估方法，是获得护理诊断依据的重要手段。熟练掌握和运用这些方法，才能使收集的资料更准确、完整。

4. **心理、社会评估** 指护士从被评估者的自我概念、认知水平、情感和情绪、个性、压力与应对、角色与角色适应、文化以及家庭和环境等方面对其进行全面评估，以正确地获得患者的心理及社会资料。

5. **心电图检查** 用心电图机将心脏的生物电变化在体表记录下来所获得的曲线称心电图。观察心电曲线的变化规律，对判断与其相关的疾病有重要的临床意义。本书主要介绍了心电图的基本知识、心电图机的操作方法、正常心电图和常见异常心电图的图形特点及意义。

6. **影像检查** 本书主要介绍 X 线片、计算机体层成像、磁共振成像和超声检查的内容。学习影像检查的基本理论、正常图像、常见的异常图像及其临床意义，检查前的配合和检查后处理要点，有助于护士更好地评估和判断患者的病情，正确地配合检查。

7. **实验室检查** 实验室检查结果作为客观资料的重要组成部分之一，可协助护士观察、判断病情，作出护理诊断。护士应熟悉常用实验室检查的目的、标本采集要求及结果的临床意义。

8. **护理诊断** 护理诊断是健康评估的最终目的，是本门课程的重要组成部分之一。护理诊断是将收集到的病史资料、体格检查及其他评估结果经过分析、归纳、推理而形成的，为制订正确的护理措施提供依据。此部分内容阐述了护理诊断的发展、定义、组成、分类、陈述方式、合作性问题及护理诊断的确立过程。

9. **护理病历书写** 护理病历是临床护理人员对患者护理过程的全面记录，是对患者提供护理的重要依据。此部分内容详细叙述了护理病历的书写要求，列举了在格式上和内容上与临床大致相同的护理病历以供读者参考，使学生初步掌握护理病历的书写方法。

二、健康评估的学习方法与要求

健康评估的学习方法与基础课有很大的不同，需要动手操作的内容较多，除理论教学和学校内的实践教学外，还要在医院中直接面对患者或在社区中面对被评估者，因此在学习过程中有其特殊要求：

（1）学习过程中始终贯穿整体护理的理念，以患者为中心，关心、爱护和体贴患者，建立良好的护患关系。

（2）基本概念要清楚，基本知识要扎实，基本技能要熟练。

（3）能独立进行病史采集，并能分析、提炼出健康问题。

（4）能正确、熟练地进行体格检查，并理解体格检查阳性结果的意义。

（5）掌握心电图检查操作方法，熟悉常见异常心电图的表现和临床意义；熟悉影像检查前的患者准备、检查结果的临床意义；掌握实验室检查的标本采集要求、检验结果的正常值及其临床意义。

（6）能根据所收集的资料作出初步的护理诊断，写出完整的护理病历。

（尹志勤）

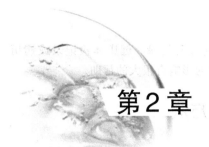

第2章 病史采集

【案例】　上午10时，一位18岁的男性患者被收入院。患者意识清醒，面色潮红，呼吸急促，阵发性咳嗽并有咳痰。请问护士应怎样采集患者的病史资料？在采集病史资料的过程中应注意什么？

第1节　健康资料

健康评估主要是通过收集被评估者主观和客观的健康资料，并对健康资料进行分析、判断来了解其需要并作出护理诊断的过程。健康评估所收集的资料可以是被评估者或有关人员的主观描述，也可以是身体评估、实验室或其他检查的结果等。根据资料的性质不同，将健康资料分为主观资料和客观资料。

在临床护理中，主观资料是通过与患者及其有关人员交谈获得的患者身体、心理健康状况和社会关系状况的资料，如患者在疾病状态下的身体不适感、对身体状况的评价、个人经历、心理压力、求医目的等。主观资料不能被医护人员直接观察或检查。

客观资料指经身体评估方法（视、触、叩、听、嗅等）及实验室或其他检查方法所获得的患者健康状况的资料，如视诊所发现的黄疸、听诊发现的心脏杂音、实验室检查发现的蛋白尿等。

多数情况下，主观资料与客观资料是相互支持的。主观资料可指导客观资料的收集，而客观资料则可进一步证实或补充所获得的主观资料。对于一份完整、全面的健康资料来说，主观资料和客观资料同等重要，两者都是形成护理诊断的重要依据。

健康资料主要是由患者本人提供，如患病后的感受、对健康的认识及需求、对治疗及护理的期望等，大多很难从其他人员那里得到，这些问题只有患者本人最清楚、最能准确地表述，因此患者本人提供的健康资料最为可靠。

除了患者以外，护士还可从其他人员或患者健康记录中获得所需资料。通过这些资料可进一步证实或充实从患者那里直接得来的资料。这些资料来源包括：

1. 患者的家庭成员或与之关系密切者　如父母、配偶、兄弟姐妹、朋友、同事、邻居、老师、保姆等，他们与患者一起生活或工作，对其目前及既往的健康状况、生活习惯、生活或工作的环境以及对疾病或健康的态度等有较全面的了解，这些信息对获得全面的健康资料、确定护理诊断及制订护理措施有重要的参考价值。

2. 目击者　指目睹患者发病或受伤过程的人员，他们可提供有关的病因、患者当时的状况及病情的进展等资料。

3. 卫生保健人员　包括与患者有关的医护人员、营养师、理疗师，可向他们了解其有关的诊断及治疗措施、就医行为等。

4. 目前或以往的健康记录或病历　如出生记录、儿童预防接种记录、健康体检记录或病历记录等，这些资料对了解患者的既往健康状况及其对目前健康的影响有很大的帮助。

第2节　问诊的内容及方法

一、问诊的内容

病史是关于患者目前、过去健康状况及其影响因素的主观资料。在临床工作中，医师关注的是患者的症状、体征及疾病的进展情况等，而护士更关注患者对其健康状况以及因之而带来的生活方式等改变所做出的反应，因此，护士采集病史的重点集中在疾病症状或病理改变对患者日常生活的影响以及心理、社会反应方面。

问诊是以获取患者的病史资料为目的，护士与患者及相关人员之间的正式有序的交谈过程。问诊是病史采集的主要手段，其形式有两种：一种是疾病引导模式；一种是评估健康模式。疾病引导模式问诊内容包括患者的一般资料、主诉、现病史、既往史、日常生活形态、家族史、心理社会史、月经及生育史和系统回顾几个方面。本章主要介绍疾病引导模式问诊。评估健康模式是以戈登的11项功能性健康型态为指导对患者进行问诊，问诊的内容见本章的附录部分。

（一）一般资料

一般资料的内容包括患者的姓名、性别、年龄、职业、民族、籍贯、婚姻状况、文化程度、宗教信仰、医疗费的支付形式、住址、电话号码、资料的可靠性及收集资料的时间等。这些资料可为了解患者的某些健康状况、患者对健康的态度及价值观提供有用的信息，为进一步收集资料提供依据。如许多健康问题的发生与年龄、性别、婚姻状况、职业等有关。不同的民族有不同的饮食习惯、宗教信仰等；患者的文化程度可提示护理人员选择合适的健康教育方式；医疗费的支付形式有助于护理人员了解患者的经济承受能力，以便选择合适的治疗方案和护理措施。

（二）主诉（chief complaint）

主诉是患者感觉最主要、最明显的症状或体征及其持续时间，是患者就诊的主要原因。主诉的语句应简短扼要，有高度概括性，如"发热、胸痛3天"、"咳嗽、咳痰2天，喘息1天"。记录主诉时应使用患者自己的语言，不要使用诊断用语，如"甲状腺功能亢进半年"应记为"多食、消瘦、多汗半年"。

（三）现病史

现病史是患者患病以来疾病的发生、发展、诊断、治疗、护理的全过程，是病史的主体部分，记录时应围绕主诉详细描述。其内容包括：起病的时间、地点及环境；起病的缓急；主要症状的部位、性质及持续时间；发病的原因和诱因；疾病的发展和演变；伴随症状；诊断、治疗和护理经过；疾病对患者工作和生活产生的影响。

（四）既往史

既往史是有关患者过去的健康状况及患病的经历，其内容包括：

（1）曾患过的疾病，既往的住院病史；

（2）手术及外伤史；

（3）预防接种史，包括预防接种的时间、接种的疫苗种类；

（4）过敏史，包括食物、药物、环境中接触物质的过敏情况；

（5）是否到过疫区，有无性病接触史及是否曾患过性病。

（五）家族史

询问患者的双亲、兄弟、姐妹及子女的健康及患病情况，有无与其相同的疾病，家族中有无遗传病。

(六) 日常生活活动状况

询问患者日常生活活动的状况，可以促进护士对患者生活习惯和行为方式的了解，使护士健康问题的判断和护理计划的拟订较切合实际，其内容包括患者的饮食、排泄、活动与休息状况及个人的嗜好等。

(七) 心理、社会史

心理、社会史包括患者的自我概念、认知、情绪与情感、个性、压力与应对、角色与角色适应、生活与居住环境、家庭关系等。

(八) 月经及生育史

青春期后的女性应询问月经史，包括月经初潮的年龄、月经周期和经期的天数、经血的颜色和量、末次月经的日期、有无痛经及白带情况、闭经日期、绝经年龄。成年女性应询问生育史，包括妊娠与生育的次数及年龄、人工或自然流产的次数，有无早产、死产、难产、手术产、围生期感染及计划生育情况等。男性患者应询问有无影响生育的疾病。

(九) 系统回顾

通过询问，系统地了解患者各系统有无健康问题及健康问题的特点，全面地评估患者以往的健康问题及其与本次疾病之间的关系。通过系统回顾可避免遗漏重要的信息。护士可根据需要按身体各系统进行询问，从而对患者的健康问题作出判断。询问的内容如下：

1. 一般状态　有无不适、疲乏无力、发热、盗汗，有无体重增加或减轻，睡眠情况如何等。

2. 皮肤　有无皮肤颜色、温度、湿度的改变，有无水肿、皮疹、皮肤破溃、感染，毛发的分布与色泽，指甲的颜色及光泽。

3. 眼　有无畏光、流泪、结膜充血、分泌物增多，有无白内障、青光眼疾患，是否佩戴眼镜等。

4. 耳　有无耳鸣、眩晕、听力减退或耳聋，有无耳痛、耳内流脓等，是否使用助听器。

5. 鼻　有无鼻塞、流涕、出血或过敏，有无嗅觉的改变。

6. 口腔　有无口腔黏膜溃疡、颜色改变、齿龈肿胀、溢脓或出血，有无龋齿、义齿，有无味觉的改变。

7. 乳房　有无疼痛、异常分泌物、肿块及患者的自我检查情况。

8. 呼吸系统　有无咳嗽、咳痰、咯血、胸痛或呼吸困难等。咳嗽发生的时间、频率、性质、程度，与气候变化及体位的关系；痰的颜色、性状、量和气味；咯血的颜色及量；胸痛的部位、性质；呼吸困难发生的时间、性质和程度；既往有无呼吸系统疾病。

9. 循环系统　有无心悸、心前区疼痛、呼吸困难、晕厥、水肿。心悸发生的时间与诱因，心前区疼痛的部位、性质、程度、持续时间、缓解方式；呼吸困难的程度，有无阵发性呼吸困难，是否伴有咳嗽、咯血或咯粉红色泡沫样痰；晕厥发生前是否伴有心悸，既往有无心血管疾病；水肿的部位、水肿与尿量的关系。

10. 消化系统　有无恶心、呕吐、吞咽困难、腹泻、腹胀、腹痛、便秘、呕血、黑粪、黄疸，上述症状发生的缓急、与进食的关系等。呕吐的时间、性质，呕吐物的量、性质、颜色和气味；腹泻、呕血、黑粪的量、颜色、性状、次数，腹泻有无里急后重，有无脱水的表现；腹痛的部位、性质、程度，有无疼痛的规律性及转移性疼痛。

11. 泌尿系统　有无尿频、尿急、尿痛、排尿困难、尿潴留、尿失禁、腹痛或水肿；有无尿的颜色、量、性质的变化；过去有无高血压、糖尿病、过敏性紫癜等疾病；有无长期使用肾毒性药物史。

12. 血液系统　有无头晕、眼花、耳鸣、乏力、记忆力下降，有无皮肤瘀点、瘀斑、黄疸及肝、脾、淋巴结肿大，有无输血或输血反应史。

13. 内分泌及免疫系统 有无怕热、多汗、乏力、口渴多饮、多食、肥胖或消瘦，有无性格的改变，有无智力、体格、性器官发育异常，有无甲状腺肿大等，既往有无精神创伤、肿瘤、自身免疫性疾病的病史。

14. 神经系统及精神状态 有无头痛、头晕、记忆力减退，有无抽搐、瘫痪，有无睡眠障碍，有无感觉或运动障碍及意识障碍，有无紧张、焦虑、抑郁等精神状态的改变。

15. 骨骼及肌肉系统 有无肌肉痉挛、萎缩、疼痛、瘫痪，有无关节脱位、肿胀、畸形、运动障碍，有无骨折、外伤等。

二、问诊的方法

问诊的目的是在开始身体评估前获得完整的病史基本资料，为进一步身体评估提供线索，为确立护理诊断提供重要的依据。为使问诊有效地进行，获得真实可靠的健康资料及达到预期的目的，在问诊时应注意询问的技巧。

（一）问诊的技巧及注意事项

1. 环境 保证问诊环境安静、舒适和私密性，光线、温度应适宜。

2. 建立与患者的良好关系 护士在问诊开始前应先向患者做自我介绍，说明问诊的目的，并向患者承诺对病史内容保密。整个问诊中，护士应对患者的回答表示出感兴趣和关心的态度，对患者的陈述应表示理解、认可和同情。问诊过程中注意非语言沟通的作用，如使用必要的手势和良好的体态语言，始终保持与患者的目光接触等。问诊结束时，应感谢患者的合作，说明这期间对患者的要求，接下来要做什么等。

3. 选择合适的问诊时间 正确地把握问诊时机可以提高问诊效果，并可避免患者产生疲劳或厌倦的情绪。病情许可时，应尽可能以患者为直接问诊的对象，在患者入院后尽早地询问。患者处于抢救或痛苦状态时，应避免过多地询问，在做扼要的询问和重点检查后，应立即实施抢救，详细病史稍后补充或从其亲属处获得。

4. 掌握合适的问诊方式

（1）提问应先选择一般性、易于回答的开放性问题：如"您是什么原因来看病的？"、"病了多长时间了？"，然后耐心听患者的叙述。开放性问题的优点是易于回答，容易获得有价值的信息；其缺点是患者的回答可能与问诊目的的无关，占用较多的时间，急症情况下不宜使用。

（2）围绕主诉询问：一般从主诉开始，有目的、有序地询问，如患者说腹痛，可以询问："你腹痛有多长时间了？哪里痛？怎么样痛？哪些因素可使疼痛加重或减轻？疼痛发作时还有其他症状吗？到哪里看过病？接受过哪些治疗？治疗效果怎样？"等。如患者陈述时话语太多或离题太远，可用恰当的语言客气地将其引导到病史的线索上来，如"你前面讲的问题我知道了，下面能不能具体谈一下你腹痛的情况？"。

（3）为了证实或确认患者的叙述，可用直接提问：如"您做胃溃疡手术时多大年龄？"、"您头痛是什么时候开始的？"等。直接提问中应避免套问或诱导，如"您呕吐是喷射样的吗？"、"您是不是在下午发热？"，而应使用"您呕吐时是怎样吐的？"、"您一般在什么时候发热？"的提问方式，以免患者随声附和使材料失真。直接提问的另一种方式是直接选择性提问，即要求患者回答"是"或"否"，或对提供的选择作出回答。如"您曾经有过类似的疼痛吗？"，以此让患者做出肯定或否定的回答；"您腹痛时疼痛是钝痛、锐痛、烧灼痛或别的什么？"，让患者从中选择出一个恰当的词语。

（4）提问中避免使用有特殊含义的医学术语：如"心悸"、"血尿"、"里急后重"等，以免患者顺口称是，影响病史的真实性。

（5）问诊时要注意提问的系统性、目的性和侧重性，要认真地倾听患者的回答，对同一问题避免重复提问，以免降低患者对护士的信心与期望。

（6）由一个问题的提问转向另一个问题时，应恰当地使用过渡语言，向患者说明要讨论的新话题及理由，使患者不感到谈话的唐突。如由询问身体状况过渡到询问社会状况时，向患者说明社会因素对健康的重要影响，然后开始询问患者的社会状况。

（7）当患者回答不确切时，要给予耐心的启发，如用"请再想一想还有什么，能不能再说得准确些"等启发式语言，同时给患者充分的时间回答。注意不要使用责怪性语言，因责怪性语言常使患者产生防御心理，导致患者不愿回答问题或只是简单地应付。恰当地使用一些鼓励与赞扬的语言，也可以提高患者提供信息的积极性，如"你能及时去看病，这很好"、"你已经戒烟了？真有毅力"等，但对精神障碍的患者不可随便使用赞扬性的语言。

（8）在问诊中必须对含糊不清、存有疑问或矛盾的内容进行核实。核实时常用澄清、复述、反问等方法，如"您说您感到睡得不好，请具体说一下是怎样的情况？"（澄清）、"您说您上腹部痛是在饥饿时出现，是这样吗？"（复述）、"您说您食欲不好？"（反问）。经核实后，对患者所提供的信息进行分析和推论，以确保所获资料的准确性。

5. 结束问诊 问诊结束时，应感谢患者的合作，说明这期间对患者的要求，接下来要做什么等。

（二）影响问诊的其他因素

1. 文化因素 不同文化背景的人在交流的方式及对疾病的反应方面不同，护士必须理解患者的文化、信仰和价值观，熟悉各种文化间的差异，采取恰当的问诊方式，以保证问诊的有效进行。

2. 年龄因素 不同年龄的患者，交谈的能力不同。成年人有很好的交谈能力，而儿童或婴幼儿交谈能力则较差。护士可通过观察或与家长交谈获取信息，同时注意让已具备交谈能力的儿童本人参与问诊。老年人可能有听力、视力、记忆力等功能减退，问诊时应注意减慢语速、提高音量，采取面对面交流的方式，说话清楚、简单，问题应限于确实需要的方面。

【本章小结】 问诊是病史采集的主要手段。问诊的目的是获取患者目前或过去健康状况及其影响因素的主观资料。按疾病引导的模式进行问诊时，其内容主要包括一般资料、主诉、现病史、既往史、家族史、日常生活活动状况、心理社会史、月经生育史及系统回顾几个方面。以评估健康模式进行问诊时，主要是采集戈登的 11 项健康型态的内容。问诊时应注意从开放性问题开始，围绕主诉提问，避免使用诱导性语言和医学术语，避免重复提问，注意对不同年龄、文化背景、病情程度患者应采取不同的提问方式。

【附录】 以戈登的 11 项功能性健康型态为指导的问诊内容：

1. 健康感知与健康管理型态 自觉健康状况如何；常采取哪些措施保持健康，这些措施对健康有何影响；有无烟、酒及其他嗜好，吸烟及饮酒的量；有无药物成瘾或药物依赖，成瘾药物使用的剂量及持续时间；是否经常进行乳房的自检；能否服从医护人员的健康指导；是否知道所患疾病的原因、出现症状时采取的措施及其结果。

2. 营养与代谢型态 食欲如何，日常食物和水分摄入种类、性质、量，有无饮食限制；有无咀嚼或吞咽困难及其程度、原因和进展情况；近期体重变化及其原因；有无皮肤、黏膜损害；牙齿是否正常。

3. 排泄型态 每日排便与排尿的次数、量、颜色、性状、气味，有无异常改变；是否应用药物；出汗的量、气味。

4. 活动与运动型态 进食、穿衣、洗漱、洗澡、如厕等日常活动能否自理及自理水平；日常活动的方式、量、能力及耐力，有无医疗或疾病的限制，是否借助轮椅或义肢等辅助用具。

5. **睡眠与休息型态** 日常睡眠状况，有无入睡困难、多梦、早醒、失眠，是否借助药物或其他方式辅助入睡。

6. **认知与感知型态** 有无视觉、听觉、味觉、嗅觉、记忆及思维过程改变，视、听觉是否借助辅助工具；有无感觉异常，有无疼痛，疼痛的部位、性质、程度、持续时间等。

7. **自我感知与自我概念型态** 如何看待自己，多数情况下自我感觉良好或是不良；有无导致愤怒、烦恼、恐惧、焦虑、抑郁、绝望等情绪的因素。

8. **角色与关系型态** 就业情况、工作情况；社会交往情况；角色适应情况；独居或与家人同住；家庭结构与功能；经济收入能否满足个人生活所需。

9. **性与生殖型态** 性生活满意程度，有无改变或障碍；女性月经量、经期、周期，有无月经紊乱，是否怀孕等。

10. **应对与应激耐受型态** 是否经常感到紧张，用什么方法解决；近期生活中有无重大改变或危机，是否存在压力及其性质和程度，对压力的反应如何。

11. **价值与信念型态** 有无宗教信仰等。

（尹志勤）

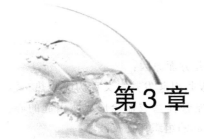

第3章
常见症状评估

【案例】 张大伯今年65岁，有一儿一女，均已结婚生子，平时老人自己独居。3天前无明显诱因开始发热，老人自认为是感冒，便自行服用感冒药，服药2天情况未见好转，且出现咳嗽、咳痰。今天下午，女儿探视时发现老人精神不振、嗜睡、乏力，当时测体温39.5℃，立即将老人送到医院就医。急诊以"发热待查"收住院，其女儿用轮椅将其推送到病区。请问：护士小李将怎样对张大伯目前的情况进行评估？

第1节 发　热

正常人在体温调节中枢的调控下，体内产热和散热呈动态平衡，体温保持相对恒定。当机体在致热源的作用下，或因各种原因引起体温调节中枢功能紊乱，使产热增加，散热减少，体温升高超过正常范围，称为发热。

一、正常体温

正常体温一般为36~37℃，因测定部位不同而异。一般口腔温度（舌下）在36.3~37.2℃之间，腋窝温度36~37℃，直肠温度36.5~37.7℃。正常体温存在个体差异，且受昼夜、年龄、性别、运动及环境等内、外因素的影响。

二、发生机制

1. 致热源性发热　致热源分为外源性和内源性致热源两种。外源性致热源多为大分子物质（如微生物病原体及其产物、抗原抗体复合物、无菌性坏死物质等），不能通过血-脑脊液屏障直接作用于体温调节中枢，而是通过激活血液中的中性粒细胞、嗜酸粒细胞及单核-吞噬细胞系统，使之产生并释放内源性致热源。内源性致热源相对分子质量较小，可通过血-脑脊液屏障并直接作用于体温调节中枢，使体温调节中枢发出调节冲动，使散热减少，产热增多，体温升高引起发热。

2. 非致热源性发热　常见于体温调节中枢直接受损或存在引起产热过多或散热减少的疾病，产热大于散热导致发热。

三、病因

（一）感染性发热

感染性因素占发热病因的50%~60%。各种病原体如病毒、细菌、真菌、支原体、立克次体、螺旋体、寄生虫等引起的感染，不论是急性或慢性、局部或全身感染，均可引起发热，称为感染性发热。

（二）非感染性发热

非感染性发热是指非病原体感染引起的发热，主要有以下几方面原因：

1. 无菌性坏死物质吸收　由于组织细胞破坏及坏死物质吸收引起发热，又称为吸收热。常见于：① 大面积烧伤、内出血及大手术等所致组织损伤；② 血管栓塞或血栓形成所引起的心、肺、脾等内脏梗死或肢体坏死；③ 恶性肿瘤、溶血反应等所引起的组织坏死及破坏。

2. 风湿性疾病　常见于风湿热、血清病、药物热及结缔组织病等。

3. 内分泌与代谢疾病　常见于甲状腺功能亢进及重度脱水等。

4. 皮肤散热障碍　常见于广泛性皮炎、慢性心力衰竭等所引起的发热，多为低热。

5. 体温调节中枢功能失常　因体温调节中枢直接受损所引起的发热，又称为中枢性发热，常见于中暑、安眠药中毒、脑出血及颅脑外伤等。

6. 自主神经功能紊乱　属功能性发热范畴，多为低热，常见于原发性低热、夏季低热、生理性低热、感染后低热等。

四、临床表现

（一）发热的分度

以口腔温度为标准，发热按高低分类：① 低热：37.3～38℃；② 中等度热：38.1～39℃；③ 高热：39.1～41℃；④ 超高热：41℃以上。

（二）发热的临床过程及特点

发热的临床过程一般经过3个阶段：

1. 体温上升期　该期特点为产热大于散热，体温升高。临床表现为皮肤苍白、无汗、畏寒或寒战等，继而体温上升。体温上升有两种方式：① 骤升型：体温在几小时内达39～40℃或以上，见于疟疾、大叶性肺炎、败血症等；② 缓升型：体温逐渐上升，在数日内达到高峰，见于伤寒、结核病等。

2. 高热期　该期特点为产热和散热在较高水平保持相对平衡，体温维持在较高状态。临床表现为颜面潮红、皮肤灼热、呼吸深快，开始出汗并逐渐增多。此期持续数小时、数天或数周，因病因不同而异。

3. 体温下降期　该期特点为散热大于产热，体温降至正常。临床表现为多汗、皮肤潮湿。体温下降有两种方式：① 骤降：体温于数小时内迅速降至正常，见于疟疾、急性肾盂肾炎、大叶性肺炎等；② 渐降：体温在数天内逐渐降至正常，见于伤寒、风湿热等。

（三）热型及临床意义

热型是按发热时绘制在体温单上的体温曲线波动的特点所分的类型。临床常见的热型有以下几种：

1. 稽留热　体温维持在39～40℃以上的高水平，达数日或数周，24小时内波动范围不超过1℃。常见于伤寒、大叶性肺炎等（图3-1）。

2. 弛张热　体温常在39℃以上，但波动幅度大，24小时内波动范围超过2℃，最低体温仍高于正常水平。常见于败血症、风湿热、严重化脓性感染等（图3-2）。

3. 间歇热　体温骤升至高峰后持续数小时，又迅速降至正常水平持续一至数日，如此高热期与无热期交替反复出现。常见于疟疾、急性肾盂肾炎等（图3-3）。

4. 回归热　体温骤升至39℃或以上，持续数日后又骤降至正常水平，如此高热期与无热期各持续数日后规律性交替出现。常见于回归热、霍奇金病等（图3-4）。

5. 波状热　体温渐升至39℃或以上，数日后渐降至正常水平，持续数日后又逐渐上升，如

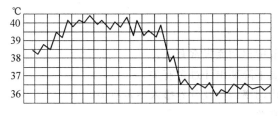

图 3-1 稽留热

（引自：陈文彬，潘祥林. 2004. 诊断学［M］. 6 版.
北京：人民卫生出版社.）

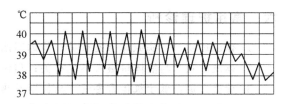

图 3-2 弛张热

（引自：陈文彬，潘祥林. 2004. 诊断学［M］. 6 版.
北京：人民卫生出版社.）

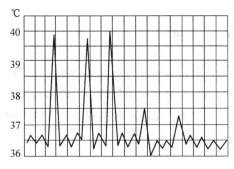

图 3-3 间歇热

（引自：陈文彬，潘祥林. 2004. 诊断学［M］.
6 版. 北京：人民卫生出版社.）

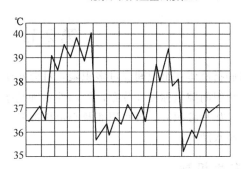

图 3-4 回归热

（引自：陈文彬，潘祥林. 2004. 诊断学［M］.
6 版. 北京：人民卫生出版社.）

此反复出现。常见于布鲁杆菌病（图 3-5）。

6. 不规则热 发热的体温曲线波动无一定规律。常见于结核病、风湿热、支气管肺炎、癌性发热等（图 3-6）。

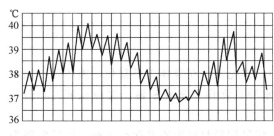

图 3-5 波状热

（引自：陈文彬，潘祥林. 2004. 诊断学［M］. 6 版.
北京：人民卫生出版社.）

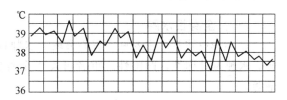

图 3-6 不规则热

（引自：陈文彬，潘祥林. 2004. 诊断学［M］. 6 版.
北京：人民卫生出版社.）

五、护理评估要点

1. 起病情况 起病的时间、缓急，发热的程度及热型。

2. 原因及诱因 有无受凉、疲劳，有无传染病接触史、手术史、流产史、分娩史、服药史等。

3. 症状特点 发热过程中的症状表现。

4. 伴随症状 有无咳嗽、咳痰、胸痛、恶心、呕吐、腹痛、腹泻、尿频、尿急、尿痛等。

5. 身体反应 有无食欲下降、口腔黏膜改变及脱水的症状，患者的体重、睡眠及精神状态的改变等。

6. 诊断、治疗及护理经过 是否用药及剂量，有无降温及方法、疗效等。

六、常用护理诊断

1. **体温过高**　与病原体感染有关；与体温调节中枢功能失常有关。
2. **体液不足**　与液体量摄入不足有关；与体温下降期出汗过多有关。
3. **营养失调：低于机体需要量**　与长期发热代谢率增高及营养摄入不足有关。
4. **口腔黏膜改变**　与发热所致口腔黏膜干燥有关。
5. **潜在并发症**　惊厥。
6. **潜在并发症**　意识障碍。

第 2 节　水　　肿

　　水肿指液体在组织间隙过多积聚，可分布于全身，也可分布于身体某一局部。全身性水肿指液体在组织间隙呈弥漫性分布；局部性水肿是指液体积聚在局部组织间隙内；液体在体腔内积聚称积液，如胸腔积液、腹腔积液及心包积液等。一般情况下，水肿不包括内脏器官的水肿，如脑水肿、肺水肿等。

一、发生机制

　　正常情况下，血液与组织液间通过毛细血管静水压、血浆胶体渗透压、组织压、组织液的胶体渗透压等因素维持动态平衡。当这些因素发生改变，导致组织间液的生成大于回收，即发生水肿。产生水肿的主要因素包括：① 钠与水的潴留，如继发性醛固酮增多症等；② 毛细血管静水压增高，如右心衰竭等；③ 毛细血管通透性增高，如急性肾炎等；④ 血浆胶体渗透压降低，如肾病综合征等；⑤ 淋巴回流受阻，如丝虫病等。

二、病因及临床表现

（一）全身性水肿

1. **心源性水肿**　主要见于右心衰竭。水肿特点：首先发生在身体下垂部位，因体位不同而异。水肿为对称性、凹陷性。重者可发生全身性水肿且常伴有胸腔积液、腹腔积液、心包积液等。

2. **肾源性水肿**　见于各型肾炎。水肿特点：疾病早期晨起时眼睑及颜面水肿，以后发展为全身水肿，常伴尿常规改变、高血压、肾功能损害等表现。肾病综合征的患者水肿显著，常伴胸腔积液、腹腔积液。

3. **肝源性水肿**　见于肝功能失代偿期。水肿特点：主要表现为腹水，也可先出现踝部水肿，逐渐向上蔓延，但头面部及上肢常无水肿。

4. **营养不良性水肿**　见于慢性消耗性疾病、蛋白质丢失过多等所致低蛋白血症、维生素 B_1 缺乏。水肿特点：常从组织疏松部开始逐渐蔓延至全身，以低垂部位显著。水肿发生前常有消瘦、体重减轻等。

5. **其他原因所致全身性水肿**　①黏液性水肿：见于甲状腺功能减退症。水肿特点：为非凹陷性水肿，以眼睑、口唇、下肢胫前较明显。②经前期紧张综合征：出现于月经前 7～14 天。水肿特点：眼睑、踝部、手部轻度水肿，行经后逐渐消退。③药物性水肿：常因肾上腺糖皮质激素、雄激素、雌激素、胰岛素等药物应用所致。④特发性水肿：见于女性。水肿特点：水肿与体位有明显关系，主要发生在身体下垂部分，于直立或劳累后出现，休息后减轻或消失。

（二）局部性水肿

局部性水肿分为炎症性水肿、静脉阻塞性水肿、淋巴水肿等，与局部静脉、淋巴回流受阻或毛细血管通透性增高有关。见于血栓性静脉炎、丝虫病所致象皮肿、局部炎症等。

三、护理评估要点

1. 起病情况和症状特点　水肿出现的时间、部位、程度，全身性或局部性。
2. 伴随症状　有无呼吸困难、重度蛋白尿、肝肿大，有无消瘦、体重减轻，以及水肿与月经周期的关系等。
3. 身体反应　有无饮食、饮水的变化，出入液量是否平衡，有无体重、胸围、腹围的改变，水肿部位皮肤有无变化等。
4. 诊断、治疗及护理经过　是否用药及剂量、疗效、不良反应；有无饮食、饮水的限制等。

四、常用护理诊断

1. 体液过多　与右心衰竭有关，与肾脏疾病所致水、钠潴留有关。
2. 营养失调：低于机体需要量　与营养不良性水肿有关。
3. 有皮肤完整性受损的危险　与水肿所致组织、细胞营养不良有关。
4. 潜在并发症　急性肺水肿。

第3节　咳嗽与咳痰

咳嗽与咳痰是临床最常见的症状之一。咳嗽是一种保护性反射动作，通过咳嗽可有效排出呼吸道内的分泌物及气道内异物；但咳嗽也有不利的一面，频繁的咳嗽会影响工作和休息，为病理状态。通过咳嗽动作将气管、支气管的病理性分泌物或肺泡内的渗出液排出口腔的动作称为咳痰。

一、发生机制

1. 咳嗽　咳嗽是由延髓咳嗽中枢受刺激引起的。来自耳、鼻、咽、喉、支气管、胸膜等的刺激，经迷走神经、舌咽神经、三叉神经的感觉纤维传入延髓咳嗽中枢，再经喉下神经、膈神经、脊神经分别将冲动传至咽肌、声门、膈肌及其他呼吸肌，引起咳嗽发生。
2. 咳痰　咳痰是一种病态现象。正常支气管黏膜腺体及杯状细胞常分泌少量黏液，来保持呼吸道黏膜湿润。当咽、喉、气管、支气管、肺受到物理性、化学性、生物性或过敏性等因素刺激时，引起气道黏膜或肺泡充血、水肿，毛细血管通透性增高，漏出物、渗出物与黏液、组织坏死物等混合形成痰液，随咳嗽动作排出。

二、病因

1. 呼吸系统疾病　呼吸道各部位受到刺激性气体、粉尘、异物、炎症、出血、肿瘤等的刺激，均可引起咳嗽，其中呼吸道感染是引起咳嗽、咳痰的最常见原因。
2. 胸膜疾病　胸膜炎、自发性气胸、胸腔穿刺等所致胸膜受到刺激时，可引起咳嗽。
3. 心血管系统疾病　见于二尖瓣狭窄或其他原因所致左心衰竭而引起的肺淤血、肺水肿，或因右心及体循环静脉栓子脱落引起肺栓塞时，肺泡及支气管内漏出物、渗出物刺激肺泡壁及支气管黏膜而引起咳嗽、咳痰。
4. 中枢神经系统因素　中枢神经系统的疾病也可引起咳嗽，如脑炎、脑膜炎等。另外延髓咳嗽中枢受大脑皮质的控制，可随意引起咳嗽或抑制咳嗽反射。

三、临床表现

咳嗽的病因不同，临床表现也不同。

1. **咳嗽的性质**　分为：①干性咳嗽：指咳嗽无痰或少痰，见于急性咽喉炎、急性支气管炎初期、胸膜炎、肺结核等；②湿性咳嗽：指咳嗽伴有痰液，见于慢性支气管炎、支气管扩张、肺炎、肺脓肿等。

2. **咳嗽的时间与规律**　①突发性咳嗽：见于突然吸入刺激性气体、呼吸道异物、肿大的淋巴结或肿瘤压迫气管、支气管分叉处；②发作性咳嗽：见于百日咳、支气管内膜结核、变异性哮喘等；③长期慢性咳嗽：见于慢性支气管炎、支气管扩张症、肺脓肿、肺结核等；④与体位有关的咳嗽：咳嗽在晨间起床改变体位时加剧，见于支气管扩张、肺脓肿等；在夜间平卧时咳嗽加重，见于左心衰竭、肺结核等。

3. **咳嗽的音色**　指咳嗽声音的特点。包括：①声音嘶哑的咳嗽：见于声带炎症、肿瘤压迫喉返神经等；②伴金属音的咳嗽：见于纵隔肿瘤、支气管癌等；③鸡鸣样咳嗽：见于百日咳、会厌或喉部疾患；④咳嗽声音低微或无力：见于极度衰弱、声带麻痹者等。

4. **痰的性状和量**　①黏液性痰：见于急性支气管炎、支气管哮喘、大叶性肺炎早期、慢性支气管炎、肺结核等；②浆液性痰：见于肺水肿；③脓性痰：见于化脓性细菌感染；④血性痰：见于支气管扩张、肺结核、支气管肺癌等，由于呼吸道黏膜受侵害，毛细血管破损，血液渗入肺泡所致；⑤静置后分层痰（痰量多时）：见于支气管扩张、肺脓肿、支气管胸膜瘘等，痰静置后上层为泡沫，中层为浆液或混浊黏液，下层为脓块或坏死物质。

5. **痰的颜色和气味**　①铁锈色痰：见于大叶性肺炎；②粉红色泡沫痰：见于肺水肿；③黄绿色痰：见于铜绿假单胞菌感染；④痰白、黏稠且牵拉成丝、难以咳出：见于真菌感染；⑤恶臭痰：见于厌氧菌感染。

四、护理评估要点

1. **起病情况和症状特点**　咳嗽出现的时间、性质、规律、音色，痰的性状、量、颜色、气味，咳嗽、咳痰与睡眠及体位变化的关系。

2. **病因及诱因**　有无与咳嗽、咳痰有关的疾病病史和诱发因素，如受凉、感染、异物吸入等。

3. **伴随症状**　有无发热、胸痛、呼吸困难、咯血及杵状指等。

4. **身体反应**　有无长期或剧烈咳嗽所导致的头痛、失眠、精神萎靡、食欲减退、呼吸肌疲劳、体力下降等症状；是否能有效咳嗽及排痰，有无窒息的发生；当剧烈咳嗽后突然出现胸痛、气急，需警惕自发性气胸的可能。

5. **诊断、治疗及护理经过**　有无服用止咳祛痰药物及药物种类、剂量、疗效，有无采取促进排痰的措施及效果。

五、常用护理诊断

1. **清理呼吸道无效**　与痰液黏稠有关，与年老体弱、咳嗽无力有关。

2. **活动无耐力**　与长期频繁咳嗽、食欲减退有关。

3. **睡眠型态紊乱**　与夜间频繁咳嗽有关。

4. **潜在并发症**　自发性气胸。

5. **潜在并发症**　窒息。

第 4 节　呼吸困难

呼吸困难指患者主观上感到空气不足、呼吸费力，客观上表现为呼吸用力，并伴有呼吸频率、节律、深度的改变，严重时出现张口呼吸、鼻翼扇动、端坐呼吸、发绀，甚至辅助呼吸肌也参与呼吸运动。

一、病因

1. **呼吸系统疾病**　包括：①气道阻塞：见于喉、气管、支气管的炎症、水肿、肿瘤、异物引起的狭窄或阻塞，如支气管哮喘、慢性阻塞性肺疾病等；②肺部疾病：见于肺炎、肺脓肿、肺淤血、肺水肿等；③胸廓疾病：见于严重胸廓畸形、大量胸腔积液、自发性气胸等；④神经肌肉疾病：见于脊髓灰质炎病变累及颈髓、急性多发性神经根神经炎、重症肌无力累及呼吸肌、药物所致呼吸肌麻痹等；⑤膈运动障碍：见于膈麻痹、大量腹腔积液、胃扩张、腹腔巨大肿瘤、妊娠末期等。

2. **循环系统疾病**　见于各种原因所致的心力衰竭、心脏压塞、肺栓塞等。

3. **中毒**　见于糖尿病酮症酸中毒、尿毒症、吗啡或巴比妥类药物中毒、有机磷杀虫药中毒、亚硝酸盐中毒、氰化物中毒及一氧化碳中毒等。

4. **神经、精神疾病**　神经因素所致呼吸困难见于脑出血、脑外伤、脑肿瘤、脑脓肿、脑及脑膜炎症等；精神因素所致呼吸困难见于癔病。

5. **血液系统疾病**　见于重度贫血、高铁血红蛋白血症及硫化血红蛋白血症等。

二、发生机制及临床表现

（一）肺源性呼吸困难

肺源性呼吸困难指呼吸系统疾病引起肺通气、换气功能障碍，导致缺氧、二氧化碳潴留所引起的呼吸困难。常见有 3 种类型：

1. **吸气性呼吸困难**　主要特点：吸气过程显著困难，严重时出现"三凹征"，即吸气时胸骨上窝、锁骨上窝、肋间隙明显凹陷，常伴有干咳及高调吸气性喉鸣。见于各种原因所致的喉部、气管及大支气管的狭窄与阻塞。

2. **呼气性呼吸困难**　主要特点：呼气费力、缓慢，呼气时间明显延长，可伴有哮鸣音。见于支气管哮喘、慢性支气管炎（喘息型）、慢性阻塞性肺气肿等。

3. **混合性呼吸困难**　主要特点：吸气与呼气均感费力，呼吸浅快，常伴有呼吸音减弱或消失及病理性呼吸音。见于重症肺炎、肺结核、弥漫性肺间质纤维化、大面积肺不张、大面积肺梗死、大量胸腔积液等。

（二）心源性呼吸困难

心源性呼吸困难主要由于左心、右心衰竭所引起，两者发生机制不同，尤其以左心衰竭所致呼吸困难更为严重。

1. **左心衰竭**　左心衰竭引起呼吸困难的主要原因是肺淤血、肺泡弹性降低。其呼吸困难的特点：呈混合性呼吸困难，活动时出现或加重，休息后减轻或消失；平卧位明显，坐位时减轻，病情较重时往往被迫采取半坐位或端坐位呼吸。

急性左心衰竭时，常于夜间睡眠中出现胸闷气急，被迫坐起，称为夜间阵发性呼吸困难。发作较轻时，数分钟至数十分钟后症状逐渐减轻、消失；发作较重时，出现气喘、大汗、端坐呼吸、面色发绀，有哮鸣音，咳粉红色泡沫样痰，两肺底可闻及湿性啰音，心率加快，可有奔马律，称为心源性哮喘。

2. **右心衰竭**　右心衰竭引起呼吸困难的主要原因是体循环淤血。由于右心房和上腔静脉压升高、酸性代谢产物增多，兴奋呼吸中枢；或肝淤血肿大、腹腔积液、胸腔积液等，使呼吸运动受限，引起呼吸困难。主要见于慢性肺源性心脏病。

（三）中毒性呼吸困难

1. **代谢性酸中毒**　多见于尿毒症、糖尿病酮症酸中毒。此时，由于血中酸性代谢产物增多，刺激颈动脉窦、主动脉体化学感受器或直接刺激呼吸中枢，引起呼吸困难。表现为深长而规则的呼吸，可伴有鼾声，称为酸中毒深大呼吸。

2. **急性感染**　由于体温升高、毒性代谢产物刺激呼吸中枢，使呼吸频率增快。

3. **某些药物中毒**　如吗啡、巴比妥类药物、有机磷杀虫药中毒时，由于呼吸中枢受抑制引起呼吸困难。表现为呼吸浅慢，并伴有节律异常。

（四）神经、精神性呼吸困难

1. **神经性呼吸困难**　主要是由于呼吸中枢供血减少或受颅内高压的刺激，使呼吸变为慢而深，常伴有呼吸节律的改变。见于重症颅脑疾病，如脑出血、脑外伤、脑炎、脑膜炎等。

2. **精神性呼吸困难**　主要是由于受精神、心理因素的影响而引起。表现为呼吸频率快而表浅；因过度通气可发生呼吸性碱中毒，出现口周、肢体麻木或手足搐搦，严重时可出现意识障碍。常见于癔病发作。

（五）血源性呼吸困难

血源性呼吸困难主要是由于红细胞携氧量减少，血氧含量下降所致。见于重度贫血、高铁血红蛋白血症等，表现为呼吸急促、心率增加。此外，急性大出血或休克时，因缺血及血压下降，刺激呼吸中枢可致呼吸加快。

三、护理评估要点

1. **病因及诱因**　有无呼吸困难发生的基础病因或直接诱因，如各种原发病、接触过敏物质、精神心理因素等。

2. **发病情况及症状特点**　呼吸困难发作时的症状表现及发生的时间、发作的急缓、与活动及体位的关系。

3. **伴随症状**　有无发热、胸痛、哮鸣音、咳嗽、咳痰、意识障碍等。

4. **身体反应**　有无对日常生活自理能力的影响及程度。呼吸困难时因能量消耗增加及缺氧，患者活动耐力下降，可不同程度地影响日常生活自理能力（表3-1）。

表3-1　呼吸困难程度与日常生活自理能力的关系

程度分级	呼吸困难程度	日常生活自理能力
Ⅰ度	日常活动无不适，中、重度体力活动时出现气促	正常，无气促
Ⅱ度	与同龄健康人平地行走无气促，登高或上楼时出现气促	满意，有轻度气促 日常生活可自理，不需要帮助或中间停顿
Ⅲ度	与同龄健康人以同等速度行走时呼吸困难	尚可，有中度气促 日常生活虽可自理，但必须停下来端气，费时、费力
Ⅳ度	以自己的步速平地行走100m或数分钟即有呼吸困难	差，有显著呼吸困难 日常生活自理能力下降，需要部分帮助
Ⅴ度	洗脸、穿衣，甚至休息时也有呼吸困难	困难，日常生活不能自理，完全需要帮助

5. 心理反应　呼吸困难与心理反应可相互作用、相互影响。呼吸困难严重时不仅影响患者的正常生活，甚至使其感受到死亡的威胁，产生紧张、恐惧、悲观等情绪反应；这些不良的情绪反应又可引起呼吸中枢兴奋，加重呼吸困难。

6. 诊断、治疗及护理经过　是否使用氧疗及方法、浓度、流量、疗效等。

四、常用护理诊断

1. 气体交换受损　与心肺疾患所致肺呼吸面积减少、肺泡弹性降低有关。

2. 活动无耐力　与呼吸困难导致能量消耗增加及缺氧有关。

3. 语言沟通障碍　与严重喘息有关，与辅助呼吸有关。

4. 焦虑或恐惧　与呼吸困难所致濒死感有关。

第 5 节　咯　血

喉及喉以下呼吸道任何部位的出血，经口咯出，称为咯血，包括大量咯血、血痰、痰中带血等。咯血须与口腔、鼻腔、咽部出血及上消化道出血所引起的呕血进行鉴别。

一、病因与发生机制

咯血病因复杂，涉及面广，主要见于呼吸系统疾病和心血管疾病。

1. 呼吸系统疾病

(1) 支气管疾病：常见于支气管扩张症、支气管内膜结核、支气管肺癌、慢性支气管炎等。其发生机制是：由于炎症、肿瘤、结核等因素，使支气管黏膜的毛细血管通透性增高或黏膜下血管破裂所引起。

(2) 肺部疾病：常见于肺结核、肺炎、肺脓肿等，其中肺结核在我国仍是引起咯血的首要原因。其发生机制包括：①由于病变使毛细血管通透性增高，血液渗出，出现痰中带血或小血块；②如病变累及小血管使管壁破裂，出现中等量咯血；③如空洞壁小动脉瘤破裂，或继发的结核性支气管扩张形成的动静脉瘘破裂，则出现大量咯血，此时会危及生命。

2. 心血管疾病　常见于二尖瓣狭窄、先天性心脏病所致肺动脉高压等。发生机制：小量咯血或痰中带血是肺淤血导致肺泡壁或支气管黏膜毛细血管破裂所致；如支气管黏膜下层的支气管静脉曲张破裂，则表现为大咯血；出现急性肺水肿时，咯浆液性粉红色泡沫样血痰。

3. 全身性疾病

(1) 血液病：见于白血病、血小板减少性紫癜、血友病、再生障碍性贫血等；

(2) 急性传染病：见于流行性出血热、肺出血型钩端螺旋体病等；

(3) 风湿性疾病：见于白塞病、系统性红斑狼疮、结节性多动脉炎等；

(4) 其他：如子宫内膜异位症、各种原因所致的弥散性血管内凝血。

二、临床表现

1. 咯血量　咯血量差异很大。随咯血量的大小、持续时间长短的不同，临床表现也不同。

(1) 小量咯血：一般每日咯血量在 100ml 以内，常表现为痰中带血。

(2) 中等量咯血：每日咯血量在 100～500ml，咯出的血多为鲜红色，伴有泡沫或泡沫痰，呈碱性，咯血前患者可先有喉痒、胸闷、咳嗽等先兆症状。

(3) 大量咯血：每日咯血量在 500ml 以上或一次咯血 300～500ml，除有中等量咯血的表现外，血液也可从患者口、鼻涌出，伴随呛咳，出冷汗，脉速，呼吸急促、浅表，颜面苍白，紧张不安和恐惧感。

2. **颜色和性状**　常见的有：①咯鲜红色血痰：见于肺结核、支气管扩张症、肺脓肿和支气管结核；②咯铁锈色血痰：见于典型的大叶性肺炎；③咯砖红色胶胨样血痰：见于克雷伯杆菌性肺炎；④咯血为暗红色：见于二尖瓣狭窄；⑤咯浆液性粉红色泡沫痰：见于肺水肿；⑥咯黏稠暗红色血痰：见于肺梗死。

3. **并发症**　大量咯血时由于失血或血液滞留在支气管，极易产生各种并发症：①窒息：在大咯血过程中突然减少或中止咯血，出现气促、胸闷、烦躁不安或紧张、惊恐、大汗淋漓、颜面青紫，严重者意识障碍。窒息是咯血直接致死的重要原因。②肺不张：咯血后患者出现呼吸困难、胸闷、气急、发绀、呼吸音减弱或消失。可因血块堵塞支气管所致。③继发感染：咯血后患者发热、体温持续不退、咳嗽加剧，伴肺部干、湿性啰音。④失血性休克：大咯血后患者出现脉搏增快、血压下降、四肢湿冷、烦躁不安、少尿等。

三、护理评估要点

1. **确定是否为咯血**　咯血须与口腔、鼻腔及上消化道的出血相鉴别。①鼻咽部、口腔出血一般出血量较少。鼻出血常自鼻孔流出，可在鼻中隔前下方发现出血灶；鼻腔后部出血，血液自后鼻孔沿软腭及咽后壁下流，患者常有咽部异物感。②咯血与呕血可根据病史、体征及其他检查进行鉴别（表3-2）。

表3-2　咯血与呕血的鉴别

项目	咯血	呕血
病因	肺结核、支气管扩张、支气管肺癌、肺炎、肺脓肿及心脏病	消化性溃疡、肝硬化、急性胃黏膜病变、胆道疾病及胃癌
出血前的症状	喉部痒感、胸闷、咳嗽等	上腹部不适、恶心、呕吐
出血方式	咯出	呕出，可呈喷射状
血色	鲜红	暗红色或棕色，偶有鲜红色
混合物	痰、泡沫	食物残渣、胃液
酸碱反应	碱性	酸性
黑粪	没有，除非咽下血液较多	有，呕血停止后仍持续数日
出血后痰的性状	痰中带血，常持续数日	无痰中带血

2. **病因及诱因**　与咯血有关的原发病表现及诱发因素。

3. **咯血量及血的颜色、性状**　咯血量的多少与疾病的严重程度不完全一致，一次大量咯血，可窒息致死；小量间断咯血，不会造成严重后果，但可能是严重疾病的早期信号，也应引起重视。

4. **伴随症状**　有无发热、胸痛、呛咳、脓痰、皮肤及黏膜出血、杵状指等。

5. **身体反应**　评估患者的身体反应，特别是大咯血者要及时发现并发症的发生。

6. **心理反应**　咯血无论量多量少，都需评估患者是否出现恐惧、焦虑的心理。

四、常用护理诊断

1. **有窒息的危险**　与急性大咯血所致血液滞留在呼吸道有关，与意识障碍有关。

2. **有感染的危险**　与血液滞留在支气管有关。

3. **焦虑**　与咯血不止有关，与咯血原因不明确有关。

4. 潜在并发症 低血容量性休克。

第6节 发 绀

发绀指血液中还原血红蛋白增多,使皮肤、黏膜呈青紫色的现象。在皮肤较薄、色素较少及毛细血管丰富的末梢部位,发绀表现较为明显,易于观察,如口唇、鼻尖、颊部、指(趾)甲床等。

一、发生机制

发绀是由于血液中还原血红蛋白的绝对量增加所致。任何原因所致血液中血红蛋白氧合不全,毛细血管内还原血红蛋白的绝对含量超过 50g/L,皮肤、黏膜均可出现发绀。但临床所见发绀,有时不一定能确切反映动脉血氧下降情况,如严重贫血患者,即使氧合血红蛋白都处于还原状态,也不足以引起发绀。此外,血液中高铁血红蛋白达 30g/L 或硫化血红蛋白达 5g/L,也可引起发绀,但临床较少见。

二、病因与临床表现

根据不同病因,发绀的临床表现也不同,现分述如下:

(一)血液中还原血红蛋白增加

1. 中心性发绀 由于心、肺疾病导致动脉血氧饱和度降低而引起的发绀。表现:全身性发绀,除四肢和面颊外,也可涉及舌、口腔黏膜及躯干皮肤,发绀部位皮肤温暖,严重者常伴呼吸困难。

(1)肺性发绀:见于各种严重的呼吸系统疾病,如肺炎、阻塞性肺气肿、肺间质纤维化、肺水肿、肺淤血、急性呼吸窘迫综合征等。由于呼吸系统疾病导致呼吸衰竭,使肺通气、换气功能及弥散功能障碍,血液氧合不全,血中还原血红蛋白增多所引起。

(2)心性发绀:见于法洛(Fallot)四联症等发绀型先天性心脏病。由于心脏和大血管间有异常通道,部分静脉血未经肺内氧合即进入体循环动脉血中,使还原血红蛋白增多,若分流量超过心排血量的1/3时,即可引起发绀。

2. 周围性发绀 由于周围血液循环障碍所致。发绀常出现在肢体的末端与下垂部位,如肢端、耳垂、鼻尖等;发绀部位皮肤冰冷,给予按摩或加温后,使皮肤温暖,发绀可减轻或消退。

(1)淤血性周围性发绀:见于右心衰竭、大量心包积液、缩窄性心包炎、血栓性静脉炎、下肢静脉曲张等。由于体循环淤血、周围血流缓慢,氧在组织中消耗过多,使还原血红蛋白增多所致。

(2)缺血性周围性发绀:见于严重休克、血栓闭塞性脉管炎、雷诺病等。由于心排血量锐减,周围血管收缩,有效循环血量不足,组织缺血、缺氧所致。

3. 混合性发绀 指中心性发绀与周围性发绀并存,见于心力衰竭等。由于肺淤血致肺内氧合不足以及周围循环血流缓慢,血液在周围毛细血管内耗氧过多所引起。

(二)血液中存在异常血红蛋白衍生物

由于血红蛋白结构异常,使部分血红蛋白丧失携氧能力所致,常不伴有呼吸困难。

1. 高铁血红蛋白血症 由于服用某些药物或化学制剂,如亚硝酸盐、硝基苯及苯胺、磺胺类等中毒,造成血红蛋白分子的2价铁被3价铁所取代,致使其失去与氧结合的能力,使血中高铁血红蛋白增高,即可出现发绀。表现:发绀出现急骤,病情危重,抽出的静脉血呈深棕色,暴露于空气中也不能转变为鲜红色;氧疗不能改善发绀,如静脉注射亚甲蓝溶液或大剂量维生素

C，可使青紫消退。

2. **硫化血红蛋白血症**　在高铁血红蛋白血症的基础上，患者同时有便秘或服用硫化物药物者，可在肠内形成大量硫化氢，与血红蛋白作用，生成硫化血红蛋白血症。硫化血红蛋白一旦形成，不论在体内或体外，均不能恢复为正常血红蛋白。表现：患者血液呈蓝褐色，发绀持续时间长，可达数月或更长时间，分光镜检查可证实硫化血红蛋白的存在。

三、护理评估要点

1. **发绀的特点**　评估发绀出现的时间、急缓、部位、皮肤的温度、按摩或加温后发绀是否消失等，以区分中心性发绀、周围性发绀。

2. **发绀的严重程度**　发绀的严重程度取决于动脉血氧饱和度及动脉血氧分压，也受毛细血管状态、皮肤厚度及皮肤着色情况的影响。如受热或二氧化碳含量增加，毛细血管扩张，发绀明显；休克时，血管收缩，发绀表现较轻，容易被忽视。皮肤较薄、色素较少的部位，发绀容易显露；皮肤较厚，有色素沉着时，容易误诊。

3. **病因及诱因**　与发绀有关的疾病病史与诱发因素。

4. **伴随症状**　有无呼吸困难、意识障碍、咳嗽、咳痰、胸痛、气促、头晕、头痛、杵状指、蹲踞等。

5. **心理反应**　有无紧张不安、焦虑、恐惧等心理反应及严重程度。

6. **诊断、治疗及护理经过**　是否使用药物及剂量，是否使用氧疗及方法、浓度、流量、疗效等。

四、常用护理诊断

1. **活动无耐力**　与心肺功能不全致血氧饱和度降低有关。
2. **气体交换受损**　与心肺功能不全所致肺淤血有关。
3. **低效性呼吸型态**　与呼吸系统疾病所致肺泡通气、换气、弥散功能障碍有关。
4. **焦虑**　与缺氧所致呼吸困难有关。

第 7 节　心　悸

心悸是一种自觉心脏跳动的不适感或心慌感。心悸时心脏搏动可增强，心率可快、可慢，可有心律失常，也可能心率、心律完全正常。

一、发生机制

心悸的发生机制目前尚未完全清楚，一般认为与下列因素有关：①与心脏活动过度、期前收缩等所致心率、心排血量改变有关。②与心律失常的出现、存在时间的长短有关：突然发生的心律失常，心悸往往较明显；慢性心律失常，如心房颤动，由于逐渐适应常无明显心悸。③与精神因素及注意力有关：焦虑、紧张、注意力集中时心悸易于出现。

二、病因与临床表现

1. **心脏搏动增强**　心脏搏动增强引起的心悸可为生理性或病理性。

（1）生理性心悸：常见于①健康人剧烈活动或精神过度紧张时；②大量吸烟、饮酒、饮浓茶或咖啡后；③应用某些药物，如肾上腺素、麻黄素、氨茶碱、阿托品、甲状腺片等。生理性心悸特点：持续时间较短，可伴胸闷等其他不适，一般不影响正常活动。

（2）病理性心悸：常见于① 心室肥大：各种原因所致心室肥大，使心肌收缩力增强，可引起心悸。如高血压性心脏病、主动脉瓣关闭不全、风湿性心脏病二尖瓣关闭不全等所致左心室肥大，先天性心脏病等所致心室增大。② 其他引起心排血量增加的疾病：如甲状腺功能亢进、贫血、发热、低血糖症等。病理性心悸特点：持续时间长或反复发作，常伴有胸闷、气急、心前区疼痛、晕厥等心脏病表现。

2. 心律失常　常见类型① 心动过速：患者感觉心慌，见于各种原因引起的窦性心动过速、阵发性室上性心动过速、室性心动过速等；② 心动过缓：患者感觉心脏搏动强而有力，心前区不适，见于各种原因引起的高度房室传导阻滞、病态窦房结综合征、窦性心动过缓等；③ 心律不齐：患者常有心脏停跳感，见于房性或室性期前收缩、心房颤动等。

3. 心脏神经症　由自主神经功能紊乱引起，心脏本身并无器质性病变。临床表现：患者除心悸外，常有心率加快、胸闷、心前区刺痛或隐痛、呼吸不畅等症状，可伴有头痛、头昏、易疲劳、失眠、耳鸣、注意力不集中、记忆力减退等神经衰弱表现。多见于年轻女性，在焦虑、精神紧张、情绪激动等情况更易发生。

三、护理评估要点

1. 病因及诱因　与心悸有关的原发病史及诱发因素。
2. 症状特点　心悸发作时患者的主观感受，发作的频率、持续时间及间隔时间。
3. 伴随症状　有无心前区疼痛、发热、晕厥或抽搐、消瘦及出汗、呼吸困难、恐惧等。
4. 身体反应　发作时有无脉搏、呼吸及血压的变化，有无睡眠、精神状态的改变，是否影响工作、学习、日常生活自理能力等。
5. 心理反应　有无紧张不安、焦虑、恐惧等心理反应及严重程度，尤其是神经症的患者更应注意评估。
6. 诊断、治疗及护理经过　是否用药及疗效，有无电复律及效果，所采用的护理措施。

四、常用护理诊断

1. 活动无耐力　与心悸发作所致疲乏、无力有关。
2. 焦虑　与预感到个体健康受到威胁有关。

第 8 节　恶心与呕吐

恶心与呕吐是临床常见症状。恶心为上腹部不适、紧迫欲吐的感觉；呕吐指胃或部分小肠内容物通过食管逆流，经口腔排出体外的现象。恶心常为呕吐的前奏，随之出现呕吐，但也有仅恶心无呕吐，或仅呕吐而无恶心。从某种意义上讲，呕吐是机体的一种保护性防御反射，可将摄入的有害物质排出体外。

一、发生机制

呕吐是一种复杂的反射动作，整个动作过程可分为恶心、干呕及呕吐 3 个阶段。呕吐中枢位于延髓，由两个功能不同的结构构成·① 神经反射中枢，即呕吐中枢，位于延髓外侧网状结构的背部，接受来自消化道、大脑皮质、内耳前庭、冠状动脉及化学感受器触发带的传入冲动，直接支配呕吐动作；② 化学感受器触发带：位于延髓第四脑室的底面，接受各种外来的化学物质、药物或内生代谢产物的刺激，发出神经冲动，传至呕吐中枢，再引发呕吐。

二、病因

引起恶心、呕吐的原因很多，按发生机制可分为下列几类：

1. 反射性呕吐

（1）消化系统疾病：① 胃肠疾病：如急、慢性胃肠炎，消化性溃疡，幽门梗阻，急性阑尾炎，肠梗阻等；② 肝、胆、胰疾病：如急性肝炎，肝硬化，急、慢性胆囊炎，急性胰腺炎等；③ 腹膜及肠系膜疾病：如急性腹膜炎等。

（2）其他疾病：① 咽部受刺激：如吸烟过度、剧烈咳嗽、慢性咽炎等；② 眼部疾病：如青光眼、屈光不正等；③ 泌尿与生殖系统疾病：如尿路结石、急性肾盂肾炎、急性盆腔炎等；④ 心血管系统疾病：如急性心肌梗死、心力衰竭等。

2. 中枢性呕吐

（1）颅内病变：如各种脑炎、脑膜炎、脑出血、脑栓塞、高血压脑病、偏头痛、脑挫裂伤、颅内血肿及脑肿瘤等；

（2）药物使用：如抗生素、洋地黄、抗肿瘤药物等；

（3）其他：如尿毒症、糖尿病酮症酸中毒、低钠血症、低钾血症、低氯血症、癫痫持续状态及妊娠等。

3. 前庭功能障碍性呕吐　见于迷路炎、梅尼埃病、晕动病等。

4. 精神因素所致呕吐　见于胃肠神经官能症、神经性厌食等。

三、临床表现

1. 恶心　恶心常伴有面色苍白、流涎、出汗、血压下降、心动过缓等迷走神经兴奋症状。

2. 呕吐的特点　不同病因所致呕吐表现有异：① 反射性呕吐：常有恶心先兆，胃排空后仍干呕不止；② 中枢性呕吐：呈喷射状，较剧烈，多无恶心先兆，吐后不感轻松，可伴剧烈头痛及不同程度的意识障碍；③ 前庭功能障碍性呕吐：与头部位置改变有密切关系，常伴有眩晕、眼球震颤以及恶心、血压下降、出汗、心悸等自主神经功能失调症状；④ 精神因素所致的呕吐：多不伴有恶心，于进食后即刻发生，表现为多次、少量呕吐。

3. 呕吐物的性质、气味　幽门梗阻者呕吐物常为宿食；含大量酸性液体者多有十二指肠溃疡或促胃液素瘤；低位肠梗阻患者呕吐物常有粪臭味；呕吐物不含胆汁提示梗阻平面在十二指肠乳头以上，含多量胆汁提示在此平面以下；上消化道出血呕吐物为咖啡渣样；有机磷中毒时呕吐物常有大蒜味。

四、护理评估要点

1. 症状特点　恶心、呕吐发生的缓急、频率、特点，注意与反食鉴别（反食指胃内容物一口一口地反流至口腔，无恶心及呕吐的协调动作）。呕吐物的颜色、性质、量及气味。

2. 伴随症状　有无腹痛、腹泻、发热、头痛、眩晕、眼球震颤等。

3. 病因或诱因　与呕吐有关的疾病病史及诱发因素。

4. 身体反应　有无饮食、饮水、体重变化。剧烈、频繁的恶心、呕吐，不仅给患者带来不适，还会引起胃、食管黏膜损伤及上消化道出血，并导致脱水、代谢性碱中毒、低血氯、低血钾等水、电解质及酸碱平衡紊乱。儿童、老人、病情危重和意识障碍者，易发生误吸而导致肺部感染、窒息。

5. 心理反应　频繁呕吐者，有无紧张、焦虑、恐惧等情绪反应。

6. 诊断、治疗及护理经过　是否用药及疗效，是否做过 X 线钡餐检查、胃镜、腹部 B 型超声及血糖、尿素氮等检查及结果，所采取的措施及效果等。

五、常用护理诊断

1. **体液不足/有体液不足的危险**　与频繁呕吐所致体液大量丢失有关，与摄入量不足有关。
2. **营养失调：低于机体需要量**　与长期呕吐有关；与进食不足有关。
3. **潜在并发症**　窒息。

第9节　呕　　血

屈氏韧带以上的消化器官（食管、胃、十二指肠、肝、胆、胰）的疾病或全身性疾病所致急性上消化道出血，血液经口腔呕出，称为呕血。呕血同时有部分血液经肠道排出，形成黑粪。

一、病因

1. **消化系统疾病**

（1）食管疾病：见于食管静脉曲张破裂、食管炎、食管癌、食管异物、食管外伤、食管贲门黏膜撕裂、食管裂孔疝等，其中门脉高压所致食管静脉曲张破裂为大量呕血最常见的原因。

（2）胃及十二指肠疾病：常见于消化性溃疡、慢性胃炎、急性胃十二指肠黏膜损害（常因服用非甾类抗炎药和应激因素所致）、胃癌（因癌组织缺血性坏死、糜烂或溃疡侵蚀血管等引起出血）等。

（3）肝、胆、胰疾病：见于肝硬化门脉高压（可引起食管下端及胃底静脉曲张破裂出血）、肝癌、肝脓肿、肝动脉瘤破裂，胆囊或胆道结石、胆道蛔虫、胆囊癌、胆管癌，急性胰腺炎并发脓肿或囊肿、胰腺癌破裂等。因大量血液流入十二指肠而造成呕血或黑粪。

2. **全身性疾病**

（1）血液疾病：见于血小板减少性紫癜、白血病、血友病、再生障碍性贫血、弥散性血管内凝血等；

（2）急性传染病：见于流行性出血热、钩端螺旋体病、败血症等；

（3）其他：如尿毒症、系统性红斑狼疮、呼吸衰竭、肺源性心脏病等。

在引起呕血的病因中，以消化性溃疡最常见，其次是食管及胃底静脉曲张破裂出血，再次为急性胃黏膜病变。

二、临床表现

1. **呕血与黑粪**　呕血前常有上腹部不适及恶心，随后呕出血性胃内容物，继而排出黑粪。通常幽门以上部位出血以呕血为主，并伴有黑粪；幽门以下部位出血，以黑粪为主。呕血一般伴有黑粪，而黑粪不一定有呕血。

呕血的颜色与出血量的多少及血液在胃肠道内停留时间的长短有关。出血量多、在胃内停留时间短时，血色鲜红或混有血块，或为暗红色；出血量少、在胃内停留时间长时，血红蛋白与胃酸作用生成正铁血红蛋白，使呕吐物呈咖啡色。

黑粪的颜色与出血的速度及肠蠕动的快慢有关。黑粪在肠道内停留时间短，呈紫红色；在肠道内停留时间长，呈黑色。

2. **失血性周围循环衰竭**　为急性失血的后果，其严重程度与出血量的多少有关。表现：①出血量为血容量的 10%～15% 时，患者出现头晕、畏寒，多无血压、脉搏的变化；②出血量达血容量的 20% 以上时，则有冷汗、四肢湿冷、心悸、脉搏增快等急性失血症状；③出血量达血容量的 30% 以上时，则出现脉搏频数微弱、血压下降、呼吸急促、休克等急性周围循环衰竭的表现。

3. 血液学改变　最初可不明显，但随着组织液渗出及输液等，血液被稀释，血红蛋白和红细胞减少，可出现贫血表现。

三、护理评估要点

1. 确定是否为呕血　与口、鼻、咽部出血及咯血鉴别；排除食物、药物的影响，因进食大量动物血、肝，或服用铋剂、铁剂、碳粉、中药等可使粪便发黑，但一般无光泽。
2. 病因及诱因　与呕血、黑粪有关的疾病病史及诱发因素。
3. 症状特点　呕血、黑粪出现的时间、缓急、颜色、性状、次数，估计出血量（因部分血液滞留在肠道，呕血量并不能完全代表失血量，应根据全身反应进行估算）。
4. 伴随症状　有无寒战，发热，上腹痛，肝、脾肿大，黄疸，皮肤、黏膜出血等。
5. 身体反应　有无周围循环衰竭的表现，有无血液学方面的改变等。
6. 心理反应　有无紧张不安、焦虑、恐惧等心理反应及严重程度。
7. 诊断、治疗及护理经过　是否用药及疗效，所采取的护理措施及效果等。

四、常用护理诊断

1. 周围组织灌注量改变　与大量呕血、黑粪所致血容量不足有关。
2. 活动无耐力　与呕血、黑粪所致贫血有关。
3. 恐惧　与大量呕血、黑粪有关。
4. 潜在并发症　休克。

第10节 腹　　泻

腹泻指排便次数增多，粪质稀薄，水分增加，或含有未消化的食物、黏液、脓血等。根据病程，腹泻可分为急性与慢性两种，超过 2 个月者为慢性腹泻。

一、发生机制

腹泻的发生机制较为复杂，各种原因引起胃肠分泌增加、吸收障碍或肠蠕动亢进等，均可导致腹泻。腹泻病例多由非单一因素引起，可能涉及多种原因，从病理生理角度可归纳为以下几个方面：

1. 分泌性腹泻　由于胃肠黏膜分泌过多液体所致，常见于霍乱弧菌、沙门菌属感染等。细菌毒素刺激肠黏膜细胞内的腺苷环化酶，促使细胞内环磷酸腺苷含量增加，引起大量水和电解质分泌到肠腔，导致腹泻发生。某些胃肠道内分泌肿瘤（如促胃液素瘤）所致腹泻也属分泌性腹泻。
2. 渗透性腹泻　由于肠腔内容物渗透压增高，阻碍肠内水及电解质的吸收所致。见于乳糖酶缺乏（乳糖不能水解而形成肠内高渗）、口服硫酸镁、甘露醇等。
3. 渗出性腹泻　由于黏膜炎症、溃疡或肿瘤浸润，使病变处血管通透性增加，血浆、黏液、脓血渗出所致。见于各种肠道炎症、肿瘤等疾病。
4. 动力性腹泻　由于肠蠕动亢进，使肠内食糜停留时间过短，未被充分吸收所致。见于肠炎、胃肠功能紊乱、甲状腺功能亢进等。
5. 吸收不良性腹泻　由于肠黏膜吸收面积减少或吸收障碍所致。见于小肠大部分切除、吸收不良综合征等。

二、病因

1. 急性腹泻

(1) 肠道疾病：见于肠炎（由病毒、细菌、霉菌、原虫、蠕虫等感染所引起）、急性出血坏死性肠炎、克罗恩病、溃疡性结肠炎急性发作等；

(2) 急性中毒：见于进食毒蕈、河豚、鱼胆，服用砷、磷、铅、汞等化学物质等；

(3) 全身性感染：见于败血症、伤寒或副伤寒等；

(4) 其他：见于变态反应性肠炎、过敏性紫癜、服用某些药物等。

2. 慢性腹泻

(1) 消化系统疾病：见于慢性萎缩性胃炎、胃大部切除后胃酸缺乏，肠结核、慢性细菌性痢疾、慢性阿米巴痢疾、血吸虫病、钩虫病，克罗恩病、溃疡性结肠炎、吸收不良综合征、结肠恶性肿瘤，肝硬化、慢性胆囊炎、胆石症，慢性胰腺炎、胰腺癌等；

(2) 全身性疾病：如甲状腺功能亢进、肾上腺皮质功能减退、系统性红斑狼疮、尿毒症、神经功能紊乱导致的腹泻等；

(3) 药物副作用：如利血平、甲状腺素、洋地黄、某些抗肿瘤药物、抗生素等。

三、临床表现

1. 起病与病程　　急性腹泻起病急，病程较短，每日排便次数可多达 10 次以上，粪便量多；慢性腹泻起病缓慢，病程较长，多每日排便数次。

2. 粪便的量及性状　　由于病因及发病机制不同，各类腹泻临床表现如下：

(1) 分泌性腹泻：多为水样便，排便量每日大于 1000ml，粪便无脓血及黏液，与进食无关，伴或不伴有腹痛；

(2) 渗透性腹泻：粪便中常有未消化食物及泡沫，恶臭，多不伴有腹痛，禁食 24～48 小时后腹泻可缓解；

(3) 渗出性腹泻：排便量明显少于分泌性腹泻，粪便中可有脓血或黏液，且多伴有腹痛、发热；

(4) 动力性腹泻：粪便较稀，无脓血及黏液，多不伴有腹痛；

(5) 肠吸收不良综合征：粪便中含有大量脂肪、泡沫，量多而臭。

四、护理评估要点

1. 病因及诱因　　有无与腹泻有关的疾病病史，有无使腹泻加重或缓解的因素。

2. 腹泻情况　　腹泻起病的缓急、病程长短，腹泻次数，粪便量、颜色、性状、气味。

3. 伴随症状　　有无发热、腹痛、里急后重、贫血、关节肿痛、营养不良、水肿等。

4. 身体反应　　急性严重腹泻者，有无因短时间丢失大量水分及电解质而引起脱水、电解质紊乱、代谢性酸中毒；长期慢性腹泻者，有无营养不良、维生素缺乏、体重下降，甚至营养不良性水肿；长期频繁排便者，有无肛门周围皮肤糜烂、破损等情况。

5. 心理反应　　有无紧张不安、焦虑、恐惧等心理反应及严重程度。有无因长期腹泻而干扰患者休息、睡眠等正常生活，影响学习及工作。

6. 诊断、治疗及护理经过　　是否用药及疗效，已采取的护理措施及效果。

五、常用护理诊断

1. 腹泻　　与肠道感染有关，与小肠大部分切除有关，与胃肠功能紊乱有关。

2. 体液不足/有体液不足的危险　与急性严重腹泻导致短时间体液丢失过多有关。

3. 营养失调：低于机体需要量　与长期慢性腹泻有关。

4. 有皮肤完整性受损的危险　与长期频繁排便有关。

5. 焦虑　与长期慢性腹泻迁延不愈有关。

第11节 便　秘

便秘指排便次数减少，7天内少于2~3次，粪便干结，伴排便困难。

一、发生机制

便秘的发生与粪团的形成、便意的产生、排便动作等密切相关，任何环节存在缺陷均可引起便秘。

1. 粪便的形成　食物在消化道经消化、吸收后，剩余的食糜残渣从小肠运至结肠，在结肠内大部分水分及电解质被吸收，在降结肠形成粪便。

2. 排便过程　储存的粪团被降结肠和乙状结肠推送至直肠，使直肠膨胀产生机械性刺激，引起便意和排便反射，通过直肠平滑肌的收缩，肛门内、外括约肌的松弛，腹肌与膈肌的收缩，腹压增高，最后将粪便排出体外。

3. 便秘发生的常见因素　①食物摄入量过少或食物中纤维素及水分含量不足，不足以引起正常的肠蠕动；②各种原因导致肠道内肌肉张力减低及蠕动减弱；③肠蠕动受阻碍导致肠内容物滞留而不能下排；④排便反射减弱或消失；⑤参与排便的肌肉痉挛或收缩力减弱等。

二、病因

1. 原发性便秘

（1）食物摄入量过少或食物中缺乏纤维素，对结肠运动的刺激减少；

（2）由于工作紧张、环境改变、精神因素等使排便习惯经常受到干扰或抑制，直肠对粪便的敏感性逐渐下降；

（3）结肠运动功能障碍，见于年老体弱、活动过少、肠痉挛；

（4）腹肌及盆腔肌张力不足，缺乏排便推动力，见于多次妊娠；

（5）由于结肠冗长，食糜残渣中水分被过多吸收；

（6）药物影响：长期滥用泻药（对药物产生依赖，停用即出现排便困难）以及应用镇静止痛药、抗抑郁药、麻醉药、抗胆碱能药、钙通道阻滞剂、神经阻滞剂或含钙、铝的制酸剂等均可使肠肌松弛导致便秘。

2. 继发性便秘

（1）结肠良性或恶性肿瘤、肠梗阻、肠粘连、克罗恩病等；

（2）肠管受腹腔或盆腔内肿瘤的压迫，如子宫肌瘤；

（3）直肠或肛门病变，如痔疮、肛裂、肛瘘、肛周脓肿等；

（4）全身性疾病引起肠肌松弛，排便无力，见于甲状腺功能减退、糖尿病、尿毒症等。

三、临床表现

1. 排便障碍　表现：①自然排便次数减少，粪便量少；②排出困难：粪便干硬或不干硬，但难以排出。

2. 便秘所致其他表现　粪块长时间在肠道内停留，可引起腹胀、下腹部疼痛；长时间在直肠停留，可有下坠感及排便不尽感，或因直肠、肛门过度充血致痔疮；粪便过于坚硬，可因用力排便出现肛周疼痛，加重痔疮或导致肛裂，使大便带血或便血。

四、护理评估要点

1. **病因及诱因**　有无与便秘相关的疾病病史，诱发或加重便秘的因素。
2. **排便情况**　排便的频度、是否费力，粪便的量、性状、颜色，既往的排便习惯。
3. **起病情况**　起病的急缓、病程长短。
4. **患者相关资料**　患者的年龄、职业、生活习惯、进食习惯及食物中纤维素的含量等。
5. **伴随症状**　有无恶心、呕吐、腹胀、痉挛性腹痛、便秘与腹泻交替出现等。
6. **身体反应**　有无腹胀、下腹痛、肛周疼痛、大便带血或血便、肛周皮肤糜烂，有无头晕、头痛、食欲不振、疲乏等。
7. **心理反应**　有无紧张、烦躁、焦虑等心理反应及严重程度。
8. **诊断、治疗及护理经过**　是否采取促进排便的措施及效果等。

五、常用护理诊断

1. **便秘**　与食物摄入量过少或食物中缺乏纤维素有关，与活动过少有关，与长期卧床有关。
2. **疼痛**　与粪便过于坚硬，须用力排便有关。
3. **知识缺乏**　缺乏有关促进排便及预防便秘方面的知识。

第 12 节　便　　血

便血指消化道出血，血液自肛门排出，表现为全血便或粪便带血。便血的颜色可呈鲜红、暗红或黑色。少量出血粪便颜色可不改变，须经潜血试验才能确定，称为潜血便。

一、病因

1. **上消化道疾病**　与呕血与黑粪的病因相同，视出血量与速度不同，可为便血或黑粪。
2. **下消化道疾病**
(1) 小肠疾病：见于肠结核、肠伤寒、急性出血性坏死性肠炎、小肠肿瘤等；
(2) 结肠疾病：见于急性细菌性痢疾、阿米巴痢疾、血吸虫病、溃疡性结肠炎、结肠癌、结肠息肉等；
(3) 直肠肛管疾病：见于直肠肛管损伤、直肠息肉、直肠癌、痔、肛裂、肛瘘等。
3. **全身性疾病**　见于白血病、血小板减少性紫癜、血友病、维生素 C 及维生素 K 缺乏症、肝脏疾病、流行性出血热、败血症等。

二、临床表现

1. **便血**　便血表现可因病因、出血部位、出血量以及在肠道内停留时间的不同而异。
上消化道或小肠出血，若在肠道内停留时间较长，呈黑色便。下消化道出血，如出血量多呈鲜红色，若停留时间较长，则可为暗红色，粪便可全为血液或与粪便混合。血色鲜红，黏附于粪便表面，或于便后有鲜血滴出或喷出，为直肠或肛管疾病所致，如痔、肛裂、直肠肿瘤等引起的出血。急性出血性坏死性肠炎可排出洗肉水样血便，并伴特殊腥臭味。急性细菌性痢疾多为黏液血便或脓血便。阿米巴痢疾多为暗红色果酱样脓血便。
2. **失血**　短时间大量失血，可出现急性失血性贫血及周围循环衰竭的表现，但临床较少见。如出血速度缓慢，出血量较少，可表现为持续或间断性的肉眼可见的少量便血，而无明显全身症状。若长期慢性失血，可出现全身乏力、头晕、失眠等贫血症状。

三、护理评估要点

1. 确定是否为便血 有黑粪者应询问是否进食动物血、肉类、肝等食物，或服用铋剂、铁剂、碳粉、中药等药物。因食物所致黑粪者，潜血试验阳性，但于素食后即转为阴性；因药物所致黑粪者，其粪便一般呈灰黑色无光泽，且潜血试验阴性。

2. 病因及诱因 有无与便血有关的疾病病史及诱发因素。

3. 便血的特点 便血出现的急缓、次数、量、颜色、性状，并结合全身情况估计失血量的多少。

4. 伴随症状 有无腹痛、里急后重、腹部包块、发热、全身出血倾向等。

5. 身体反应 有无全身乏力、头晕、失眠等贫血症状，有无周围循环衰竭的表现。

6. 心理反应 有无紧张不安、焦虑、恐惧等心理反应及严重程度。

7. 诊断、治疗及护理经过 有无采取治疗或护理措施及效果等。

四、常用护理诊断

1. 活动无耐力 与短时间大量失血所致贫血有关，与长期慢性失血所致贫血有关。

2. 有体液不足的危险 与短时间大量便血所致血容量降低有关。

3. 焦虑 与长期便血而病因不明有关。

第13节 黄　疸

黄疸是由于血清中胆红素浓度增高，致皮肤、黏膜和巩膜发黄的症状和体征。正常血清胆红素最高为 $17.1\mu mol/L$；超过 $34.2\mu mol/L$ 时出现肉眼可见的黄疸；若胆红素在 $17.1\sim34.2\mu mol/L$，未出现肉眼可见的黄疸时，临床不易察觉，称为隐性黄疸。

一、胆红素的正常代谢

体内的胆红素主要来源于血红蛋白。血循环中衰老的红细胞经单核-吞噬细胞系统的破坏和分解，所产生的胆红素占总胆红素的 $80\%\sim85\%$；另有 $15\%\sim20\%$ 胆红素来源于骨髓幼稚红细胞的血红蛋白和肝内含有亚铁血红素的蛋白质。上述形成的胆红素称为游离胆红素或非结合胆红素。

非结合胆红素为脂溶性，不能从肾小球滤过，尿中不会出现，当其通过血循环运输至肝脏时，被肝细胞摄取，经葡萄糖醛酸转移酶的作用，转化为结合胆红素。结合胆红素为水溶性，可通过肾小球滤过，从尿中排出。

结合胆红素随胆汁排入肠道，经肠内细菌的脱氢作用还原为尿胆原，大部分尿胆原在肠道内被氧化为尿胆素从粪便中排出，称为粪胆素，是构成粪便的主要色素。小部分尿胆原在肠道内被重吸收，经肝门静脉回到肝内，回肝的大部分尿胆原再转变为结合胆红素，又随胆汁排入肠道，形成"胆红素的肠肝循环"；回肝的小部分尿胆原经体循环由肾脏排出体外（图3-7）。

正常情况下，胆红素进入与离开血循环保持动态平衡，故血中胆红素的浓度保持相对恒定。

二、病因、发生机制及临床表现

凡胆红素产生过多，肝细胞对胆红素的摄取、结合、排泄障碍，以及肝内或肝外胆道阻塞等，均可导致血清总胆红素浓度增高而出现黄疸。临床上根据黄疸的发生机制将其分为3种类型，不同类型的黄疸临床表现也各异。

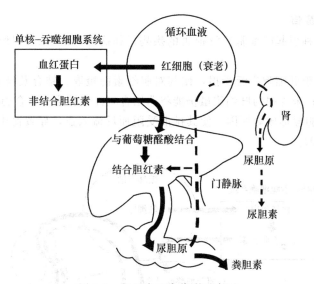

图 3-7 胆红素正常代谢示意图

(引自：陈文彬，潘祥林. 2004. 诊断学［M］. 6 版. 北京：人民卫生出版社.)

（一）溶血性黄疸

1. **病因** 凡能引起溶血的疾病均可产生溶血性黄疸，见于先天性溶血性贫血、后天获得性溶血性贫血（如遗传性球形红细胞增多症、珠蛋白生成障碍性贫血、自身免疫性溶血性贫血、不同血型输血后的溶血等）。

2. **发生机制** 由于溶血造成红细胞破坏过多，产生大量的非结合胆红素，超过肝细胞的摄取、结合和排泄的能力，同时大量红细胞破坏所致贫血、缺氧和红细胞破坏产物的毒性作用，降低了肝细胞对胆红素代谢的能力，使非结合胆红素潴留在血中，超出正常水平而出现黄疸（图 3-8）。

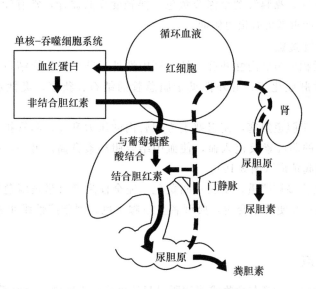

图 3-8 溶血性黄疸发生机制示意图

(引自：陈文彬，潘祥林，2004，诊断学［M］. 6 版. 北京. 人民卫生出版社.)

3. **临床表现** 黄疸一般较轻，皮肤呈浅柠檬黄色，不伴皮肤瘙痒。急性溶血时，可有高热、寒战、头痛及腰背痛、明显贫血和血红蛋白尿（尿呈酱油色），严重者可有急性肾衰竭。慢性溶血多为先天性，可有贫血和脾肿大。

（二）肝细胞性黄疸

1. **病因**   见于各种引起肝细胞广泛损害的疾病，如病毒性肝炎、肝硬化、中毒性肝炎、钩端螺旋体病等。

2. **发生机制**   由于肝细胞广泛受损，使其对胆红素的摄取、结合及排泄功能降低，导致血中非结合胆红素增加；未受损的肝细胞虽仍能将非结合胆红素转化为结合胆红素，但因肝细胞肿胀、坏死、小胆管内胆栓形成等原因，使其排泄受阻而反流入血，导致血中结合胆红素也增加，因而出现黄疸（图3-9）。

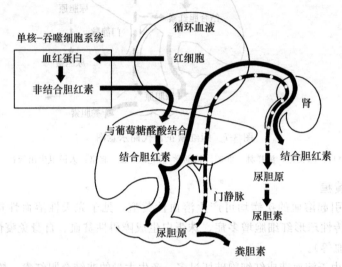

图 3-9   肝细胞性黄疸发生机制示意图
（引自：陈文彬，潘祥林. 2004. 诊断学 [M]. 6版. 北京. 人民卫生出版社.）

3. **临床表现**   皮肤、黏膜浅黄至深金黄色，伴轻度皮肤瘙痒，常有疲乏、食欲减退、肝区不适或疼痛等症状，严重者可有出血倾向。

（三）胆汁淤积性黄疸

1. **病因**   胆汁淤积分为肝内性和肝外性。肝内性见于肝内泥沙样结石、毛细胆管型病毒性肝炎、原发性胆汁性肝硬化等；肝外性见于胆总管的结石、狭窄、炎性水肿、肿瘤及胆道蛔虫等。

2. **发生机制**   由于胆道阻塞，使阻塞上方胆管内的压力升高，胆管扩张，导致小胆管与毛细胆管破裂，胆汁中的胆红素反流入血，使血中结合胆红素升高。另外，因肝内原因使胆汁生成、排出障碍也可引起黄疸（图3-10）。

3. **临床表现**   黄疸多较严重，皮肤呈暗黄色，完全梗阻者可呈黄绿色或绿褐色，常有皮肤瘙痒。尿色深如浓茶；粪便颜色变浅，典型者呈白陶土色。因脂溶性维生素K吸收障碍，常有出血倾向。

三、护理评估要点

1. **确定是否为黄疸**   注意与食物或药物所引起的皮肤黄染区别。食物所致黄染首先出现于手掌、足底、前额和鼻部皮肤；胡萝卜素、米帕林所致黄染首先出现于皮肤，严重者也可出现于巩膜。

2. **病因及诱因**   有无与黄疸有关的疾病病史及诱发因素。

3. **起病情况和症状特点**   评估黄疸起病的急缓，皮肤、巩膜、粪便、尿的颜色，有无皮肤瘙痒及严重程度。一般黄疸越深病情越重；梗阻越完全，瘙痒越严重，粪便颜色越浅；黄疸伴皮

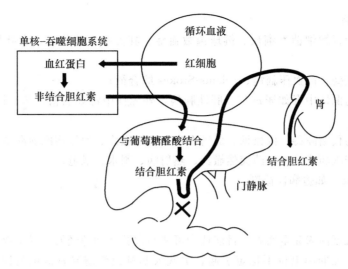

图 3-10 胆汁淤积性黄疸发生机制示意图
(引自：陈文彬，潘祥林. 2004. 诊断学［M］. 6 版. 北京. 人民卫生出版社.)

肤瘙痒者，常提示黄疸程度较深，瘙痒减轻则提示病情在好转，黄疸在消退。

4. 伴随症状 有无发热、腹痛、肝肿大、胆囊肿大、脾肿大、腹水等。
5. 身体反应 有无因皮肤瘙痒所引起的皮肤抓伤、睡眠与精神状态的改变等。
6. 心理反应 有无紧张不安、焦虑、恐惧、自卑等心理反应及严重程度。

四、常用护理诊断

1. 有皮肤完整性受损的危险 与皮肤瘙痒有关。
2. 睡眠型态紊乱 与严重皮肤瘙痒有关。
3. 焦虑 与严重皮肤黄染有关，与严重皮肤瘙痒有关，与创伤性病因学检查有关。
4. 自我形象紊乱 与黄疸所致外在形象改变有关。

（张功劢）

第 14 节 抽搐与惊厥

抽搐（tic）与惊厥（convulsion）均属于不随意运动。抽搐是指全身或局部成群骨骼肌发生不自主的抽动和强烈收缩，常可引起关节运动和强直。当肌群收缩表现为强直性或阵挛性时，称为惊厥，惊厥引起关节运动和强直，常为全身性、对称性，可伴或不伴有意识障碍。

一、病因

1. 脑部疾病
(1) 颅内感染：各种病毒、细菌、真菌等病原体感染引起的脑炎、脑膜炎、脑脓肿；
(2) 脑外伤：产伤、急性颅脑外伤、颅内血肿、外伤后瘢痕；
(3) 血管疾病：脑出血、脑栓塞、脑血栓形成、高血压脑病、蛛网膜下腔出血、脑缺氧等；
(4) 脑肿瘤：颅内原发性肿瘤（脑膜瘤、胶质瘤等）、脑转移瘤；
(5) 寄生虫病：脑型疟疾、脑血吸虫病、脑包虫病、脑囊虫病；
(6) 其他：先天性脑发育障碍、胆红素脑病、遗传代谢性脑病等。

2. 全身性疾病

（1）感染：中毒性细菌性痢疾、链球菌败血症、狂犬病、破伤风、大叶性肺炎、小儿高热惊厥；

（2）心血管疾病：高血压脑病、Adams-Stokes综合征；

（3）中毒：内源性中毒如尿毒症、肝性脑病，外源性中毒如酒精、苯、铅、砷、汞、农药、药物中毒；

（4）内分泌与代谢障碍：低血糖、低钙血症、低镁血症、糖尿病酮症酸中毒、子痫；

（5）其他：安眠药或抗癫痫药突然撤药、热射病、溺水、触电。

3. 神经官能症　如癔病性惊厥。

二、发生机制

惊厥的发生机制尚未完全明确，目前认为可能与大脑运动神经元的异常放电有关。这种病理性放电主要是神经元的膜电位不稳定引起。引起大脑神经细胞异常放电的因素：① 低氧血症；② 酸碱平衡失调；③ 脑血流量改变；④ 代谢紊乱；⑤ 肿瘤或炎症损伤；⑥ 遗传因素。

三、临床表现

1. 全身性抽搐　以全身骨骼肌痉挛为主要表现。典型者可表现为癫痫大发作，患者表现为突然意识模糊或丧失，全身肌肉强直，继而四肢肌群发生阵挛性抽搐，呼吸暂停，严重者大小便失禁、发绀。每次发作持续数秒钟或数分钟后自行停止，也可反复发作或呈持续状态。发作时可有瞳孔散大、对光反射迟钝或消失、病理反射阳性等体征。发作停止后不久意识恢复。

2. 局限性抽搐　以身体某一局部肌肉收缩为主要表现，大多见于口角、眼睑、手、足等。

惊厥伴有发热常提示为感染性疾病，多见于小儿的急性感染；伴有血压增高提示高血压脑病、肾炎、子痫等；伴有脑膜刺激征常提示脑炎、脑膜炎、蛛网膜下隙出血；伴有意识障碍常提示癫痫大发作、严重的颅脑疾病。

四、护理评估要点

1. 起病情况和症状特点　惊厥发作的时间，发作时的表现，发作的频率、持续时间、间隔时间，发作前有无先兆如烦躁不安、口角抽搐、肢体发紧等。

2. 病因或诱因　有无与惊厥相关的疾病史，诱发及加重惊厥的因素，有无癫痫病家族史。

3. 伴随症状　有无高热、头痛、意识障碍等。

4. 身体反应　注意有无外伤、窒息、大小便失禁等。

5. 心理反应　有无紧张、焦虑等心理反应及程度。

6. 诊断、治疗及护理经过　是否应用镇静剂及其名称、剂量和效果。

五、常用护理诊断

1. 有窒息的危险　与惊厥发作所致误吸或舌后坠阻塞呼吸道有关。

2. 有外伤的危险　与惊厥发作所致舌咬伤或跌倒有关。

3. 急性意识障碍　与惊厥发作有关。

4. 个人/家庭应对无效　与无能力处理突发惊厥有关。

5. 排尿障碍/排便失禁　与惊厥发作所致短暂意识丧失有关。

6. 恐惧　与不可预知的惊厥发作有关。

第 15 节 意 识 障 碍

意识是大脑功能活动的综合表现，即对环境的知觉状态。正常人意识清晰，反应敏捷、精确，思维活动正常，语言流畅、准确，词能达意。

意识障碍（disturbance of consciousness）指人对周围环境及自身状态的识别和觉察能力出现障碍，多由于高级神经中枢功能活动受损所引起，可表现为嗜睡、意识模糊、昏睡、昏迷、谵妄。

一、病因

1. 颅脑疾患

（1）颅内感染：各种脑炎、脑膜脑炎、脑膜炎、脑脓肿。

（2）脑血管病变：脑出血、脑血栓形成、脑栓塞、蛛网膜下隙出血、高血压脑病。

（3）颅脑损伤：脑震荡、颅底骨折、脑挫裂伤、颅内血肿。

（4）颅内占位性病变：脑肿瘤。

（5）急性重症感染：感染中毒性脑病、败血症、中毒性肺炎、中毒性痢疾。

（6）癫痫。

2. 内分泌与代谢障碍 尿毒症、肺性脑病、肝性脑病、低血糖昏迷、糖尿病酮症酸中毒、甲状腺危象、甲状腺功能减退。

3. 心血管系统疾病 急性心肌梗死、Adams-Stokes 综合征、严重休克。

4. 外源性中毒 安眠药、有机磷农药、一氧化碳、酒精、氰化物等中毒。

5. 其他 热射病、触电、溺水等。

二、发生机制

人的意识活动由意识内容及其"开关"系统两部分组成。意识内容即大脑皮质功能活动，包括记忆、思维、定向力和情感以及通过视、听、语言和复杂运动等与外界保持紧密联系的能力。意识的"开关"系统包括经典的感觉传导通路（特异性上行投射系统）及脑干网状结构（非特异性上行投射系统）。意识"开关"系统可激活大脑皮质并使之维持一定水平的兴奋性，使机体处于觉醒状态，从而在此基础上产生意识内容。因此，清醒的意识活动有赖于大脑皮质和皮质下网状结构功能的完整性，任何原因导致大脑皮质弥漫性损害或脑干网状结构损害，使意识内容改变或觉醒状态减弱，均可发生意识障碍。

三、临床表现

（一）以觉醒状态改变为主的意识障碍

1. 嗜睡（somnolence） 是最轻的觉醒障碍。患者陷入持续睡眠状态，可被唤醒，并能正确回答问题和做出各种反应，当刺激停止后很快又入睡。

2. 昏睡（stupor） 觉醒障碍程度深于嗜睡，接近于不省人事的意识状态。患者处于熟睡状态，一般的外界刺激不易唤醒，虽在强烈刺激下（如经压迫眶上神经、摇动身体等强烈刺激等）可被唤醒，但很快又再入睡，醒时答话含糊或答非所问。

3. 昏迷（coma） 为最严重的意识障碍，表现为意识持续中断或完全丧失。按程度不同又可分为 3 个阶段：

（1）轻度昏迷：无自主运动，意识大部分丧失，对声、光刺激无反应，对疼痛刺激尚可出现痛苦表情或肢体退缩等防御反应。角膜反射、瞳孔对光反射、吞咽反射和眼球运动可存在，生命体征无明显异常。

（2）中度昏迷：对周围事物及各种刺激均无反应，对强烈疼痛刺激可有防御反应。瞳孔对光反射迟钝、角膜反射减弱、眼球无转动，可有生命体征轻度异常以及不同程度排便、排尿功能障碍。

（3）深度昏迷：全身肌肉松弛，对各种刺激全无反应，意识完全丧失，眼球固定、瞳孔散大，深、浅反射均消失，生命体征明显异常，尿、便失禁或出现去脑强直。

（二）以意识内容改变为主的意识障碍

1. 意识模糊（confusion） 是意识水平轻度下降，较嗜睡为深的一种意识障碍。患者能保持简单的精神活动，但对时间、地点、人物的定向能力发生障碍。

2. 谵妄（delirium） 是一种以兴奋性增高为主的高级神经中枢急性功能失调状态。起病急，持续数小时至数天，个别可持续更长时间。表现为对客观环境的认识能力及反应能力下降，定向障碍，注意涣散，言语增多，思维不连贯，常有错觉和幻觉，在恐怖性错觉、幻觉的影响下，表现大喊大叫、紧张、恐惧和兴奋不安，甚至发生冲动攻击行为。常见于急性感染高热期、某些药物中毒、中枢神经系统疾患、代谢障碍或循环障碍等。

意识障碍患者感知能力、对环境的识别能力及日常生活自理能力均发生改变。昏迷者由于意识部分或完全丧失所致无自主运动、不能经口进食、咳嗽以及吞咽反射减弱或消失，排便与排尿控制能力丧失或留置导尿等，易发生肺部感染、口腔炎、尿路感染、压疮、结膜炎、角膜炎、角膜溃疡、营养不良及肢体挛缩畸形等。谵妄者因躁动不安易发生意外。此外，尚可能出现照顾者因照顾负荷过重而产生的照顾角色紧张的问题。

四、护理评估要点

1. 意识障碍的起病情况 询问意识障碍发生的时间、过程、起病急缓、持续时间、表现等。

2. 意识障碍程度及其进展 可通过与患者交谈，了解其反应、思维、情感活动、定向力等，必要时可通过角膜反射、痛觉、瞳孔对光反射检查等判断意识障碍的程度。也可按格拉斯哥昏迷评分表（glasgow coma scale，GCS）对意识障碍的程度进行测评。GCS评分项目包括睁眼反应、运动反应和语言反应。测3个项目并予以计分，再将各项目分值相加求其总分，即可得到意识障碍程度的客观评分，见表3-3。评估中应注意运动反应的刺激部位应以上肢为主，以最佳反应记分。GCS总分为3～15分，那些对语言指令没有反应或不能睁眼且GCS总分为8分或更低的情况被定义为昏迷。

通过动态观察或GCS动态评分可了解意识障碍的进展。GCS动态评分是将每日GCS的3项记录值分别绘制成横向的3条曲线，曲线上升表示意识状态障碍程度减轻，病情趋于好转；反之，曲线下降表示意识障碍程度加重，病情趋于恶化。

表3-3 格拉斯哥昏迷评分表（成人用）

评分项目	反应	得分
睁眼反应	自动睁眼	4
	呼唤时睁眼	3
	疼痛刺激后睁眼	2
	任何刺激均无睁眼反应	1

续表

评分项目	反应	得分
语言反应	回答准确、切题	5
	能说话，但回答不准确	4
	对答不切题	3
	言语模糊不清，字意难辨	2
	对任何刺激毫无反应	1
运动反应	遵指令动作	6
	对疼痛刺激能定位	5
	对疼痛刺激有肢体退缩	4
	疼痛刺激时肢体过度屈曲（去皮质强直）	3
	疼痛刺激时肢体过度伸直（去大脑强直）	2
	对疼痛刺激毫无反应	1

3. 伴随症状　有无头痛、呕吐等提示危重急症的伴随症状。

4. 身体反应　主要包括有无口腔炎、角膜炎、结膜炎、角膜溃疡、压疮；有无肌肉萎缩、关节僵硬、肢体畸形；有无排便、排尿失禁；有无亲属无能力照顾患者的情况。

5. 病因或诱因　注意询问有无外伤、用药史、饮酒史，有无接触煤气；诱因如精神过度紧张或情绪激动、感染、上消化道出血、大量应用利尿剂等。

6. 诊断、治疗与护理经过　已接受过的诊断性检查及结果，已采用的治疗措施及其效果。

五、常用护理诊断

1. 急性意识障碍　与脑出血有关，与肝性脑病有关等。

2. 清理呼吸道无效　与意识障碍所致咳嗽、吞咽反射减弱或消失有关。

3. 有误吸的危险　与意识丧失致咳嗽和吞咽反射减弱或消失有关。

4. 口腔黏膜受损　与意识障碍丧失所致的自理能力下降及唾液分泌减少有关。

5. 排尿障碍　与意识丧失所致排尿功能障碍有关。

6. 排便失禁　与意识障碍所致排便功能障碍有关。

7. 有受伤的危险　与意识障碍所致躁动不安有关。

8. 营养失调：低于机体需要量　与意识障碍导致不能正常进食有关。

9. 有皮肤完整性受损的危险　与意识障碍所致自主运动消失有关，与意识障碍所致排便、排尿失禁有关。

10. 有感染的危险　与意识障碍所致咳嗽、吞咽反射减弱或消失有关，与侵入性留置导尿管有关。

11. 照顾者角色紧张　与照顾者角色负荷过重有关。

12. 潜在并发症　窒息、电解质紊乱等。

（郭丽梅）

【本章小结】　本章主要内容包括发热、水肿、咳嗽与咳痰、呼吸困难、咯血、发绀、心悸、恶心与呕吐、呕血、腹泻、便秘、便血、黄疸、惊厥、意识障碍 15 个症状。学习内容包含各个症状的病因及发生机制、临床表现、护理评估要点和常用护理诊断。要求掌握常见症状的临床表现，了解病因及发生机制，能够应用病史采集和体格检查的方法对常见症状进行评估，并根据评估结果提出相应的护理诊断。

（张功劭）

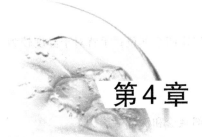

第4章

体格检查

第1节 体格检查的方法及注意事项

体格检查是检查者运用自己的感官或借助听诊器、叩诊锤、血压计、体温计等简单的辅助工具对被检者进行细致的观察和系统的检查，以了解其身体状况的一组最基本的检查方法。体格检查的基本方法包括视诊、触诊、叩诊、听诊和嗅诊。要熟练掌握和运用这些方法，必须反复练习和实践，并与基础医学知识和其他相关的知识相结合，才能使收集的资料更精确和更有价值。在体格检查时应注意：

（1）检查者应举止端庄、态度和蔼、操作轻柔。应向被检者说明检查的目的，以取得其合作。

（2）检查的环境应具有私密性，光线柔和，室温适宜，安静、舒适。

（3）检查要细致、准确、全面，重点突出，操作规范。

（4）检查应按一定的顺序进行，由头到脚，由前到后，左右对比，以避免不必要的重复或遗漏。

（5）应根据病情变化随时复查，以及时发现新的体征，不断补充和修正检查结果，调整和完善护理措施。

一、视诊

视诊（inspection）是用视觉观察被检者全身及局部状态的检查方法，是体格检查的第一步。全身一般状态及局部的外部表现均可通过视诊观察到。全身一般状态如年龄、性别、发育、营养、面容、表情、体位、步态等，局部状态如皮肤、黏膜、舌苔、头颅大小、胸廓、腹形、骨骼、关节外形等均可通过视诊进行检查。

视诊时光线应柔和、无色。被检者应充分暴露被检部位，必要时显露对侧相应部位，以资对比。

视诊可通过检查者的眼睛直接进行观察，也可以利用某些仪器进行观察，如眼底、鼓膜、胃肠道黏膜等分别需要借助检眼镜、耳镜、内镜帮助检查。

视诊方法简便易行，适用范围广，可提供重要的检查资料，但必须有丰富的医学知识和临床经验，并通过深入、细致的观察，才能发现有重要意义的临床征象。

二、触诊

触诊（palpation）是通过手的触觉来感知被检者身体某部位有无异常的检查方法。通过触诊可以明确视诊所不能明确的异常征象，如皮肤温度和湿度、震颤、波动感、摩擦感以及包块的部位、大小、轮廓、移动度、硬度、压痛等。手的不同部位对触觉的敏感度不同，其中指腹对触觉较为敏感，掌指关节的掌面皮肤对震动觉较为敏感，触诊时多用这两个部位；手背对于温度较为敏感。

触诊适用于全身各部位检查，在腹部检查中尤为重要。

（一）触诊方法

由于触诊目的不同而施加的压力轻重不同，据此可分为浅部触诊和深部触诊。

1. 浅部触诊　将手轻轻放在被检查部位，利用掌指关节和腕关节的协同动作，轻柔地进行滑动触摸。触诊的深度为1～2cm，主要用于检查浅表器官或包块等的状态，如浅部的动脉、静脉、神经、精索等。浅部触诊一般不引起被检者的痛苦。

2. 深部触诊　用单手或双手重叠，由浅入深，逐步施加压力，以达深部（图4-1）。深部触诊可触及的深度常在2cm以上，有时可达为4～5cm，主要用于察觉腹部病变或脏器的情况。根据检查目的和手法的不同，可分为深部滑行触诊法、双手触诊法和深压触诊法。

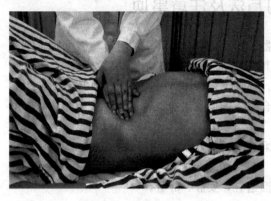

图4-1　深部触诊示意图

（引自：万学红，卢雪峰. 2013. 诊断学［M］. 8版. 北京：人民卫生出版社.）

（1）深部滑行触诊法：检查时嘱被检者微张口呼吸，使腹壁放松，以并拢的第2、3、4指末端逐渐触向腹腔的脏器或包块，并在其上做上、下、左、右滑动触摸。

（2）双手触诊法：将左手置于被检查脏器或包块后面，并将被检查部位推向右手方向，使左手既起到固定作用，又将被检查的脏器或包块推向更接近体表的部位以利于右手触诊，多用于肝、脾、肾及腹部肿物的触诊。

（3）深压触诊法：以拇指或中间并拢的2～3个手指逐渐深压，以探测腹腔深处病变的部位或确定腹腔压痛点，如阑尾压痛点、胆囊压痛点等。检查反跳痛时，则是在深压的基础上迅速将手抬起，询问被检者有无疼痛加剧或观察面部是否出现痛苦表情。

（二）触诊注意事项

（1）触诊前应向被检者解释触诊的目的及可能造成的不适，以免引起不必要的紧张或害怕。

（2）检查者与被检者均应采取舒适体位。如检查腹部时，检查者应立于被检者的右侧，面向被检者，被检者取仰卧位，双手置于身体两侧，双腿稍屈，以使腹肌放松；检查肝、脾或肾脏时可取侧卧位。

（3）触诊的手要温暖、干燥，触诊时应从健侧开始，渐及疑有病变处。深部触诊要由浅入深，并指导被检者做好配合动作。

（4）检查下腹部时，应嘱被检者排空膀胱，有时须排除粪便。

三、叩诊

叩诊（percussion）是通过手指叩击或手掌拍击被检查部位体表，使之震动而产生音响，根据所感到的震动和所听到的音响特点判别被检查部位脏器状态的检查方法。叩诊多用于确定被检查部位组织或器官的位置、大小、形状及密度，如确定肺下界、心界大小、腹水的有无及量、子宫及膀胱有无胀大等。

（一）叩诊方法

由于叩诊的目的不同，应采取不同的叩诊手法，常用的叩诊方法有以下两种：

1. 间接叩诊法　临床运用最多的叩诊方法，常用于胸部及腹部的检查。叩诊时检查者以左手中指第 2 指节紧贴叩诊部位，其他手指稍抬起，勿与体表接触；右手自然弯曲，以中指指端垂直叩击左手中指第 2 指节前端。叩诊时应以腕关节的活动带动叩指，避免肘关节及肩关节参加活动。叩击力量要均匀，叩击动作要灵活、短促、富有弹性。叩击后立即抬起，每次连续叩 2～3 下，不明确时可再叩2～3下（图 4-2）。

2. 直接叩诊法　主要适用于胸部或腹部病变范围较大时的叩诊，如胸膜粘连增厚、大量胸腔积液或腹水等。直接叩诊法是检查者用右手中间 3 个手指掌面直接拍击被检查部位，借拍击的反响和指下的震动感来判断病变情况的方法。用拳或叩诊锤直接叩击被检查部位，观察有无疼痛反应也属于直接叩诊。

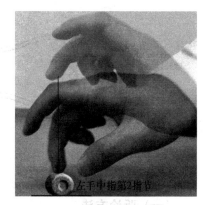

图 4-2　间接叩诊法示意图
（引自：万学红，卢雪峰. 2013. 诊断学［M］. 8 版. 北京：人民卫生出版社.）

（二）叩诊音

由于被叩诊部位的组织、器官的密度、弹性、含气量及其与体表的距离不同，叩击时产生的音响强弱、音调高低及持续时间也不相同。据此，临床上将叩诊音分为清音、浊音、实音、鼓音和过清音 5 种。

1. 清音　一种音调较低，音响较强，震动持续时间较长的叩诊音。为正常肺部的叩诊音。

2. 浊音　与清音相比，浊音是一种音调较高，强度较弱，震动持续时间较短的叩诊音。正常情况下，产生于被含气脏器边缘覆盖的实质脏器，如被肺边缘覆盖的心脏左缘或肝上部。病理状态下，可见于肺部炎症所致的肺组织含气量减少时，如肺炎、肺不张。

3. 实音　一种音调更高、强度更弱、震动持续时间更短的叩诊音。正常情况下，在叩击未被含气组织覆盖的实质脏器时产生，如心脏无肺组织遮盖的区域、肝、脾等。病理状态下，可见于大量胸腔积液或肺实变等。

4. 鼓音　一种较清音的音响更强，震动持续时间较长的叩诊音。在叩击含有大量气体的空腔脏器时产生，如正常的胃泡区、腹部。病理状态下，可见于肺内空洞、气胸或气腹等。

5. 过清音　一种介于鼓音与清音之间的叩诊音，与清音相比音调较低，音响较强。临床上主要见于肺组织含气量增多、弹性减弱时，如肺气肿。

（三）叩诊注意事项

（1）保持周围环境安静，以免噪声干扰对叩诊音的辨别。

（2）充分暴露被检查部位，放松肌肉，并注意对称部位的比较。

（3）根据叩诊部位的不同，选择叩诊方法和体位。如叩诊胸部可取坐位或卧位，叩诊腹部则常取仰卧位。

（4）叩诊时除注意辨别叩诊音的变化外，还要注意指下震动感的差异。

四、听诊

听诊（auscultation）是用耳直接听取或借助听诊器听取身体各部发出的声音进行检查的方法。广义的听诊包括听被检者发出的语音、咳嗽、呃逆、嗳气、呼吸、肠鸣、关节活动音、呻吟、呼叫等任何声音，这些声音均可为检查提供有价值的线索。狭义的听诊则指借助听诊器或直接用耳经被检者体表听取体内或有关部位所发出的声音。听诊是体格检查方法中的难点与重点。

听诊器由耳件、体件及软管 3 部分组成。体件常用的有膜型和钟型两种。膜型体件适于听取高调声音，钟型体件适于听取低调声音（图 4-3）。

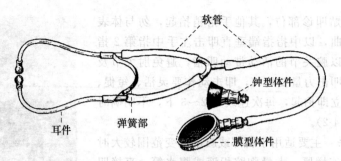

图 4-3　听诊器模式图

（引自：陈文彬. 2000. 诊断学［M］. 5版. 北京：人民卫生出版社.）

（一）听诊方法

根据使用听诊器与否可将听诊方法分为直接听诊法和间接听诊法。

1. 直接听诊法　用耳直接贴附在被检者体表进行听诊的方法。因此法听得的体内声音微弱，对病变的定位也不准确，目前仅在某些特殊或紧急情况下使用。

2. 间接听诊法　用听诊器进行听诊的方法。此法方便，可在任何体位时使用，并能减少外界杂音的干扰，对听诊部位的声音有一定的放大作用。间接听诊法使用范围广，除可用于心脏、肺部、腹部听诊外，还可听取血管音、皮下气肿音、关节活动音、骨摩擦音等。

（二）听诊注意事项

（1）环境要安静、温暖、避风，以免外界声音的干扰及寒冷时肌束震颤产生附加音，影响听诊效果；

（2）听诊前应检查听诊器耳件方向是否正确，软管及硬管管腔是否通畅；

（3）根据病情采取适当体位，使肌肉放松；

（4）放置听诊器的体件时要紧贴被检查部位，避免与皮肤摩擦而产生附加音；

（5）听诊时注意力要集中，听呼吸音时要排除心音的干扰，听心音时要排除呼吸音的干扰。

五、嗅诊

嗅诊（smelling）是用嗅觉来辨别发自被检者的各种气味的一种检查方法。这些气味多来自皮肤、黏膜、呼吸道、胃肠道、呕吐物、分泌物、排泄物、脓液或血液等。嗅诊时，检查者用手将发自被检者的气味轻轻扇向自己的鼻部，仔细辨别气味的特点和性质，以为临床护理提供有价值的线索。常见的气味及临床意义如下。

1. 汗液味　正常汗液无强烈的刺激性气味。酸性汗液味见于长期服用水杨酸等解热镇痛药者；狐臭味见于腋臭者；脚臭味见于脚癣伴有感染者。

2. 痰液味　正常痰液无特殊气味。痰呈血腥味见于大量咯血者；痰恶臭见于厌氧菌感染。

3. 呕吐物　单纯胃内容物略带酸味。呕吐物呈酸臭味提示食物在胃内滞留时间过久，见于幽门梗阻；呕吐物呈粪臭味见于下消化道梗阻。

4. 呼气味　浓烈的酒味见于酒后；大蒜味见于有机磷中毒；烂苹果味见于糖尿病酮症酸中毒；氨味见于尿毒症；肝臭味见于肝昏迷。

5. 脓液味　有恶臭者提示有气性坏疽的可能。

6. 粪便味　粪便带有腐败性臭味见于消化不良；腥臭味见于细菌性痢疾。

7. 尿液味　尿液带有浓烈的氨味见于膀胱炎，因尿液在膀胱内被细菌发酵所致。

（尹志勤）

第 2 节　全身状态检查

全身状态检查主要是通过视诊对被检者全身情况进行概括性评价，必要时辅以触诊等检查方法。

全身状态检查的内容包括年龄、性别、体温、脉搏、呼吸、血压、面容与表情、发育、营养、体型、体位、姿势、步态、意识状态等。

一、年龄

年龄是人生命过程中各年龄期的第一标志。人的生长、发育和衰老随年龄的增长而变化。通常通过问诊了解被检者的年龄，但在某些特殊情况下，如意识障碍、濒死或故意隐瞒真实年龄者，则需要通过询问知情者了解其年龄。年龄的观察是以皮肤的光泽度与弹性、肌肉的丰满度与张力、毛发的颜色与分布、面部有无皱纹及其深浅、颈部皮肤有无松弛下垂和牙齿的状态等来判断。但人的外观受多种因素影响，因此，通过观察外观也只能粗略地判断一个人的年龄。

年龄与疾病的发生和预后都有一定关系，如佝偻病、麻疹、百日咳等多见于儿童；结核病、风湿热等多见于青少年；动脉粥样硬化、恶性肿瘤等多见于中老年。一般情况下，青年人病后较易恢复，老年人则预后较差。

二、性别

性别根据性征特点一般不难辨别，但某些特殊患者，如真、假两性畸形，其性别辨认可有困难，需做专科检查和细胞染色体核型分析来确定。评估中应注意性别与疾病的关系，某些疾病可使性发育和体征发生改变，如性染色体的数目和结构异常可导致两性畸形，肾上腺皮质增生或肿瘤可引起女患者男性化和少数男患者女性化等；有些疾病的发病率与性别有关，如甲状腺疾病和系统性红斑狼疮多见于女性，胃癌和食管癌多见于男性，甲型血友病多见于男性。

三、生命体征

生命体征是评价生命活动存在与质量的重要征象，其内容包括体温、脉搏、呼吸、血压，是体格检查必检的项目之一。

（一）体温

1. 体温测量与正常值　测量体温通常有 3 种方法，可根据被检者的具体情况选择不同的体温测量方法。

（1）腋测法：用干毛巾擦干腋下汗水，将体温计水银头放在腋窝深处，嘱被检者用上臂将体温计夹紧，放置 10 分钟后拿出，观察数值，正常值为 36～37℃。

（2）口测法：将消毒过的体温计置于舌下，紧闭口唇，不用口腔呼吸，以免冷空气进入口腔影响口腔内的温度，放置 5 分钟后拿出，观察数值，正常值为 36.3～37.2℃。

（3）肛测法：让被检者取侧卧位，将肛门体温计头涂以润滑剂，缓缓插入肛门，插入深度 3～4cm，放置 5 分钟后拿出，观察数值，正常值为 36.5～37.7℃。

体温检测以腋测法较安全、方便，不易发生交叉感染，临床应用广泛；口测法温度虽较可靠，但对婴幼儿及意识障碍者，不能使用；肛测法多用于小儿及意识障碍患者。

2. 体温的记录方法　将体温测量结果记录于体温记录单相应的坐标点上，将各点以直线相连，即成体温曲线。

3. **体温测量中常见误差的原因**　临床上有时见到体温测量结果与患者病情不符时，应重测，并分析引起误差的原因。常见原因如下：

（1）测量前未将体温计的水银柱甩到35℃以下，致使体温计汞柱没有上升到实际高度。

（2）消瘦、病情危重或意识障碍的患者测腋温时不能将体温计夹紧，致使体温计汞柱没有上升到实际高度。

（3）体温计附近有影响局部体温的冷热物体，如冰袋、热水袋等。

（4）测量前如以热水漱口或以温毛巾擦拭腋窝，亦可使测量结果高于被检者的实际体温。

（二）呼吸

观察并记录每分钟呼吸频率、节律及深度变化，有助于了解病情。正常成人静息状态下，呼吸节律规整，深浅适度；频率16～20次/分，呼吸与脉搏之比为1:4。婴幼儿较成人稍快。

（三）脉搏

脉搏即检查时记录每分钟脉搏的次数（即脉率）及节律。脉率可因年龄、性别、体力活动和精神、情绪因素而有一定范围的变动。正常成人在安静状态下的脉率为60～100次/分；儿童较快，平均约90次/分，婴幼儿可达130次/分；老年人偏慢；女性较男性为快；日间较快，夜间睡眠时较慢；餐后、活动后或情绪激动时增快。病理情况下，脉率可增快或减慢。正常人脉律规整，各种心律失常可导致脉律改变。

（四）血压 （blood pressure，BP）

动脉血压，简称血压，是重要的生命体征之一，是健康评估的必检项目。

1. **血压的测量**　目前广泛采用的血压测量方法为袖带加压法，即间接测量法，又称 Korotkoff 听音法。此法采用血压计测量。血压计有汞柱式、弹簧式和电子血压计，其中汞柱式血压计较准确、可靠，最为常用。

（1）测量方法（以汞柱式血压计为例）：被检者安静休息5～10分钟，采取坐位（特殊情况下取仰卧位）测血压，全身放松，被测的上肢裸露，自然伸直并外展，肘窝处肱动脉、右心房应在同一水平线上，袖带的气囊部分对准肱动脉，紧贴皮肤缚于上臂，袖带下缘应在肘窝横纹上方2～3cm 处。将听诊器体件置于肘窝处肱动脉上。然后，向袖带的气囊内充气，同时注视血压计的汞柱高度，待肱动脉搏动消失，继续充气使汞柱升高 4kPa（30mmHg），随后以恒定速度缓慢放气，持续注视汞柱的下降。当听到第一次声响时的汞柱数值为收缩压，随着汞柱下降，声音逐渐增强，然后声音突然变小而低沉，最终声音消失，声音消失时的汞柱数值为舒张压。收缩压与舒张压之差为脉压。

（2）血压的记录方法：血压的计量单位为 kPa（千帕），血压记录以"收缩压/舒张压 kPa"表示，如 18.7/12kPa（140/90mmHg）。

2. **注意事项**

（1）测压条件：①测压前，被检者停止吸烟或饮用咖啡；②检查血压计，使汞柱顶端位于零点；③测压时血压计不能倾斜，汞柱保持垂直；④袖带与被测肢体间不应隔有衣物，袖带上方衣服不能过紧；⑤听诊器体件不可塞在袖带下面。

（2）正确使用袖带：袖带的宽度会影响血压的测量结果，袖带的宽度为所测肢体周径的40％为宜，袖带过宽测出的血压偏低，过窄则血压偏高。临床使用的标准普通成人袖带宽度为12cm，儿童为9cm（肥胖、过瘦、幼儿另有规定）。

（3）正确操作：测量血压时，向袖带内充气的速度要快，使汞柱迅速达到预计高度，放气的速度应缓慢、均衡，使汞柱以 4mmHg/s 的速度下降。如需重测血压，应将袖带内气体放尽并等待 30 秒以上再重新测量。

（4）听诊间歇（auscultatory gap）：在第一音响之后出现的无音阶段，即听诊间歇。听诊间歇可导致血压测量的错误，如果将间歇后的起始音误为舒张压，则明显高估舒张压；如果将间歇后的起始音误为收缩压，则明显低估收缩压。为避免此类错误，应结合动脉触诊确定收缩压；在确定舒张压时，如果发现舒张压异常高或与收缩压差距过小，则应在血管音消失后，继续向下测量一段时间。

四、发育与体型

（一）发育（development）

发育是否正常，通常以年龄与智力、体格成长状态（如身高、体重及第二性征）之间的关系来判断。发育正常时，年龄与智力、体格成长状态之间的关系是均衡的。正常的发育与种族遗传、内分泌、营养代谢、生活条件、体育锻炼等内、外因素有密切联系。一般判断成人发育正常的指标是：胸围等于身高的一半；两上肢展开的长度约等于身高；坐高等于下肢长度。

发育异常与内分泌的关系最为密切，如在发育成熟之前，腺垂体功能亢进，生长激素分泌过多，则体格异常高大，称为巨人症；腺垂体功能减退，体格异常矮小，称为垂体性侏儒症。如小儿患甲状腺功能低下，则体格矮小、智力低下，称为呆小症。如结核、肿瘤破坏性腺功能导致第二性征改变，可表现为男性"阉人症"、女性男性化。

（二）体型（habitus）

体型是身体各部发育的外观表现，包括骨骼、肌肉的生长与脂肪的分布状态等。临床上将成人的体型分为：

1. 正力型（均称型）　身体的各部分匀称、适中，符合正常成人的发育标准。
2. 无力型（瘦长型）　身高肌瘦，颈细长，肩窄下垂，胸廓扁平，腹上角小于 90°。
3. 超力型（矮胖型）　身短粗壮，颈粗短，肩宽平，胸围增大，腹上角大于 90°。

不同的体型不仅在外形上各不相同，而且在生理和病理上也各具特点。如无力型者血压往往偏低，消化、吸收能力较差，易患内脏下垂、肺结核等疾病；超力型者血压有偏高倾向，消化、吸收能力较强，易发生肥胖症、胆石症、动脉硬化等疾病。

五、营养状态

营养（nutrition）状态可根据皮肤、毛发的光泽度，皮下脂肪厚薄，肌肉丰满程度等综合判断。最简便而迅速的方法是查看皮下脂肪充实的程度。判断脂肪充实程度最方便、最适宜的部位是前臂屈侧或上臂背侧下 1/3。营养与饮食、消化、吸收及代谢有关，也受心理、社会、环境等因素的影响。营养状态的好坏，通常可作为评价健康或疾病程度的标准之一。

（一）营养状态的评估

（1）通过与被检者交谈，了解每日的饮食情况、活动量、精神及心理状况、社会因素等。

（2）测量一定时间内的体重增减情况。男性理想体重（kg）＝［身高（cm）－80］×0.7；女性理想体重（kg）＝［身高（cm）－70］×0.6。在标准体重±10% 范围内为正常。

（3）体重指数（body mass index，BMI）是衡量标准体重的常用指标，BMI＝体重（kg）/身高的平方（m²）。根据世界卫生组织的标准，BMI 18.5～24.9 为正常，BMI＜18.5 为消瘦，BMI≥30 为肥胖。

（4）测量皮下脂肪厚度可作为评价营养状态的参考，常用测量部位如下：

1）肱三头肌皮脂厚度测量：被检者手臂放松下垂，掌心对着大腿侧面，检查者站在被检者背面，以拇指与示指在肩峰和鹰嘴连线中点的上方 2cm 处捏起皮脂，捏时两指间的距离为 3cm，用皮脂卡测量，重复 3 次取其平均值。标准厚度男性为（13.1±6.6）mm，女性为（21.5±6.9）mm。

2）肩胛骨下皮脂厚度测量：被检者取坐位或俯卧位，手臂及肩部放松，检查者以拇指与示指捏起肩胛下方皮脂。测量方法及标准厚度同前。

3）脐旁皮脂厚度测量：在腹部锁骨中线平脐的部位测量。方法及标准厚度同前。

（二）营养状态分级

营养状况临床上习惯用良好、中等、不良 3 个等级来描述。

1. 良好　皮肤红润、弹性良好，皮下脂肪丰满，指甲、毛发润泽，肌肉结实；

2. 不良　皮肤萎黄、干燥、弹性减低，皮下脂肪菲薄，指甲粗糙无光泽，毛发稀疏易脱落，肌肉松弛、无力；

3. 中等　介于两者之间。

（三）常见的营养异常

1. 营养不良　主要有以下两种原因。

（1）长期摄食不足：如食管、胃肠道、肝、胆、胰腺的慢性病变，严重的胃神经症引起的恶心、呕吐导致的摄食障碍；消化液或酶的生成减少引起的消化与吸收障碍。

（2）消耗增多：恶性肿瘤、活动性结核病、代谢性疾病、内分泌疾病等，均可引起消耗过多而导致营养不良。长期消耗增多，体重较标准体重下降 10％ 以上者称为消瘦，极度消瘦称恶病质。

2. 肥胖　肥胖是体内脂肪过多积聚的表现。超过标准体重 20％ 以上者为肥胖。肥胖的主要原因是摄食过多，摄入量超过消耗量，过剩的营养物质转化为脂肪积存于体内所致。此外，遗传、生活方式、内分泌、运动以及精神因素等对肥胖也有影响。肥胖一般可分为单纯性肥胖和继发性肥胖。① 单纯性肥胖：全身脂肪分布均匀，一般无异常表现，常有一定的遗传倾向。② 继发性肥胖：多由某些内分泌疾病引起。如下丘脑病变所致的肥胖性生殖无能综合征（Frohlich 综合征），女性表现为生殖器发育障碍、闭经，男性则表现为女性体型；肾上腺皮质功能亢进症（Cushing 综合征），表现为向心性肥胖，以面部（满月脸）、肩背部（水牛肩）、腰腹部为主，而四肢不明显；胰岛细胞瘤、功能性低血糖症等均可导致继发性肥胖。

六、意识状态

意识（consciousness）是大脑高级神经中枢功能活动的综合表现，即对环境的知觉状态。正常人意识清晰。凡能影响大脑功能活动的疾病均会引起不同程度的意识障碍。意识障碍可分为嗜睡、意识模糊、谵妄、昏睡、昏迷。详见第 3 章第 15 节。

临床上检查意识状态，常用问诊的方法来进行，通过与被检者的对话了解其思维、反应、情感活动、定向力（即对时间、人物、地点的分析能力）等；必要时还要做痛觉试验、角膜反射、瞳孔对光反射等检查，以判定其意识状态。

七、面容与表情

面容（facial features）指面部呈现的状态；表情（expression）是在面部表现出思想感情上的变化。健康人表情自如，双目有神。患病后，常可出现痛苦、忧虑或疲惫的面容与表情。某些疾病出现特殊的面容与表情，对诊断颇有帮助。

常见的病理性面容如下：

1. 急性病容　表现为面色潮红、兴奋不安，表情痛苦，可伴鼻翼扇动，口唇疱疹等。常见于急性发热性疾病，如肺炎球菌性肺炎、疟疾、流行性脑脊髓膜炎等。

2. 慢性病容 面色灰暗或苍白，面容憔悴，双目无神。见于慢性消耗性疾病，如恶性肿瘤、肝硬化、严重结核病等。

3. 贫血面容 面色苍白，唇舌色淡，表情疲惫。见于各种原因所致的贫血。

4. 甲状腺功能亢进面容 眼裂增大，眼球突出，瞬目减少，兴奋不安，烦躁易怒或面露惊愕表情（图4-4）。见于甲状腺功能亢进。

5. 二尖瓣面容 面色晦暗，双颊紫红，口唇发绀（图4-5）。见于风湿性心脏病二尖瓣狭窄。

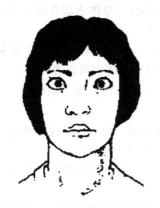

图4-4 甲状腺功能亢进面容

（引自：吕探云. 2005. 健康评估 [M].

北京：人民卫生出版社.）

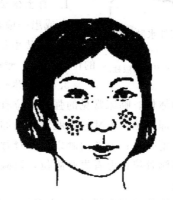

图4-5 二尖瓣面容

（引自：吕探云. 2005. 健康评估 [M].

北京：人民卫生出版社.）

6. 肢端肥大症面容 头大面长，下颌增大并向前凸出，眉弓及两颧隆起，耳鼻增大，唇舌肥厚（图4-6）。见于肢端肥大症。

7. 满月面容 面如满月，皮肤发红，常有痤疮，女性可有小须（图4-7）。见于肾上腺皮质功能亢进症及长期应用糖皮质激素的患者。

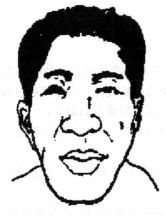

图4-6 肢端肥大症面容

（引自：吕探云. 2005. 健康评估 [M].

北京：人民卫生出版社.）

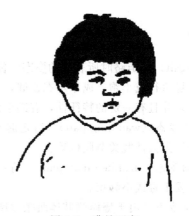

图4-7 满月面容

（引自：邓长生. 2003. 诊断学 [M].

北京：人民卫生出版社.）

8. 黏液性水肿面容 颜面水肿、苍白，睑厚面宽，目光呆滞，反应迟钝，表情淡漠，眉毛、头发稀疏（图4-8）。见于甲状腺功能减退。

9. 苦笑面容 发作时牙关紧闭，面肌痉挛，呈苦笑状。见于破伤风。

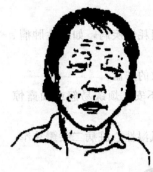

图 4-8　黏液性水肿面容

（引自：邓长生. 2003. 诊断学.
[M]. 北京：人民卫生出版社.）

10. **脱水面容**　表现面颊瘦削，面容苍白或晦暗，表情淡漠，目光无神，眼球凹陷，鼻骨峭耸，皮肤干燥、松弛。见于严重休克、脱水等。

八、体位

体位（position）指被检者身体所处的状态。体位对某些疾病的诊断具有一定意义。常见体位如下：

1. **自主体位**（active position）　身体活动自如，不受限制，见于正常人或患一般轻病或疾病早期。

2. **被动体位**（passive position）　患者不能自己调整或变换身体的位置，见于瘫痪、极度衰弱或意识丧失的患者。

3. **强迫体位**（compulsive position）　为了减轻疾病的痛苦，患者常被迫采取的体位。临床常见的强迫体位有下列几种：

（1）强迫仰卧位：为减轻腹肌紧张而仰卧，且双腿常屈曲。见于急性腹膜炎等。

（2）强迫俯卧位：患者俯卧以减轻脊背肌肉的紧张。常见于脊柱疾病。

（3）强迫侧卧位：患者患侧卧位，以减轻疼痛，并有利于健侧代偿呼吸。见于一侧胸膜炎和大量胸腔积液。

（4）强迫坐位（端坐呼吸）：患者坐于床边，两手置于膝盖或扶持床边，以使膈肌下降，增加肺容量，减少下肢回心血量，减轻心脏负担或改善肺功能。见于有严重呼吸困难的心脏病或肺疾病。

（5）强迫蹲位：患者在步行或其他活动的过程中，由于感到呼吸困难和心悸而采取蹲踞体位或膝胸位以缓解症状。见于发绀型先天性心脏病。

（6）辗转体位：患者腹痛时，辗转反侧，坐卧不安。见于胆石症、胆道蛔虫症、肠绞痛等。

（7）角弓反张位：患者颈及背部肌肉强直，头部极度后仰，屈背挺胸呈弓形。见于破伤风及脑膜炎。

九、步态

步态（gait）即走路时所表现的姿态。健康人步态受年龄、身体状态及特殊训练的影响而不同，如小儿易急行或小跑，成年步态稳健，老年人常表现为小步慢行。当患某些疾病时，可使步态发生改变，并且有一定的特征性，有助于疾病的诊断。常见异常步态如下：

1. **蹒跚步态**（waddling gait）　行走时身体左右摇摆（称鸭步），见于佝偻病、进行性肌营养不良或双侧先天性髋关节脱位等。

2. **醉酒步态**（drunken man gait）　行走时躯干重心不稳，步态紊乱，似醉酒状，见于酒精中毒、巴比妥中毒或小脑疾患。

3. **偏瘫步态**　由于瘫痪侧肢体肌张力增高，行走时患侧上肢屈曲、内收及旋前，下肢伸直、外旋、足跖屈，步行时下肢向下画圆圈（图 4-9）。见于脑栓塞及脑出血后遗症引起的偏瘫。

4. **共济失调步态**（ataxic gait）　起步时一脚高抬，骤然垂落，且双目向下注视，两脚间距增宽，以防身体倾斜。闭目时则不能保持平衡。见于亚急性脊髓联合变性。

5. **慌张步态**（festinating gait）　由于肌张力增高，起步后小步急速趋行，身体前倾，有难以止步之势。见于帕金森病。

6. **跨阈步态**（steppage gait）　由于踝部肌腱、肌肉弛缓，患足下垂，行走时必须高抬下肢才能起步。见于腓总神经麻痹。

7. 剪刀式步态（scissors gait）　两下肢痉挛性瘫痪患者步行时，由于两下肢肌张力增高，故移步时下肢内收过度，两腿前后互相交叉呈剪刀状。见于脑性瘫痪与截瘫患者。

8. 间歇性跛行（intermittent claudication）　行走中，因下肢突发性酸疼、乏力，被迫停止行走，稍休息后方能继续行走。见于血栓闭塞性脉管炎、腰椎椎管狭窄。

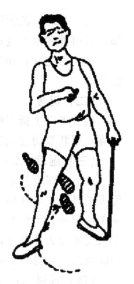

图4-9　偏瘫步态
（引自：邓长生. 2003.
诊断学［M］. 北京：
人民卫生出版社.）

第3节　皮肤、浅表淋巴结检查

一、皮肤

皮肤的检查包括对皮肤及其附属物（汗腺、毛发）以及可见黏膜的检查，主要通过视诊对皮肤、黏膜进行全面的观察，必要时可结合触诊。因此，应在良好的自然光线下进行，强光、暗光、灯光均会影响检查结果。

皮肤的异常改变不仅可见于皮肤本身的病变，还可由多种内脏及全身性疾病引起。一般检查项目有如下内容。

（一）颜色

皮肤颜色与种族有关，还与毛细血管的分布、血管的充盈度、色素量、皮下脂肪的厚薄等因素有关。临床常见的皮肤颜色改变如下：

1. 苍白　皮肤、黏膜苍白可由贫血、末梢毛细血管痉挛或充盈不足所引起，如寒冷、惊恐、休克等。四肢末端的局限性苍白常源于局部动脉痉挛或阻塞，如雷诺病、血栓闭塞性脉管炎等。

2. 发红　皮肤发红是由毛细血管扩张、充血、血流加速及红细胞增多所致。生理情况下见于运动、饮酒、日晒或情绪激动等；病理情况下见于发热性疾病（肺炎球菌性肺炎、猩红热）以及某些中毒（如阿托品、一氧化碳中毒）。皮肤持久性发红可见于库欣（Cushing）综合征及真性红细胞增多症。

3. 发绀　皮肤、黏膜呈紫蓝色，主要为单位容积内还原血红蛋白量增多引起，肢端、口唇等末梢最明显。

4. 黄染　见于胆红素代谢紊乱，导致血液中胆红素浓度超过$17.1\mu mol/L$，使皮肤、黏膜发生黄染现象。轻者见于巩膜、软腭，重者可见全身皮肤发黄。

5. 色素沉着　由于表皮基底层的黑色素增多，导致部分或全身皮肤色泽加深，称为色素沉着。正常人身体的外露部位以及乳头、腋窝、外生殖器、关节、肛门周围等处色素较深，如果这些部位的色素明显加深，或其他部位出现色素沉着，则具有临床意义。明显的色素沉着常见于慢性肾上腺皮质功能减退症（Addison病）、肝硬化、肝癌晚期以及长期使用某些药物（如砷剂）等。妊娠妇女面部、额部可出现棕褐色对称性色素沉着，称为妊娠斑。老年人全身或面部也可出现散在的色素斑片，称为老年斑。

6. 色素脱失　皮肤丧失原有的色素，形成脱色斑片称为色素脱失。色素脱失是由于酪氨酸酶缺乏导致体内的酪氨酸不能转化为多巴胺而形成黑色素减少或丧失。常见的有白癜风、白斑和白化症。

（1）白癜风：为形状不一、大小不等、进展缓慢、逐渐扩大的色素脱失斑片，没有自觉症状，也不引起生理功能改变；

（2）白斑：色素脱失斑片多为圆形或椭圆形，面积一般不大，常发生在口腔黏膜和女性外阴部，有可能发生癌变。

（3）白化症：由于先天性酪氨酸酶合成障碍，引起全身皮肤和毛发色素脱失，为遗传性疾病。

（二）温度

检查者以手指背触摸被检者皮肤温度。全身皮肤发热见于高热、甲状腺功能亢进；发凉见于休克、甲状腺功能减退等。局部皮肤发热见于疖肿、丹毒等炎症。肢端发冷可见于雷诺病。

（三）湿度（moisture）

皮肤的湿度与出汗有关，出汗多者皮肤比较湿润，出汗少者比较干燥。正常人在气温高、湿度大的环境里出汗增多是生理的调节反应。在病理情况下，出汗可增多、减少或无汗。出汗增多见于风湿病、甲状腺功能亢进和布氏杆菌病等；睡眠中出汗为盗汗，是结核病的重要征象；手脚皮肤发凉而大汗淋漓，称为冷汗，见于休克和虚脱；皮肤干燥无汗见于维生素 A 缺乏、甲状腺功能减退、尿毒症、脱水、硬皮病等。

（四）弹性（elasticity）

皮肤弹性与年龄、营养状态、皮下脂肪及组织间隙所含液体量有关。儿童与青年皮肤紧张、富有弹性；老年人皮肤组织功能减退，皮下脂肪减少，弹性下降。检查方法：以拇指与示指捏起被检者上臂内侧或手背皮肤，片刻后松手。正常人皱褶迅速平复称为皮肤弹性良好；弹性减弱时皱褶平复缓慢，见于老年人、长期消耗性疾病或严重脱水的患者。

（五）皮疹（skin eruption）

皮疹可见于多种疾病，如传染病、皮肤病、药物过敏等。疾病不同，皮疹的形态特点各不相同，检查时应仔细地观察其出现部位、形态、大小、颜色、分布，了解出疹顺序、持续及消退时间、有无痛痒和脱屑等情况，触摸皮疹平坦或隆起，压之是否褪色等。

常见皮疹类型：

1. 斑疹（maculae）局部的皮肤发红，一般不隆起皮肤。见于斑疹伤寒、风湿性多形性红斑、丹毒等。

2. 丘疹（papule）高出皮肤，表面可扁平、凸起或凹陷。见于药物疹、麻疹、猩红热、湿疹等。

3. 斑丘疹（maculopapule）在丘疹周围有皮肤发红的底盘，称为斑丘疹。见于药物疹、风疹、猩红热。

4. 玫瑰疹（roseola）鲜红色圆形斑疹，一般直径为 2～3mm，因病灶周围的血管扩张所致，手指按压可褪色，松开再现，多出现于胸腹部，是对伤寒或副伤寒具有诊断意义的特征性皮疹。

5. 荨麻疹（urticaria）又称风团，为稍隆起皮面苍白色或红色的局限性水肿，大小不等，形态各异，常见于各种食物或药物过敏。

（六）出血

皮肤与黏膜下出血根据出血量的不同表现为出血点、紫癜、瘀斑。直径不超过 2mm 为出血点；直径在 3～5mm 之间为紫癜；直径 5mm 以上为瘀斑；片状出血并伴有皮肤隆起者为血肿。小的出血点应与红色皮疹或小红痣相鉴别，皮疹在加压时可褪色；出血点于加压时不褪色；小红痣则表面光亮，高出皮肤压之不褪色。皮肤及黏膜出血常见于血液系统疾病、重症感染、某些血管损害的疾病以及工业毒物或药物中毒等。

（七）蜘蛛痣与肝掌

蜘蛛痣（spider angioma）是皮肤小动脉末端分支扩张所形成的血管痣，形似蜘蛛，故称为蜘蛛痣（图 4-10）。出现的部位多在上腔静脉分布的区域内，如面、颈、手背、上臂、前臂、前胸和肩部等处，大小不等，直径可由 1mm 至数毫米。检查时用钝针或火柴杆头压迫蜘蛛痣的中心，其辐射状小血管网褪色，去除压力后又复出现。其发生原因一般认为与体内雌激素增高有关，常见于慢性肝炎或肝硬化，因肝脏对雌激素的灭活能力下降所致。健康妇女在妊娠期间也可出现，数目较少。

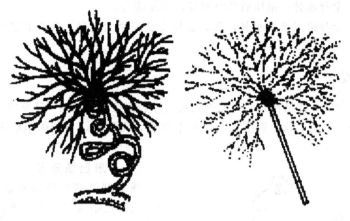

图 4-10 蜘蛛痣

（引自：邓长生. 2003. 诊断学［M］. 北京：人民卫生出版社.）

慢性肝病患者手掌大、小鱼际处常发红，加压后褪色，称肝掌，其发生及临床意义与蜘蛛痣相同。

（八）压疮

压疮又称压力性溃疡，为局部组织长期受压，持续性缺血、缺氧、营养不良引起的皮肤损害。任何部位只要施加足够的压力，并有足够长的时间，均可发生压疮。常发生于枕部、耳郭、肩胛部、脊柱、肘部、髋部、骶尾部、膝关节内外侧、内外踝、足跟等身体受压较大的骨突部位。根据压疮的轻重程度和发展过程分为 4 期：

1. Ⅰ 期 淤血红润期。为压疮初期，皮肤受压后，出现暂时性血液循环障碍，表现为红、肿、热、麻木或有触痛，解除压力 30 分钟后，皮肤颜色不能恢复正常。此期为可逆性改变，及时去除致病因素，可阻止其发展。

2. Ⅱ 期 炎性浸润期。红肿部位继续受压，血液循环得不到改善，静脉回流受阻，局部淤血，皮肤呈紫红色，红肿扩大、皮下出现变硬，表面常有水疱形成，患者有疼痛感。

3. Ⅲ 期 浅表溃疡期。静脉回流进一步障碍，局部淤血形成血栓，水疱逐渐扩大、溃破，创面有黄色渗出物，继发感染后表面脓液覆盖，致使浅层组织坏死，形成溃疡，患者疼痛加剧。

4. Ⅳ 期 坏死溃疡期。坏死组织侵入真皮下层和肌肉层，感染向深部扩展，可破坏深筋膜，继而破坏骨膜及骨质。坏死组织呈黑色，脓性分泌物增多，有臭味。严重者可造成全身感染，引起败血症，甚至危及生命。

美国国家压疮顾问小组（National Pressure Ulcer Advisorg Panel，NPUAP）于 2007 年在原分期基础上又发展了两个阶段，即（疑似）深层组织损伤期和不确定期。（疑似）深层组织损伤期表现为受压部位皮下软组织损害，皮肤完整呈紫栗色，或出现血疱。在此之前，局部组织可出现疼痛、变硬、肿胀及皮肤温度的改变。不确定期表现为皮肤全层组织缺失，伤口基底部覆盖有坏死或结痂组织，坏死组织呈黄棕褐、灰绿色，结痂为棕褐色或棕黑色，在坏死和结痂组织除去之前难以确定其分期。

（九）水肿

皮下组织及组织间隙内液体量增多称为水肿（edema）。根据水肿的范围及其特点，将水肿分为3度。

1. **轻度水肿**　水肿仅见于皮下组织疏松处与下垂部位，如眼睑、踝部、胫前以及卧位时的腰骶部等，指压后凹痕较浅，平复较快。

2. **中度水肿**　全身水肿，指压后凹痕明显，平复缓慢。

3. **重度水肿**　全身组织严重水肿，低垂部位皮肤绷紧而光亮，甚至有液体渗出，同时伴有浆膜腔积液。

二、浅表淋巴结

淋巴结分布于全身，体格检查时只能查到接近体表部位的淋巴结。正常淋巴结体积很小，直径多不超过0.5cm，质地柔软，表面光滑，单个散在，无压痛，与相邻组织无粘连，一般不易触及。

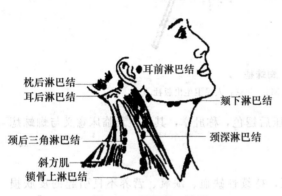

图4-11　颈部淋巴结群

（引自：邓长生. 2003. 诊断学 [M]. 北京：人民卫生出版社.）

（一）淋巴结分布

浅表淋巴结呈组群分布（图4-11），一个组群的淋巴结收集一定区域内的淋巴液，局部炎症或肿瘤往往引起相应区域的淋巴结肿大。如耳后、乳突淋巴结收集头皮范围内的淋巴液；颌下淋巴结收集口腔、牙龈、颊黏膜等处的淋巴液；颏下淋巴结收集颏下三角区内组织、唇、舌部的淋巴液；颈深淋巴结上群收集鼻咽部淋巴液，下群收集咽喉、气管、甲状腺等处的淋巴液；左侧锁骨上淋巴结收集食管、胃等器官的淋巴液；右侧锁骨上淋巴结收集气管、胸膜和肺的淋巴液；腋窝淋巴结收集乳房，前、后胸壁及臂部淋巴液；腹股沟淋巴结收集会阴部及下肢的淋巴液。

（二）检查方法

检查淋巴结时主要采用触诊。被检者采取坐位或卧位，受检部位充分暴露及放松，检查者站在其对面，4指并拢，放在检查部位，由浅入深滑动触摸。检查应按顺序进行，以免遗漏。

检查顺序：耳前、耳后、乳突区、枕骨下区、颌下、颏下、颈前三角、颈后三角、锁骨上窝、腋窝、滑车上、腹股沟、腘窝等。

检查方法：检查颈部淋巴结时可站在被检者前面或背后，让其头稍低，或偏向检查侧，以便使皮肤或肌肉放松，用手指紧贴检查部位，由浅入深进行滑动触诊。检查锁骨上窝淋巴结时，让被检者取坐位或卧位，头部稍向前屈，用双手进行触诊，左手触诊右侧，右手触诊左侧，由浅部逐渐触摸至锁骨后深部。检查腋窝淋巴结时，检查者面对被检者，先左侧后右侧。左手握住被检者左腕，向外上屈肘、外展、抬高约45°，右手指并拢，掌面贴近胸壁向上触诊逐渐达腋窝顶部，同法检查另一侧。检查右滑车上淋巴结时，用右手握住被检者右手腕，抬至胸前，左手掌向上，小指抵在肱骨内上髁，环指、中指、示指并拢在肱二头肌与肱三头肌沟中纵行、横行滑动触摸，同法检查左侧。

淋巴结肿大时，应注意部位、大小、数目、硬度、压痛、活动度、有无粘连以及局部皮肤有无红肿、瘢痕、瘘管等；并同时注意寻找引起淋巴结肿大的原发病灶。

(三) 肿大淋巴结的临床意义

1. 局部淋巴结肿大

（1）非特异性淋巴结炎：相应部位的某些急、慢性炎症，如化脓性扁桃体炎、牙龈炎引起的颈部淋巴结肿大，初起时柔软，有压痛，表面光滑，肿大到一定程度即停止。慢性期较硬，但仍可缩小或消退。

（2）淋巴结结核：肿大的淋巴结多发生于颈部血管周围，呈多发性，质地稍硬，大小不等，可互相粘连，或与周围组织粘连，如发生干酪性坏死，则可触到波动。晚期破溃后形成瘘管，经久不愈或愈合后形成瘢痕。

（3）恶性肿瘤淋巴结转移：转移淋巴结质地坚硬或有橡皮样感，与周围组织粘连，不易推动，一般无压痛。胸部肿瘤如肺癌可向右侧锁骨上窝或腋淋巴结群转移；胃癌、食管癌多向左侧锁骨上淋巴结群转移，此处为胸导管进颈静脉的入口，这种肿大的淋巴结称 Virchow 淋巴结，是胃癌、食管癌转移的标志。

2. 全身性淋巴结肿大 肿大淋巴结的部位可以遍及全身，大小不等，无粘连。可见于淋巴瘤及急、慢性白血病等。

（张清格）

第 4 节 头部、面部和颈部检查

头部及面部器官的检查主要靠视诊，必要时配合触诊。检查时被检者宜取坐位，头部高度低于检查者的头部，或与检查者的头部平行。检查时环境应安静，不受干扰，在可调节光线的房间进行。应按一定顺序从外向内进行检查。

一、头部

1. **头发** 注意头发颜色、密度、分布、质地，有无脱发，注意有无头虱。头皮脂溢性皮炎、发癣、甲状腺功能减退、伤寒等可致头发脱落；肿瘤放射治疗和化学治疗后也可引起脱发，停止治疗后头发可逐渐长出。

2. **头皮** 观察有无头皮屑、头癣、炎症、外伤及瘢痕等。

3. **头颅** 注意头颅大小、外形及有无异常运动。头颅大小以头围来衡量，测量时以软尺自眉间开始到颅后通过枕骨粗隆绕头一周。成人头围平均≥53cm。头颅大小异常及畸形常见有以下几种：① 小颅：因囟门过早闭合引起，常伴智力障碍；② 巨颅：表现为头颅大，颜面很小，头皮静脉充盈，双目下视（落日眼），常见于脑积水；③ 方颅：头顶平坦呈方形，多见于佝偻病；④ 尖颅：由于矢状缝和冠状缝过早闭合所致，常见于先天性尖颅并指畸形。

头部运动受限见于颈椎病；头部不随意颤动见于帕金森病；与颈动脉搏动一致的点头运动称缪塞征（Musset sign），见于重度主动脉瓣关闭不全。

二、面部

(一) 眼

1. **眼眉** 正常人眼眉的颜色与头发相似，内侧与中部较浓密，外侧较稀疏。若外侧眉毛过分稀疏或脱落，见于黏液性水肿、麻风病、腺垂体功能低下。若有鳞屑，见于脂溢性皮炎。

2. **眼睑**

（1）眼睑水肿：因眼睑组织疏松，轻度水肿即可在眼睑表现出来，因此当某些疾病引起体液潴留时，首先出现眼睑水肿。临床常见于肾炎、贫血、营养不良、血管神经性水肿等。

（2）眼睑闭合障碍：双侧眼睑闭合障碍见于甲状腺功能亢进引起的突眼；单侧眼睑闭合障碍见于面神经麻痹及球后肿瘤。

（3）眼睑下垂：双侧眼睑下垂见于重症肌无力；单侧眼睑下垂提示动眼神经麻痹；一侧上眼睑下垂，眼球下陷，瞳孔缩小及同侧面部无汗称霍纳综合征（Horner syndrome），为该侧颈交感神经麻痹所致。

（4）麦粒肿与霰粒肿：麦粒肿是睑板腺化脓性炎症引起的眼睑边缘颗粒状突起，并有脓液排出。霰粒肿是睑板腺囊肿，囊肿在眼睑表面可见到凸起，大小不一，边界清，活动度好，触之硬而无痛。

3. 结膜　检查时需将眼睑外翻，充分暴露睑结膜及穹隆部结膜。检查上眼睑结膜时，嘱被检者向下看，用示指和拇指捏起上睑中部边缘，轻轻向前下方牵拉，同时示指轻向下压，拇指配合将睑缘向上捻转，即可使上眼睑外翻。检查下眼睑结膜时，嘱被检者向上看，用拇指将下眼睑向下翻开，暴露下眼睑结膜。结膜苍白见于贫血；充血见于结膜炎；出血见于亚急性感染性心内膜炎、败血症；颗粒与滤泡见于沙眼。

4. 巩膜　巩膜为不透明瓷白色。黄疸时巩膜出现黄染。

5. 角膜　用笔形手电筒由角膜斜方照射进行视诊，观察角膜的光泽、透明度，有无白斑、云翳、溃疡、软化及新生血管。发生在瞳孔部位的白斑和云翳可影响视力；角膜干燥、无光、软化见于维生素A缺乏；角膜周围血管增生见于严重沙眼；角膜边缘出现灰白色混浊环，是类脂质沉着的结果，多见于老年人，又称老年环；角膜边缘出现棕褐色环称凯-佛（Kayser-Fleischer）环，为铜代谢障碍所致，见于肝豆状核变性。

6. 虹膜　正常虹膜呈正圆形，纹理呈放射状排列。虹膜炎症或水肿时纹理模糊。虹膜粘连、外伤或先天性缺损时，出现形态异常。

7. 眼球

（1）眼球突出与下陷：双侧眼球下陷见于严重脱水；单侧眼球下陷见于霍纳综合征。双侧眼球凸出见于甲状腺功能亢进；单侧眼球凸出多见于局部炎症或眶内占位性病变。

（2）眼球运动：检查者将示指置于被检者眼前30~40cm远处，嘱其头部固定，眼球随检查者手指所指示方向向左-左上-左下-右-右上-右下6个方向运动，观察眼球有无斜视、复视或震颤。当动眼神经、滑车神经、展神经麻痹时，出现眼球运动障碍伴复视。支配眼肌运动的神经麻痹所致的斜视，称麻痹性斜视，多见于颅内炎症、肿瘤、脑血管病变。眼球震颤指眼球有节律地快速往返运动，运动方向以水平方向多见，垂直和旋转方向少见。引起眼球震颤的原因很多，自发的眼球震颤见于耳源性眩晕、小脑疾患。

8. 瞳孔　瞳孔为危重患者的重要监测项目，可提示中枢神经的一般功能状况。检查时要注意瞳孔大小、形状，双侧是否等大、同圆，对光反射是否敏捷、迟钝或消失，集合反射是否存在。

（1）瞳孔大小和形状：正常人两侧瞳孔等大，呈圆形，直径3~4mm。瞳孔缩小见于吗啡、氯丙嗪等药物过量或有机磷、毒蕈中毒；瞳孔扩大见于阿托品、可卡因等药物反应；双侧瞳孔大小不等，提示颅内病变，如脑外伤、脑肿瘤、脑疝等。

（2）瞳孔对光反射：检查时光源从侧方照入瞳孔，观察瞳孔的收缩情况。正常人瞳孔经光照射后立即缩小，移开光源后瞳孔迅速复原，称直接对光反射。当光源照射一侧瞳孔时，对侧瞳孔也立即缩小，称间接对光反射（检查时用一手挡住光源，以免对侧瞳孔受光线的直接照射）。瞳孔对光反射迟钝或消失，见于昏迷患者；两侧瞳孔散大并伴对光反射消失见于濒死状态的患者。

（3）集合反射（调节与会聚反射）：嘱被检者注视 1m 外检查者的手指，然后将手指逐渐移近眼球约 10cm 处，正常人瞳孔缩小（调节反射），同时双侧眼球向内聚合（会聚反射）。甲状腺功能亢进时集合反射减弱；动眼神经功能受损时集合反射消失。

9. 视力　视力检查包括远视力和近视力。检查远视力用远距离视力表，在距视力表 5m 处能看清"1.0"行视标者为正常视力。若视力达不到正常，需通过凹透镜可矫正者为近视，通过凸透镜可矫正者为远视。检查近视力用近视力表，在距近视力表 33cm 处能看清"1.0"行视标者为正常近视力。随年龄增长，晶状体弹性逐渐降低，造成近视力减低者称老视。

10. 眼底检查　需在暗室或光线暗处用眼底镜进行观察。检查时注意观察视网膜、视神经盘、视神经乳头、黄斑、视网膜血管。视神经乳头水肿见于颅内压增高。视网膜上有点、片状出血，或有软性或硬性渗出物见于原发性高血压、糖尿病、慢性肾炎及白血病等。

（二）耳

1. 外耳和乳突　注意外耳有无畸形及分泌物，乳突有无压痛。外耳道有黄色液体流出并有痒痛者为外耳道炎；外耳道内有局限性红、肿、疼痛，并有耳郭牵拉痛为疖肿；外耳道如有脓性分泌物为中耳炎；有血液或脑脊液流出，提示颅底骨折。化脓性中耳炎引流不畅时，可蔓延至乳突引起乳突炎，此时乳突有明显压痛，严重时可继发耳源性脑膜炎。痛风患者可在耳郭上触及痛性小而硬的白色结节，为尿酸钠沉积所致，称痛风结节。

2. 听力　听力检查方法有粗略法和精确法两种。①粗略法：在静室内被检者坐于椅上，用手指堵塞非受检耳，检查者立于背后手持嘀哒表或用捻指声从 1m 以外逐渐移向耳部，直至听到为止。约在 1m 处听到嘀哒声或捻指声为听力正常。②精确法：使用规定频率的音叉或电测听器设备进行的测试，对明确诊断有重要的价值。听力减退见于外耳道耵聍或异物、局部或全身动脉硬化、听神经损害等。

（三）鼻

检查时注意鼻部皮肤颜色、外形，鼻道是否通畅，有无鼻翼扇动，有无脓、血性分泌物，鼻窦有无压痛。

1. 鼻外形　鼻尖和鼻翼皮肤发红，伴毛细血管扩张和组织肥厚称酒渣鼻。鼻梁部皮肤出现红色水肿斑块，并向两侧面颊部扩展，呈蝶状，见于系统性红斑狼疮。鼻腔部分或完全阻塞，外鼻变形，鼻梁宽而平，称蛙状鼻，见于鼻息肉。鼻梁塌陷称马鞍鼻，见于鼻骨骨折或先天性梅毒。

2. 通畅性　压住一侧鼻孔，让被检者闭口用另一鼻孔呼吸，正常人空气流通无阻。呼吸不畅见于鼻中隔重度偏曲、鼻息肉、鼻炎及鼻黏膜肿胀。

3. 鼻翼扇动　吸气时鼻孔开大，呼气时回缩，称鼻翼扇动。见于高度呼吸困难者，如支气管哮喘或心源性哮喘发作及小儿肺炎等。

4. 鼻腔分泌物　鼻黏膜受刺激时可致分泌物增多。分泌物清稀、无色为卡他性炎症，黏稠、发黄的脓性分泌物为鼻或鼻窦化脓性炎症。

5. 鼻出血　多为单侧，常见于外伤、鼻腔感染、局部血管损伤、鼻腔肿瘤等。双侧出血多见于全身性疾病，如高血压、出血性疾病以及某些发热性传染病如流行性出血热、伤寒等。

6. 鼻窦　鼻窦包括上颌窦、额窦、筛窦、蝶窦共 4 对（图 4-12）。各对鼻窦口均与鼻腔相通，引流不畅时易发生鼻窦炎。检查上颌窦时，双手拇指置于鼻侧左、右颧部向后按压，其余 4 指固定在两侧耳后。检查额窦时，检查者双手拇指置于左、右眶上缘内侧，用力向后、向上按压，其余 4 指固定在头颅颞侧作为支点。检查筛窦时，双侧拇指分置于鼻根部与眼内眦之间向后按压，其余 4 指固定在两侧耳后。也可用中指指腹在额窦或上颌窦区叩击，如被检者有压痛或叩击痛，提示为鼻窦炎。因蝶窦的解剖位置较深，不能在体表进行检查。

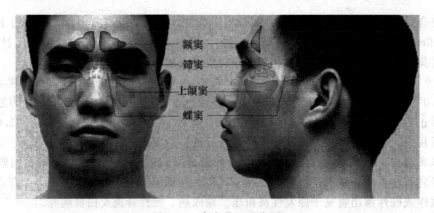

图 4-12　鼻窦位置示意图
(引自：万学红，卢雪峰. 2013. 诊断学 [M]. 8版. 北京：人民卫生出版社.)

（四）口

口的检查包括口唇、口腔内器官及组织、口腔气味等。检查时从外向内顺序如下：口唇、口腔黏膜、牙齿和牙龈、舌、口咽、口腔气味、腮腺等。

1. **口唇**　视诊时注意口唇颜色，有无疱疹、肿块、口角糜烂或歪斜。口唇苍白见于贫血、虚脱、主动脉瓣关闭不全；口唇发绀见于心肺功能不全；口唇呈樱桃红色见于一氧化碳中毒。急性发热性疾病者常有口唇疱疹（为发生在口唇黏膜与皮肤交界处的成簇小水疱，伴痒痛感，1周左右结痂，为单纯疱疹病毒感染所致）。口唇肥厚见于黏液性水肿、肢端肥大症等。口角糜烂见于核黄素缺乏。口角歪斜见于面神经麻痹或脑血管意外。

2. **口腔黏膜**　检查时检查者用压舌板撑开被检者的口腔，用手电筒照明，观察口腔黏膜。注意口腔黏膜的颜色，有无出血点、溃疡及真菌感染。正常口腔黏膜平滑、湿润、呈粉红色。黏膜苍白见于贫血；黏膜有蓝黑色斑片状色素沉着见于肾上腺皮质功能减退；黏膜瘀点、瘀斑、血疱见于损伤、感染、维生素C缺乏及血小板减少症。若在相当于第二磨牙的颊黏膜处出现帽头针大小的白色斑点，为麻疹黏膜斑，是麻疹的早期征象。黏膜溃疡见于口炎。黏膜上有白色或白色乳凝块样物，见于白色念珠菌感染。

3. **牙齿及牙龈**　视诊时注意牙齿的颜色、形状、数目、序列，有无龋病、缺齿、残根或义齿。有牙齿疾患时应按下列格式标好部位：

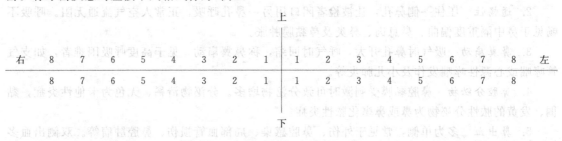

上

右	8	7	6	5	4	3	2	1		1	2	3	4	5	6	7	8	左
	8	7	6	5	4	3	2	1		1	2	3	4	5	6	7	8	

下

1. 中切牙；2. 侧切牙；3. 尖牙；4. 第一前磨牙；5. 第二前磨牙；6. 第一磨牙；7. 第二磨牙；8. 第三磨牙

正常牙齿呈瓷白色。黄褐色牙齿常见于饮水中含氟量过高。若中切牙切缘凹陷呈月牙状且齿缝增宽，称哈钦森齿（Hutchinson teeth），是先天性梅毒的重要体征之一。单纯齿缝增宽见于肢端肥大症。

正常牙龈呈粉红色。牙龈的游离缘出现蓝黑色铅线为慢性铅中毒的表现，牙龈红肿、龈乳头变钝、刷牙时易出血见于慢性牙龈炎。

4. **舌**　让被检者将舌伸出，舌尖翘起，左右侧移，以观察舌质、舌苔及舌的运动情况。正常人舌质淡红，表面湿润，覆有薄白苔，伸舌居中，活动自如无颤动。舌面干燥，舌体缩小，见于严重脱水、使用阿托品或放射线治疗等。舌乳头萎缩，舌面呈光滑的粉红色或红色，见于贫血或营养不良。舌呈紫色见于心肺功能不全。舌呈鲜红色，舌乳头肿胀、凸起，见于猩红热或长期发热性疾病。伸舌时有细震颤，见于甲状腺功能亢进。伸舌偏斜见于舌下神经麻痹。

5. 咽部及扁桃体　被检者坐于椅上，头稍后仰，张口发"啊"音。检查者用压舌板置于舌前 2/3 与后 1/3 的交界处迅速下压，此时软腭上抬，在照明的配合下即可看到软腭、腭垂、舌腭弓、咽腭弓、扁桃体、咽后壁等。注意其颜色、对称性，有无充血、肿胀、分泌物及扁桃体的大小。急性咽炎时，咽部充血、红肿、分泌物增多。慢性咽炎时，咽黏膜表面粗糙，可见呈簇状增生的淋巴滤泡。急性扁桃体炎时，扁桃体肿大、充血，表面有黄白色的分泌物，易于拭去，此可与咽白喉鉴别。扁桃体肿大分 3 度（图 4-13）：扁桃体未超出咽腭弓为 Ⅰ 度肿大，超出咽腭弓为 Ⅱ 度肿大，达到或超出咽后壁正中线为 Ⅲ 度肿大。

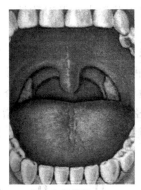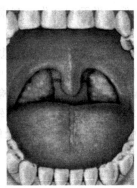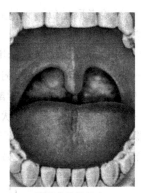

Ⅰ度扁桃体肿大　　　　Ⅱ度扁桃体肿大　　　　Ⅲ度扁桃体肿大

图 4-13　扁桃体肿大分度

（引自：万学红，卢雪峰. 2013. 诊断学［M］. 8 版. 北京：人民卫生出版社.）

6. 口腔气味　健康人口腔无异味，局部或全身疾病时口腔可出现特殊气味。牙龈炎、牙周炎、龋齿、消化不良可致口臭。其他疾病所致口腔特殊气味：尿毒症者有尿味；糖尿病酮症酸中毒者有烂苹果味；肝坏死者有肝臭味；有机磷农药中毒者有大蒜味。

7. 腮腺　正常时腮腺腺体薄软，不能触及其轮廓。急性腮腺炎时，腮腺肿大，视诊可见以耳垂为中心的隆起，有压痛，腮腺导管口可红肿。腮腺混合瘤时，腮腺质韧呈结节状，边界清楚，可移动。腮腺恶性肿瘤时质硬，固定，可伴有面瘫。

三、颈部

颈部检查方法主要是视诊和触诊，有时需要听诊。诊室环境应安静，光线充足。被检者宜取坐位，也可取半坐位或卧位。检查时应松解颈部衣扣，充分暴露颈部和肩部。

（一）颈部外形与活动

正常人坐位或立位时颈部两侧对称，活动自如。颈部向一侧偏斜称为斜颈，见于外伤、瘢痕收缩、先天性颈肌牵缩或斜颈。颈向前倾，甚至头不能抬起，见于严重消耗性疾病晚期、重症肌无力等。颈部活动受限伴有疼痛，见于软组织炎症、颈椎病变、颈肌扭伤等。颈项强直为脑膜刺激征，见于脑膜炎、蛛网膜下腔出血等。

（二）颈部血管

重点观察有无颈静脉怒张、颈动脉搏动和颈静脉搏动。

1. 颈静脉怒张　正常人立位或坐位时颈外静脉不显露，平卧位时可稍见充盈，但充盈的水平限于锁骨上缘至下颌角连线的下 2/3 以内。若取 30°～45°半卧位，颈静脉充盈超过正常水平，或坐位、立位时见颈静脉充盈，称为颈静脉怒张。颈静脉怒张提示静脉压增高，见于右心衰竭、心包积液、缩窄性心包炎、上腔静脉阻塞综合征。

2. **颈动脉搏动** 正常人颈动脉搏动仅在剧烈活动后可见到。如在静息状态下出现明显的颈动脉搏动，提示脉压增宽。常见于高血压、主动脉瓣关闭不全、甲状腺功能亢进及严重贫血。

3. **颈静脉搏动** 正常情况下不会出现颈静脉搏动，仅在三尖瓣关闭不全伴颈静脉怒张时，才可见到颈静脉搏动。

（三）甲状腺

甲状腺位于甲状软骨下方和两侧，正常时表面光滑、柔软、不易触及，在做吞咽动作时可随吞咽上下移动（以此可与颈前的其他肿块相鉴别）。检查过程中凡能看到或能触及甲状腺均示甲状腺肿大。甲状腺检查按视、触、听诊的顺序进行。

1. **视诊** 被检者取坐位，头稍后仰，做吞咽动作，观察甲状腺大小及对称性。女性在青春发育期可略增大，属正常现象。

2. **触诊** 若检查者从前面触诊甲状腺，一手拇指置于患者甲状软骨处并施压，将气管轻推向对侧，另一手示、中指放在对侧胸锁乳突肌后缘向前推挤甲状腺侧叶，拇指在胸锁乳突肌前缘触摸甲状腺（图 4-14），同时嘱患者配合吞咽动作。用同法检查对侧甲状腺。若检查者从后面触诊甲状腺，一手示指及中指置于甲状软骨处并施压，将气管轻推向对侧，另一手拇指置于对侧胸锁乳突肌后缘向前推挤甲状腺，示、中指在胸锁乳突肌前缘触摸甲状腺（图 4-15），同时嘱患者配合吞咽动作。用同样的方法检查另一侧甲状腺。

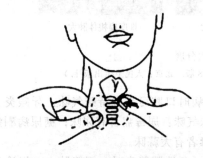 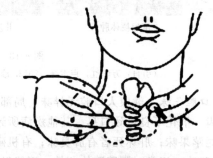

图 4-14 甲状腺触诊（从前面）　　　　　图 4-15 甲状腺触诊（从后面）

（引自：陈文彬，潘祥林. 2008. 诊断学 [M]. 7版. 北京：人民卫生出版社.）

甲状腺肿大可分为 3 度：不能看到但能触及者为 I 度；能看到又能触及，但肿大的甲状腺在胸锁乳突肌以内者为 II 度；超过胸锁乳突肌外缘者为 III 度。

3. **听诊** 触及甲状腺肿大时应以钟型听诊器置于肿大的甲状腺上进行听诊。甲状腺功能亢进时，可闻及连续性血管杂音。甲状腺肿大常见于单纯性甲状腺肿、甲状腺功能亢进或甲状腺肿瘤等。

（四）气管

正常气管位于颈前正中部。被检者取坐位或仰卧位，检查者将右手示指与环指分置于两侧胸锁关节上，中指置于气管之上，观察中指与示指及中指与环指之间的距离。正常人两侧距离相等，提示气管居中。两侧距离不等表示气管移位。一侧胸腔积液、积气或纵隔肿瘤时，气管向健侧移位；肺不张、肺纤维化、胸膜增厚粘连时，气管向患侧移位。

（尹志勤）

第五节 胸部检查

【**案例**】 患者，男，33岁。3天前淋雨后出现发热、咳嗽，有痰，痰容易咳出，咳出的痰为少量白色的黏液痰，1天前又感觉右侧胸部有疼痛，担心病情进一步恶化，到医院来就诊。

该患者的责任护士在收集完上述资料后，针对该患者，胸部检查应重点检查哪些项目？可能会出现哪些阳性体征？如何正确记录检查的结果？

胸部指颈部以下和腹部以上的区域。胸部检查时要求环境安静、温暖、光线充足。根据病情需要或检查需要，被检者取坐位或卧位，并充分暴露被检查的部位。检查时，按视、触、叩、听顺序进行，先检查前胸及侧胸，再检查后背，注意左右对称部位的对比。

一、胸部的体表标志

为了便于描述和标记胸廓内部脏器的轮廓和位置以及异常体征的部位和范围，检查者应熟知胸廓上的自然标志和人工画线。

（一）骨骼标志

1. **肋间隙**（intercostal space） 两肋骨之间的空隙称为肋间隙。第1、2肋骨之间的间隙为第1肋间隙，以此类推。前胸壁的水平位置常用肋骨或者肋间隙表示（图4-16）。

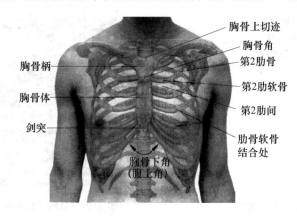

图 4-16 前胸壁骨骼标志

（引自：陈文彬，潘祥林. 2008. 诊断学［M］. 7版. 北京：人民卫生出版社.）

2. **胸骨** 位于胸壁前正中，由上而下分为胸骨柄、胸骨体、剑突（图4-16）。

3. **胸骨角** 由胸骨柄与胸骨体连接处向外突起形成，其两端与第2肋软骨相连，是计数肋间隙和肋骨的重要标志（图4-16）。

4. **剑突** 为胸骨体下端的三角形部分（图4-16）。

5. **胸骨下角** 左右肋弓在胸骨下端汇合所形成的夹角，也称腹上角。正常人为70°～110°，体型瘦长者稍小，矮胖者稍大。其后方为肝左叶、胃、胰腺（图4-16）。

6. **肩胛骨**（scapula） 位于后胸壁第2～8肋骨之间，为三角形扁骨，其最下端称肩胛下角。当被检者取直立位两上肢自然下垂时，肩胛下角相当于第7或第8肋骨水平，或相当于第8胸椎水平，为后胸部计数肋骨的标志（图4-17）。

（二）自然陷窝和人工分区

1. **胸骨上窝** 胸骨柄上方的凹陷部，正常气管位于其后（图4-18）。

2. 锁骨上窝　锁骨上方的凹陷部，相当于两肺尖的上部（图4-18）。

3. 锁骨下窝　锁骨下方的凹陷部，下界为第3肋骨下缘，为两肺尖的下部（图4-18）。

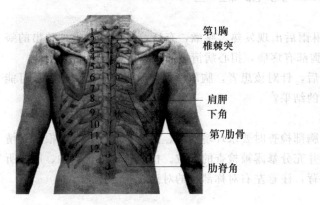

图4-17　后胸壁骨骼标志

（引自：陈文彬，潘祥林. 2008. 诊断学［M］.

7版. 北京：人民卫生出版社.）

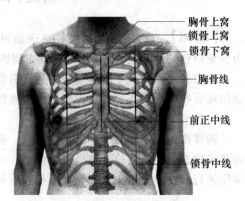

图4-18　前胸壁自然陷窝和人工画线

（引自：陈文彬，潘祥林. 2008. 诊断学［M］.

7版. 北京：人民卫生出版社.）

4. 腋窝　上肢内侧与胸壁相连的凹陷部（图4-19）。

5. 肩胛上区　肩胛冈以上的区域，斜方肌的上缘为其外上界（图4-20）。

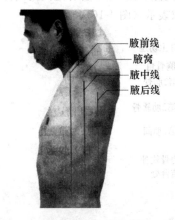

图4-19　侧胸壁自然陷窝和人工画线

（引自：陈文彬，潘祥林. 2008. 诊断学

［M］. 7版. 北京：人民卫生出版社.）

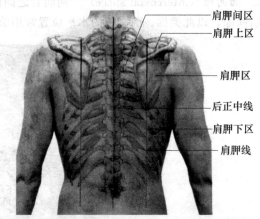

图4-20　后胸壁的分区和人工画线

（引自：陈文彬，潘祥林. 2008.

诊断学［M］. 7版. 北京：人民卫生出版社.）

6. 肩胛下区　两肩胛下角的连线与第12胸椎水平线之间的区域，以后正中线为界，分为左、右两部（图4-20）。

7. 肩胛间区　为两肩胛骨内缘之间的区域，后正中线将其分为左、右两部（图4-20）。

（三）人工画线

1. 前正中线　通过胸骨正中的垂线（图4-18）。

2. 锁骨中线　通过锁骨胸骨端和肩峰端中点的垂线（图4-18）。

3. 腋前线　通过腋窝前皱襞向下的垂线（图4-19）。

4. 腋后线　通过腋窝后皱襞向下的垂线（图4-19）。

5. 腋中线　位于腋前线和腋后线中间自腋窝顶端向下的垂线（图4-19）。

6. 肩胛线　双臂自然下垂时通过肩胛下角的垂线（图4-20）。

7. 后正中线　通过脊柱棘突，沿脊柱正中的垂线（图4-20）。

二、胸壁、胸廓和乳房

(一) 胸壁

胸壁评估主要通过视诊和触诊进行。评估时除应注意被检者的营养状态、皮肤、淋巴结和骨骼肌发育情况外,还应注意:

1. **静脉** 正常胸壁无明显静脉可见。若上腔静脉或下腔静脉阻塞,由于血流受阻可见胸壁静脉充盈或曲张。上腔静脉阻塞时,血流方向自上而下;下腔静脉阻塞时,血流方向自下而上。

2. **皮下气肿** (subcutaneous emphysema) 胸部皮下组织有气体积存时称为皮下气肿,多由肺、气管、胸膜破裂后气体逸至皮下所致。视诊可见胸壁外观肿胀,用手按之会出现握雪感和捻发音。

3. **胸壁压痛** 正常情况下胸壁无压痛。肋骨骨折、肋软骨炎、肋间神经炎、胸壁软组织炎等病变的局部常有压痛;白血病患者骨髓异常增生,胸骨下端常有明显压痛和叩击痛。

4. **肋间隙** 注意肋间隙有无凹陷或膨隆。肋间隙凹陷多见于呼吸道阻塞患者吸气时;肋间隙膨隆多见于大量的胸腔积液、张力性气胸或严重肺气肿患者用力呼气时。

(二) 胸廓 (thorax)

正常胸廓两侧大致对称,呈椭圆形。成人的胸廓前后径与左右径的比例约为1:1.5。常见的胸廓外形异常可表现为以下几种(图4-21):

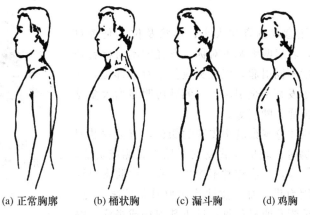

(a) 正常胸廓　　(b) 桶状胸　　(c) 漏斗胸　　(d) 鸡胸

图 4-21 正常胸廓及常见胸廓外形的改变

(引自:陈文彬,潘祥林. 2008. 诊断学 [M]. 7版. 北京:人民卫生出版社.)

1. **扁平胸** (flat chest) 胸廓前后径小于左右径一半,呈扁平状。常见于体型瘦长者,也可见于慢性消耗性疾病,如肿瘤晚期、肺结核等。

2. **桶状胸** (barrel chest) 胸廓前后径约等于左右径,呈圆柱状,常伴有肋骨斜度减小,肋间隙饱满,腹上角增大。见于老年人、小儿和矮胖体型者,也可见于严重肺气肿患者。

3. **佝偻病胸** (rachitic chest) 为佝偻病所致的胸廓外形改变,多见于儿童。有如下畸形表现:①鸡胸(pigeon chest):胸廓前后径稍长于左右径,胸廓上下距离较短,胸骨下端前突,胸廓前侧壁肋骨凹陷;②漏斗胸(funnel chest):胸骨剑突处向内凹陷使胸廓呈漏斗状;③佝偻病串珠(rachitic rosary):胸骨两侧各肋骨和肋软骨交界处隆起呈串珠状;④肋膈沟(Harrison's groove):下胸部前面的肋骨常外翻,膈肌附着部位的胸壁内陷形成沟状带。

4. **胸廓局部隆起** 常见于主动脉瘤、心脏明显增大、心包大量积液、胸壁炎症及肿瘤等。

5. **胸廓一侧变形** 大量胸腔积液、积气或一侧严重代偿性肺气肿常致胸廓一侧膨隆。肺纤维化、肺不张、广泛胸膜增厚或粘连常致胸廓一侧平坦或凹陷。

6. **脊柱畸形引起胸廓的改变** 常见于外伤、脊柱结核等。脊柱前凸、后凸或侧凸畸形可致胸廓两侧不对称，肋间隙增宽或变窄，胸腔内脏器与胸部体表标志的关系发生改变（图 4-22）。严重畸形可致呼吸、循环功能障碍。

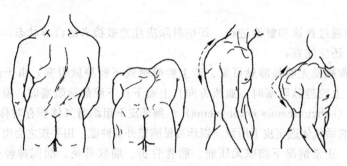

图 4-22　脊柱畸形所致胸廓的改变
（引自：尹志勤. 2006. 健康评估 [M]. 北京：清华大学出版社.）

（三）乳房

乳房检查时应有良好的照明，被检者取坐位或卧位并充分暴露胸部，一般先视诊，后触诊。为了方便叙述，可将乳房分为 4 个象限或视为一个钟面（图 4-23）。

1. 视诊

（1）对称性：应注意双侧乳房大小、形状及位置是否对称。正常女性坐位时，乳房两侧基本对称。有轻度不对称者是由于两侧乳房发育程度不同引起，但乳头应位于对称部位。一侧乳房明显缩小多由于发育不全引起。一侧乳房明显增大多见于先天畸形、囊肿、炎症、肿瘤等。

（2）表面情况：应注意观察乳房皮肤的颜色，有无皮肤回缩或凹陷、水肿、溃疡等。乳房皮肤发红可见于乳癌或炎症，炎症常伴局部肿、热、痛，而癌症常不伴热、痛且皮肤常呈深红色。乳房肿瘤时，因血供增加，皮肤浅表血管常清晰可见。乳房水肿可使毛囊和毛囊孔明显可见，见于乳腺癌或炎症。癌

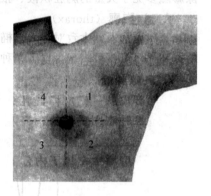

图 4-23　乳房的分区
（引自：陈文彬，潘祥林. 2008.
诊断学 [M]. 7 版. 北京：
人民卫生出版社.）

性水肿为癌细胞堵塞皮肤淋巴管引起的淋巴水肿，因毛囊及毛囊孔明显下陷，故局部皮肤外观呈"橘皮"或"猪皮"样改变。皮肤回缩（skin retraction）是由于外伤或炎症使局部脂肪坏死，成纤维细胞增生，造成受累区域乳房表层和深层之间悬韧带纤维缩短所致。如无明确的乳房炎症或外伤史，需注意恶性肿瘤的可能，轻度的皮肤回缩，常为早期乳癌的征象。为了能早期发现乳房皮肤回缩，评估时嘱被检者做双臂上举过头、两手叉腰或相互推压双手掌面等上肢动作，以使前胸肌收缩、乳房悬韧带拉紧，有助于早期发现乳房皮肤回缩的征象。

（3）乳头（nipple）：应注意观察乳头的大小、位置、对称性，有无回缩及其分泌物情况。若自幼乳头回缩则为发育异常，若近期发生则提示癌变的可能。乳头出现分泌物见于怀孕或哺乳时，也可由乳头受到机械刺激、药物影响，以及乳房的良、恶性病变等引起。

2. 触诊　被检者可取坐位或卧位。坐位时，先两臂下垂，然后上举过头或双手叉腰再行检查。仰卧位时，检查者应置一小垫枕于被检者肩下以便充分暴露乳房进行仔细检查。触诊时，先触健侧再触患侧，一般按外上象限、外下象限、内下象限、内上象限的顺序由浅入深触诊，最后检查乳头。

（1）质地：正常乳房触诊时有弹性颗粒感和柔韧感。随着年龄和女性生理周期的改变，乳房的质地会有所变化。年轻人皮下脂肪丰满，乳房柔软，质地均匀一致；老年人皮下脂肪减少，多

呈纤维和结节感；月经期小叶充血，乳房呈紧张感；妊娠期增大饱满呈柔韧感；哺乳期呈结节感。乳房硬度增加、弹性消失常提示皮下组织炎症或有新生物浸润。

（2）压痛：乳房局部压痛提示其下有炎症存在。月经期乳房敏感亦可能出现压痛，而乳房恶性病变则很少出现压痛。

（3）包块：触及包块时应注意其部位、大小、外形、质地、活动度、有无压痛及其程度、边界是否规则、与周围组织有无粘连等。

乳房触诊后，还应仔细触诊腋窝、锁骨上窝及颈部淋巴结有无肿大或其他异常，这些部位常为乳房炎症或恶性肿瘤扩散和转移的所在。

三、肺和胸膜

评估时室内环境应舒适、温暖，有良好的照明。被检者一般取坐位或卧位并充分暴露胸部。肺和胸膜的检查按视、触、叩、听的顺序进行。

（一）视诊

观察呼吸运动时，视线应与胸壁表面在同一平面。

1. **正常呼吸运动**　正常人静息状态下两侧呼吸基本对称，节律均匀而整齐。成人每分钟为12～20次，呼吸与脉搏之比约为1：4。一些生理状态下如运动后，呼吸可增快。男性、儿童呼吸时，膈的运动起重要作用，胸廓下部及上腹部的动作较明显，称腹式呼吸；女性呼吸时，肋间肌的运动较重要，称胸式呼吸。

2. **呼吸运动的变化**

（1）呼吸运动类型的变化：胸式呼吸增强、腹式呼吸减弱可见于大量腹水、妊娠晚期、腹腔巨大肿瘤以及肝、脾极度肿大等；胸式呼吸减弱、腹式呼吸增强可见于肺炎、重症肺结核、肋间神经痛、肋骨骨折等。

（2）呼吸频率的变化：呼吸过速（tachypnea）指呼吸频率超过20次/分，见于发热、甲状腺功能亢进、疼痛、贫血、心力衰竭等。呼吸过缓（bradypnea）指呼吸频率低于12次/分，见于颅内压增高、吗啡等药物引发的呼吸抑制等。

（3）呼吸深度的变化：呼吸浅快，见于呼吸肌麻痹、严重鼓肠、腹水、肺炎、胸膜炎、胸腔积液和气胸等。表浅而缓慢的呼吸，见于休克、昏迷、脑膜炎等。呼吸深快，见于剧烈运动、过度紧张、情绪激动等。深长的呼吸，见于严重代谢性酸中毒，如糖尿病酮症酸中毒、尿毒症酸中毒等，称为库斯莫尔（Kussmaul）呼吸。

（4）呼吸节律的变化（图4-24）：①潮式呼吸（Cheyne-Stokes呼吸）：表现为由浅慢呼吸变为深快呼吸再变为浅慢呼吸，随之出现一段呼吸暂停，如此周而复始，见于脑炎、脑膜炎、巴比妥中毒等。②间停呼吸（Biots呼吸）：表现为几次规律的呼吸后，突然呼吸停止一段时间，然后又开始规律呼吸，如此周而复始。潮式呼吸与间停呼吸都是呼吸中枢兴奋性降低，使调节呼吸的反馈系统失常所致。间停呼吸较潮式呼吸严重。③叹息样呼吸：表现在一段正常呼吸节律中插入一次深大呼吸，并伴有叹息声。见于神经衰弱、精神紧张或抑郁症等。

（二）触诊

1. **胸廓扩张度（chest expansion）**　即呼吸时的胸廓运动度，一般在胸廓前下部呼吸动度最大的部位检查。测量前胸胸廓扩张度时，检查者左、右拇指指向剑突，手掌和其余手指置于前侧胸壁（图4-25）。当测量后胸廓扩张度时，检查者左、右拇指与后正中线平行，手掌和其余手指平置于背部第10肋骨水平，并将两侧皮肤向中线轻推，让被检者做深呼吸运动，观察比较两手动度是否一致。一侧胸膜腔积气、大量积液、胸膜增厚、肺不张、肺纤维化等常可导致患侧胸廓扩张受限。

2. **语音震颤（vocal fremitus）**　被检者发出声音时，所产生的声波沿气管、支气管、肺泡

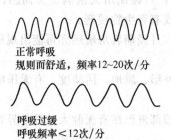

正常呼吸
规则而舒适，频率12~20次/分

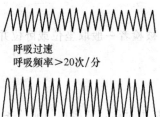

呼吸过缓
呼吸频率＜12次/分

呼吸过速
呼吸频率＞20次/分

过度通气
深呼吸，频率＞20次/分

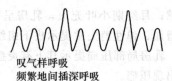

叹气样呼吸
频繁地间插深呼吸

潮式呼吸
不同呼吸深度的周期性变化
并间插呼吸停顿

库斯莫尔呼吸
快而深且用力呼吸

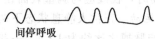

间停呼吸
间插不规则的周期性呼吸暂停
打乱了呼吸的连续性

图 4-24　常见的呼吸类型及其特点

（引自：陈文彬，潘祥林. 2008. 诊断学 [M]. 7 版. 北京：人民卫生出版社.）

传到胸壁引起的共鸣振动，检查者可在胸壁用手触及，称语音震颤，又称触觉语颤（tactile fremitus）。根据其振动的增强或减弱，可判断胸内病变的性质。

　　评估方法：检查者将双手掌的尺侧缘或掌面轻放于被检者两侧胸壁的对称部位，嘱其重复发同样强度"yi"长音，自上而下，从内到外，先前胸后背部，交叉比较两侧对称部位语颤异同，有无增强或减弱（图 4-26）。

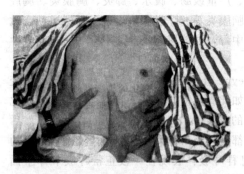

图 4-25　前胸壁检查胸廓扩张度的方法

（引自：陈文彬，潘祥林. 2008. 诊断学 [M].
7 版. 北京：人民卫生出版社.）

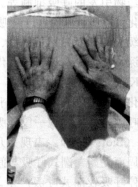 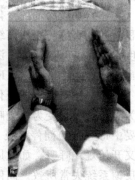

图 4-26　语音震颤检查手法

（引自：陈文彬，潘祥林. 2008. 诊断学 [M].
7 版. 北京：人民卫生出版社.）

　　语音震颤强弱会受声音强度、胸壁的厚度、支气管与胸壁的距离等因素的影响，还与被检者的年龄、性别、体型及检查部位有关。一般男性较女性强，成人较儿童强，瘦者较胖者强。胸廓的不同部位，语颤的强弱也不同。前胸右上部较左上部略强，前胸上部较下部略强，后胸下部较上部强，肩胛间区的语颤较强。

　　语音震颤增强，主要见于：①肺组织实变；②肺内有巨大空腔且空腔位置接近胸壁，如空洞型肺结核、肺脓肿等。

语音震颤减弱，主要见于：①肺内含气过多，如肺气肿；②支气管阻塞，如阻塞性肺不张；③大量的胸腔积液或气胸；④胸膜广泛增厚；⑤胸壁皮下气肿。

3. **胸膜摩擦感**（pleural friction fremitus） 当胸膜有炎症时，由于炎症渗出物使胸膜变得粗糙，随呼吸运动脏层胸膜和壁层胸膜相互摩擦，触诊时有如皮革相互摩擦的感觉，称为胸膜摩擦感。多见于胸膜炎早期和晚期，通常于呼、吸两相均可触及，屏住呼吸时消失。一般在前胸下侧壁容易被触及，因该处为呼吸时胸廓动度最大的部位。

（三）叩诊

1. **叩诊方法** 胸部叩诊有直接叩诊法和间接叩诊法，以间接叩诊法最为常用。

（1）直接叩诊法（direct percussion）：检查者手指并拢用指腹对胸壁进行直接拍击，主要用于检查胸部大面积病变。

（2）间接叩诊法（indirect percussion）：叩诊前胸时板指平置于肋间隙并与肋骨平行；叩诊肩胛间区时，板指与脊柱平行。检查前胸壁时，胸部稍向前挺，自锁骨上窝开始，然后从第1肋间隙向下逐一肋间隙叩诊。叩诊侧胸壁时，嘱患者双臂抱头，自腋窝开始叩至肋缘。叩诊背部时，上身前倾，头稍低，双手交叉抱肘，尽可能使肩胛骨移向外侧，自肺尖开始，叩出肺尖峡部宽度后，沿肩胛线向下逐一肋间隙叩诊，直至肺底膈活动范围被确定为止（图4-27）。

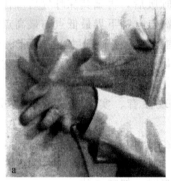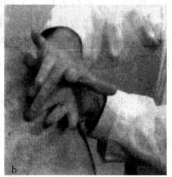

图 4-27 胸部叩诊的手法

（引自：陈文彬，潘祥林. 2008. 诊断学 [M]. 7版. 北京：人民卫生出版社.）

2. **正常叩诊音** 正常肺部叩诊呈清音，其音调高低和音响强弱受肺内含气量多少、胸壁的厚薄及邻近器官的影响。前胸上部较下部叩诊音稍浊，右肺上部较左肺上部叩诊音稍浊，背部叩诊音较前胸部稍浊，右腋下部受肝脏影响叩诊呈浊音，左侧腋前线下方受胃影响叩诊音呈鼓音（图4-28）。

（1）肺上界：即肺尖的上界（图4-29）。叩诊方法：自斜方肌前缘中央部开始向外叩诊，当叩诊音由清音变浊时为肺上界的外侧终点，再自斜方肌的中央部向内叩诊，当叩诊音由清音变浊时为肺上界的内侧终点。该清音带的宽度即肺尖的宽度，正常为4～6cm，右侧较左侧稍窄。肺上界变窄通常见于肺结核肺尖浸润；肺上界变宽，叩诊稍呈过清音，见于肺气肿。

（2）肺前界：右肺前界相当于右胸骨线的位置，左肺前界相当于左胸骨旁线第4～6肋间隙的位置。心脏扩大时，两肺前界间的浊音区扩大，肺气肿时则相反。

（3）肺下界：两肺下界在平静呼吸时约位于锁骨中线第6肋间隙，腋中线第8肋间隙，肩胛线第10肋间隙。正常情况下，肺下界的位置可受体型、发育情况等影响，瘦长体型者肺下界可下移1个肋间隙，矮胖者肺下界可上移1个肋间隙。病理情况下，肺下界下移见于肺气肿、腹腔

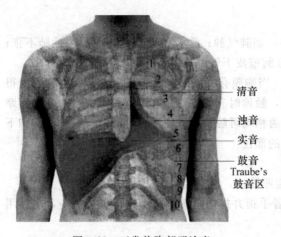

图 4-28　正常前胸部叩诊音
（引自：陈文彬，潘祥林. 2008.
诊断学［M］. 7 版. 北京：人民卫生出版社.）

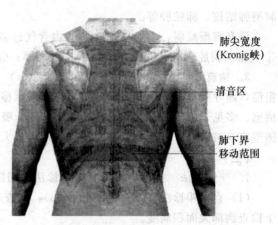

图 4-29　正常肺尖宽度与肺下界移动范围
（引自：陈文彬，潘祥林. 2008.
诊断学［M］. 7 版. 北京：人民卫生出版社.）

内脏器下垂等；肺下界上移见于鼓肠、腹水、腹腔内巨大肿瘤、气腹以及肝、脾肿大等。

（4）肺下界的移动范围：相当于呼吸时膈肌的移动范围。叩诊方法：平静呼吸时，沿肩胛线叩出肺下界的位置并做标记，再嘱被检者深吸气后屏住呼吸，沿肩胛线向下叩出此时的肺下界，做标记，此为肺下界最低点。在被检者恢复平静呼吸后，再嘱其深呼气后屏住呼吸，沿肩胛线向上叩出此时的肺下界，做标记，此为肺下界的最高点。肺下界最低点与最高点之间的距离即为肺下界移动范围，正常为 6～8cm。肺下界移动范围变小见于肺气肿、肺不张、肺纤维化、肺组织炎症和水肿等。肺下界移动范围无法叩出见于大量胸腔积液、积气，广泛的胸膜增厚、粘连，膈神经麻痹。

3. 异常胸部叩诊音　正常肺脏的清音区出现浊音、实音、过清音或鼓音为异常胸部叩诊音。

（1）浊音或实音：见于肺内含气量大面积减少或肺内不含气的占位病变，如肺炎、肺结核、肺梗死、肺肿瘤、胸腔积液、胸膜增厚等。

（2）过清音：见于肺泡张力减弱而含气量增多时，如肺气肿。

（3）鼓音：见于腔径大于 3～4cm 肺内空腔性病变，且病变靠近胸壁时。如空洞型肺结核、肺脓肿或肺囊肿等。气胸时叩诊亦可为鼓音。

（四）听诊

听诊是肺部最基本、最重要的检查方法。听诊时，被检者取坐位或卧位，微张口均匀呼吸，必要时做深呼吸或咳嗽数声后立即听诊，以听取呼吸音及附加音的改变。听诊一般由肺尖开始，自上而下，由前胸到侧胸再到背部，注意上下、左右对称部位的对比。

1. 正常呼吸音（normal breath sound）　正常呼吸音有以下几种（图 4-30）：

（1）支气管呼吸音（bronchial breath sound）：吸入的空气在声门、气管、主支气管形成的湍流所发出的声音，颇似抬舌后经口腔呼气所发出的"hɑ"音。该呼吸音强而高调，吸气相较呼气相短。正常人于喉部、胸骨上窝、背部的第 6、7 颈椎及第 1、2 胸椎附近可闻及。

（2）支气管肺泡呼吸音（bronchovesicular breath sound）：混合性呼吸音，兼有支气管呼吸音和肺泡呼吸音的特点。吸气音的性质与正常的肺泡呼吸音相似，但音调较高且较响亮。呼气音的性质与支气管呼吸音相似，但音调较低且强度稍弱。吸气相与呼气相大致相等。正常人于胸骨两侧第 1、2 肋间隙，肩胛间区第 3、4 胸椎水平以及肺尖前后可闻及。

（3）肺泡呼吸音（vesicular breath sound）：空气进出细支气管和肺泡产生的声音，类似柔和

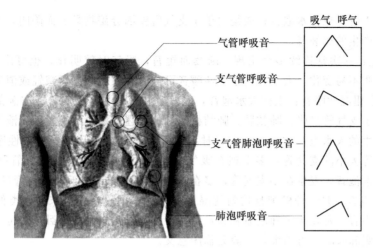

吸气 呼气
气管呼吸音
支气管呼吸音
支气管肺泡呼吸音
肺泡呼吸音

图 4-30 正常呼吸音及其分布特点

（引自：陈文彬，潘祥林. 2008. 诊断学［M］. 7 版. 北京：人民卫生出版社.）

的吹风样的"fu-fu"声。吸气相较呼气相长，音响也较强。在大部分肺野均可闻及。肺泡呼吸音的强弱与性别、年龄、呼吸深浅、肺组织的弹性及胸壁组织的厚薄有关，男性的肺泡呼吸音较女性的强，儿童的较老年人的强，乳房下部、肩胛下部较强，肺尖及肺下缘较弱，矮胖者较瘦长者弱。

2. 异常呼吸音

（1）异常肺泡呼吸音

1）肺泡呼吸音减弱或消失：由肺泡内空气流量减少、进入肺内的空气流速减慢、呼吸音传导障碍等引起。常见于：①胸廓活动受限：如胸痛、肋骨骨折、肋间神经痛等；②呼吸肌疾病：如重症肌无力、膈肌麻痹等；③支气管阻塞：如支气管狭窄、慢性支气管炎等；④压迫性肺膨胀不全：如胸腔积液、积气等；⑤腹部疾病：如大量的腹水、腹腔巨大肿瘤等。

2）肺泡呼吸音增强：与进入肺泡的气体流量增多或气体流速加快有关。常见原因：①机体需氧量增加：如运动、发热、代谢功能亢进等；②缺氧、血液中酸度增高等刺激呼吸中枢，使呼吸运动增强，如贫血、酸中毒等。

3）呼气音延长：多由于下呼吸道部分阻塞、痉挛或狭窄所致，如支气管哮喘、支气管炎等；也见于肺组织弹性减退，如慢性阻塞性肺气肿等。

4）呼吸音粗糙：多由于支气管黏膜轻度水肿或炎症浸润造成支气管壁不光滑或狭窄，致使气流进出不畅引起。常见于支气管或肺部炎症的早期。

（2）异常支气管呼吸音：在正常的肺泡呼吸音部位闻及支气管呼吸音，为异常的支气管呼吸音，也称管样呼吸音。常见于：①肺组织实变：使支气管呼吸音易于传至体表，如大叶性肺炎实变期；②肺内有大空腔：当大空腔与支气管相通，且空腔周围有实变组织时，音响在空腔内共鸣，通过实变组织传至体表，如空洞型肺结核和肺脓肿；③压迫性肺不张：胸腔积液时，肺组织被压迫而变得致密，利于支气管音的传导，在积液区的上方可闻及支气管呼吸音，但声音较弱且遥远。

（3）异常支气管肺泡呼吸音：在正常的肺泡呼吸音部位闻及支气管肺泡呼吸音，称异常支气管肺泡呼吸音，为肺实变范围较小且与含气组织混合存在，或实变的部位较深为含气肺组织覆盖所致。常见于支气管肺炎、大叶性肺炎早期、肺结核、胸腔积液上方肺膨胀不全的区域。

3. 啰音（rale） 呼吸音以外的附加音（adventitious sound），有干性啰音和湿性啰音两种。

（1）湿性啰音（moist rale）：湿性啰音是由于吸气时气流通过气道内稀薄分泌物使形成的水

泡破裂所产生的声音，也称水泡音；或是由于小支气管壁因分泌物黏着而陷闭，当吸气时，气流使其突然张开而产生的爆裂音。

1) 听诊特点：一次常连续多个出现，断续而短暂，吸气时较明显，也可出现于呼气早期，部位较恒定，性质不易变化，大、中、小湿性啰音可同时存在，咳嗽后减轻或消失。

2) 分类：①粗湿性啰音：也称大水泡音，多发生在气管、主支气管或空洞部位，多出现于吸气早期。常见于支气管扩张、肺脓肿、肺结核空洞。昏迷或濒死的患者因痰液等呼吸道分泌物积聚于气管处产生的大水泡音称痰鸣音，有时不用听诊器亦可闻及。②中湿性啰音：也称中水泡音，发生在中等大小的支气管，多出现在吸气中期。见于支气管炎、支气管肺炎等。③细湿性啰音：也称小水泡音，发生在小支气管，多在吸气后期出现。见于细支气管炎、支气管肺炎、肺梗死等。④捻发音：是一种极细且均匀的湿性啰音，多出现在吸气末期，类似用手指在耳边捻动头发发出的声音。常发生于肺淤血和肺炎早期。正常老年人和长期卧床者也可于肺底闻及捻发音，但在深呼吸和咳嗽后可消失，一般无临床意义。

3) 临床意义：局限性湿性啰音提示局部肺组织有病变；两侧肺底部的湿性啰音，多见于心力衰竭所致的肺淤血、支气管肺炎等；两肺野满布湿性啰音，见于急性肺水肿或严重的支气管肺炎。

(2) 干性啰音（rhonchi）：由于气管、支气管或细支气管狭窄或部分阻塞，导致呼吸时气流进出发生湍流所形成的声音。常见于：①气管、支气管炎症使气道壁黏膜水肿和分泌物增加；②支气管平滑肌痉挛；③管腔内肿瘤或异物阻塞；④管壁外肿大淋巴结或纵隔肿瘤压迫气道引起的管腔狭窄。

1) 听诊特点：持续时间较长，音调较高，吸气和呼气时均可闻及，以呼气时明显，强度和性质易改变，部位易变换，在瞬间内数量可明显增减。

2) 分类：①高调干性啰音：也称哮鸣音，多发生在较小的支气管或细支气管。音调较高，类似飞箭、鸟鸣发出的"丝丝"声。②低调干性啰音：也称鼾音，多发生在气管或主支气管，类似呻吟、打鼾音。

3) 临床意义：双侧的干性啰音常见于支气管哮喘、慢性阻塞性肺疾病等；局限性干性啰音常见于局部支气管狭窄，如支气管内膜结核或肿瘤等。

4. 语音共振（vocal resonance） 与语音震颤产生的机制相同，让被检者发"yi"长音时用听诊器放在胸壁上听诊，较触觉震颤敏感。听诊时也应左右、上下进行比较，其临床意义同语音震颤。

5. 胸膜摩擦音（pleural friction rub） 与胸膜摩擦感产生的机制相同，通常在吸气和呼气时均可闻及，以吸气末和呼气初最为明显，屏气时消失，深呼吸时增强，前下侧胸壁最易听到。常见于纤维素性胸膜炎、肺梗死、尿毒症、胸膜肿瘤等。

四、心脏

心脏检查是全身体检的重要部分。心脏检查时，环境应安静、温暖、有充足的照明（最好光线来自左侧）。被检者一般取仰卧位，充分暴露胸壁，按视、触、叩、听顺序进行检查。

(一) 视诊

1. 心前区外形 正常人前胸左右对称。儿童时期因骨骼发育尚未完全，患先天性心脏病或风湿性心脏病伴右心室增大时，心前区可隆起。成人心前区饱满提示大量心包积液。

2. 心尖搏动 心尖搏动是由于心脏收缩时，心尖向前冲击胸壁肋间软组织形成的向外搏动。正常心尖搏动位于第5肋间隙，左锁骨中线内侧0.5~1cm，搏动范围的直径为2.0~2.5cm。

(1) 心尖搏动位置的变化

1) 生理因素：心尖搏动的位置可因体位、体型等有所变化。左侧卧位时，心尖搏动可向左移位 2.0～3.0cm，右侧卧位可向右移位 1.0～2.5cm。小儿、妊娠及矮胖体型者，由于膈肌的位置较高，心尖搏动可在第 4 肋间左锁骨中线外。瘦长体型者心尖搏动可向下移位至第 6 肋间。

2）病理因素：①心脏疾患：左心室增大时，心尖搏动向左下移位；右心室增大时，心尖搏动向左移位；全心增大时，心尖搏动向左下移位，并伴心界向两侧扩大。②胸部疾患：一侧胸腔积液或气胸，心尖搏动移向健侧；一侧肺不张或胸膜粘连，心尖搏动移向患侧。③腹部疾患：腹腔内有巨大肿瘤或大量腹水等可使横膈抬高，心尖搏动向上移位。

（2）心尖搏动强度及范围的变化

1）生理因素：体型肥胖、肋间隙窄者，心尖搏动较弱，范围也较小；体瘦、肋间隙较宽者，心尖搏动较强，范围也较大。剧烈运动、情绪激动时，心尖搏动增强。

2）病理因素：心尖搏动减弱见于心肌炎，心肌梗死，左侧胸腔大量积液、积气或肺气肿等；心尖搏动增强、范围增大见于左心室肥大、甲状腺功能亢进、发热和严重贫血。

（3）心前区异常搏动：胸骨左缘第 2 肋间搏动，多见于肺动脉高压；胸骨左缘第 3、4 肋间或剑突下搏动，多见于右心室肥大。

（二）触诊

心脏触诊除可进一步确定和证实视诊发现的心尖搏动和心前区异常搏动的结果外，还可发现震颤及心包摩擦感。心脏触诊方法：检查者先用右手全手掌置于心前区，检查心尖搏动的位置、有无震颤和心包摩擦感，然后用手掌尺侧或示指、中指、环指的指腹触诊。检查震颤手掌尺侧（小鱼际）最敏感，检查心尖搏动指腹最敏感。

1. **心尖搏动及心前区搏动**　触诊确定心尖搏动范围较视诊更为准确。左室肥大时心尖搏动增强，触诊时，可使触诊指端抬起片刻，称抬举样搏动。

2. **震颤**（thrill）　为触诊时手掌尺侧（小鱼际）感觉到的一种细小的震动感，也称猫喘。为器质性心血管疾病的特征性体征，常见于心脏瓣膜狭窄及某些先天性心脏病。其产生的机制同杂音。一般情况下触诊有震颤者多有杂音。

3. **心包摩擦感**　当心包膜发生炎症，心包表面变粗糙，心脏跳动时，两层粗糙的心包膜相互摩擦，在心前区可触及连续性震动感，即心包摩擦感。心包摩擦感以胸骨左缘第 4 肋间最易触及，前倾坐位或呼气末明显。但随着心包内渗液增多，心包脏层和壁层分离，摩擦感可消失。

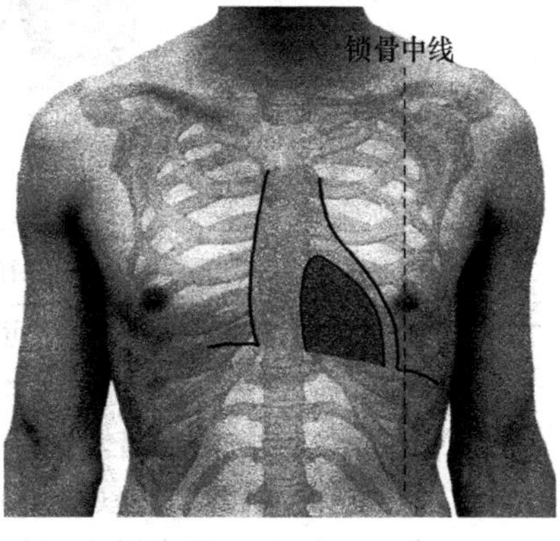

（三）叩诊

心脏叩诊的目的在于确定心界，判断心脏大小、形状及其在胸腔内的位置。心脏左、右缘被肺覆盖的部分，叩诊时呈相对浊音；心脏不被肺覆盖的部分，叩诊呈绝对浊音。叩心界是指叩诊心脏相对浊音界（图4-31），它反映心脏的实际大小，相当于心脏在前胸壁的投影。

图4-31　心脏相对浊音界及绝对浊音界（引自：陈文彬，潘祥林. 2008. 诊断学［M］. 7版. 北京：人民卫生出版社.）

1. **叩诊方法及顺序**　被检者可取仰卧位或坐位，坐位时检查者左手叩诊板指与肋间垂直，仰卧位时检查者左手叩诊板指与肋间平行。一般先叩左界，后叩右界，由下而上，自外向内，循序渐进。叩诊心左界时，从心尖搏动最强点外 2～3cm 处（一般为第 5 肋间左锁骨中线稍外）开始，由外向内叩诊，叩诊音由清音变为浊音时的部位为心界标记点，然后逐一肋间向上叩诊，直至第 2 肋间。叩诊心右界时，先沿右锁骨中线自上而下叩出肝上界，于其上一肋间（一般为第 4 肋间）开始，由外向内叩出浊音界，依次向上叩至第 2 肋间，并分别做出标记。然后用硬尺测量各标记点至前正中线的水平距离，再测量左锁骨中线距前正中线的距离，以记录心脏相对浊音界的位置。

2. **正常心浊音界** 正常心左界于第 2 肋间基本与胸骨左缘一致；第 3 肋间以下逐渐左移，形成一向外凸起的弧形。心右界基本与胸骨右缘平齐，但第 4 肋间在胸骨右缘外 1～2cm 处。正常成人心脏相对浊音界与前正中线的距离见表 4-1。正常成人左锁骨中线至前正中线的距离为 8～10cm。

表 4-1 正常成人心脏相对浊音界

右界（cm）	肋间隙	左界（cm）
2～3	II	2～3
2～3	III	3.5～4.5
3～4	IV	5～6
	V	7～9

3. **心浊音界各部的组成** 心脏左界第 2 肋间相当于肺动脉段，第 3 肋间为左心耳，第 4、5 肋间为左心室，其中血管与左心室交接处向内凹陷，称心腰。右界第 2 肋间相当于升主动脉和上腔静脉，第 3 肋间以下为右心房（图 4-32）。

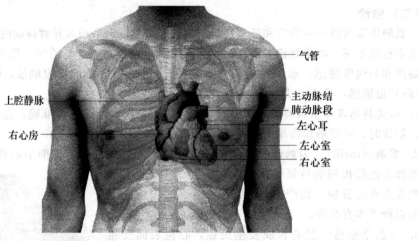

图 4-32 心脏各个部位在前胸壁的投影

(引自：陈文彬，潘祥林. 2008. 诊断学 ［M］. 7 版. 北京：人民卫生出版社.)

4. **心浊音界改变** 心脏本身病变和心脏以外因素均可使心脏浊音界发生改变。

（1）心脏病变

1）左心室增大：心浊音界向左下增大，心腰加深，心界呈靴形，称靴形心。常见于主动脉瓣病变，故也称主动脉型心（图 4-33）；也可见于高血压性心脏病。

2）右心室增大：轻度增大时仅出现心绝对浊音界增大。显著增大时，相对浊音界向左、右两侧增大，以向左增大显著，但不向下增大。常见于肺心病。

3）左、右心室增大：心浊音界向左、右两侧扩大，且左界向左下扩大，称普大型心。常见于全心衰竭、扩张型心肌病。

4）左心房与肺动脉段扩大：胸骨左缘第 2、3 肋间心浊音界扩大，使心腰饱满或膨出，心浊音界呈梨形。常见于二尖瓣狭窄，故称为二尖瓣型心（图 4-34）。

5）心包积液：心浊音界于坐位时向两侧增大呈三角烧瓶样，仰卧位时心底部浊音界增宽，这种心界向两侧扩大并随体位改变是心包积液的特征性体征（图 4-35）。

（2）心外因素：一侧胸腔大量积液、积气时，患侧心界叩不出，健侧心界向外移位；肺气肿时，心浊音界不易叩出；腹腔大量积液或巨大肿瘤等使膈肌上抬，心脏呈横位，叩诊心界向左扩大。

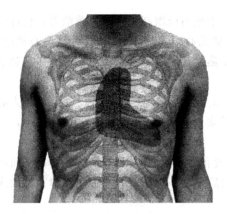

图 4-33 主动脉瓣关闭不全的
心浊音界（靴形）

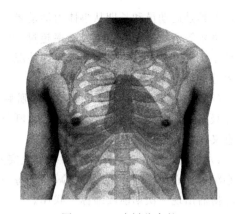

图 4-34 二尖瓣狭窄的
心浊音界（梨形）

（引自：陈文彬，潘祥林. 2008. 诊断学 [M]. 7 版. 北京：人民卫生出版社.）

（四）听诊

听诊是心脏检查最主要和较难掌握的方法。听诊心脏时，患者取仰卧位或坐位，必要时可变换体位、深吸气、深呼气或适当运动后听诊，以更好地辨别心音或杂音。

1. 心瓣膜听诊区 心脏各瓣膜开放和关闭所产生的音响沿血流的方向传导到前胸壁，在前胸壁最易听清的部位称该瓣膜的听诊区。瓣膜听诊区与该瓣膜的解剖位置不完全一致。传统有 5 个瓣膜听诊区（图 4-36）：①二尖瓣听诊区：位于心尖搏动最强点（即心尖部）；②肺动脉瓣听诊区：胸骨左缘第 2 肋间；③主动脉瓣听诊区：胸骨右缘第 2 肋间；④主动脉瓣第二听诊区：胸骨左缘第 3、4 肋间处；⑤三尖瓣听诊区：胸骨体下端左缘（即胸骨左缘第 4、5 肋间）。

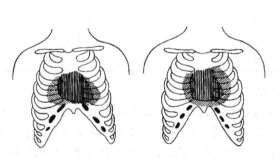

图 4-35 心包积液的心脏浊音界

（引自：尹志勤. 2006. 健康评估 [M].
北京：清华大学出版社.）

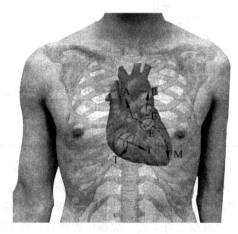

图 4-36 心脏瓣膜解剖部位及瓣膜听诊区

M：二尖瓣区；A：主动脉瓣区；E：主动脉瓣
第二听诊区；P：肺动脉瓣区；T：三尖瓣区
（引自：陈文彬，潘祥林. 2008. 诊断学 [M].
7 版. 北京：人民卫生出版社.）

2. 听诊顺序 一般从二尖瓣区开始，依次为肺动脉瓣区、主动脉瓣区、主动脉瓣第二听诊区和三尖瓣听诊区。

3. 听诊内容 包括心率、心律、心音、额外心音、杂音及心包摩擦音等。

（1）心率（heart rate）：指每分钟心脏搏动次数。正常成人心率为 60～100 次/分，3 岁以下儿童常超过 100 次/分，老年人多偏慢。成人心率若少于 60 次/分钟称为心动过缓，可见于健康人，尤其是运动员和长期从事体力活动者；病理情况见于颅内压增高、阻塞性黄疸等，也可见于普萘洛尔等药物的影响。成人心率超过100次/分，婴幼儿心率超过150次/分者称为心动过速，常见于运动、兴奋、情绪激动等生理情况；也可见于发热、贫血、甲状腺功能亢进、休克和心力衰竭等病理情况。

（2）心律（cardiac rhythm）：指心脏跳动的节律。正常人心律规则、整齐。部分青年人心率随呼吸有周期性的改变，吸气时加快，呼气时减慢，称窦性心律不齐（sinus arrhythmia），无临床意义。常见的异常心律有以下几种：

1）期前收缩：在规则的心律基础上突然出现一次提前的心跳，其后有较长间歇；提前出现的心跳第一心音增强，第二心音减弱。每一次正常心搏后出现一次期前收缩称二联律；每两次正常心搏后出现一次期前收缩称三联律。

2）心房颤动（atrial fibrillation）：是由于心房内异位节律点发出异位冲动产生的多个折返所致。听诊特点：①心律完全不规则；②第一心音强弱不等；③脉率少于心率。心房颤动常见于风湿性心脏病、冠心病等。

（3）心音（cardiac sound）：按心音在心动周期中出现的先后顺序分别称为第一心音（S_1）、第二心音（S_2）、第三心音（S_3）和第四心音（S_4）。通常只能听到第一心音、第二心音，在部分健康儿童及青少年中可听到第三心音，若听到第四心音多属病理情况。

1）正常心音：第一心音主要由心室收缩时二尖瓣、三尖瓣突然关闭，瓣膜紧张度突然增强所产生，标志着心脏收缩的开始。第二心音主要与心室舒张时半月瓣的突然关闭引起瓣膜振动有关，标志着心室舒张的开始。第一心音与第二心音的听诊特点见表4-2。

表4-2　第一心音与第二心音的听诊特点

项目	第一心音	第二心音
音调	较低	较高
强度	较响	较S_1弱
性质	较钝	较清脆
所占时间	较长，持续约0.1秒	较短，约0.08秒
与心尖搏动的关系	同时出现	之后出现
听诊部位	心尖部	心底部

2）心音改变：包括心音强度改变和心音性质改变。

心音强度改变：①第一心音强度改变：主要与心室充盈情况、心肌收缩力、瓣膜弹性及位置等因素有关。S_1增强见于二尖瓣狭窄、甲状腺功能亢进、高热等。二尖瓣狭窄时，由于左心室充盈减少、舒张期二尖瓣位置较低、收缩时间也相应缩短、左心室内压上升迅速，致低位的二尖瓣关闭速度加快，产生较大的振动，致S_1增强；甲状腺功能亢进及高热时，由于心动过速及心室收缩力增强致S_1增强。S_1减弱见于二尖瓣关闭不全、心肌炎、心肌梗死、左心衰竭、心肌病等。二尖瓣关闭不全时，由于左心室过度充盈、二尖瓣位置较高、活动幅度减小致S_1减弱；心肌炎、心肌梗死、左心衰竭、心肌病时，由于心肌收缩力减弱，也可致S_1减弱。S_1强弱不等见于心房颤动或频发室性期前收缩。②第二心音强度改变：主要与主动脉、肺动脉内的压力及半月瓣的完整性和弹性等因素有关。主动脉瓣区第二心音（A_2）增强，是由于主动脉内压增高所致，常见于高血压、动脉粥样硬化症等。肺动脉瓣区第二心音（P_2）增强，是由于肺动脉内压增高所致，常见于肺心病、二尖瓣狭窄。主动脉瓣区第二心音（A_2）减弱，由主动脉内压降低所致，常见于主动脉瓣狭窄、主动脉瓣关闭不全等。肺动脉瓣区第二心音（P_2）减弱，由肺动脉内压降低所致，常见于肺动脉瓣狭窄、肺动脉瓣关闭不全等。

心音性质的改变：当心肌有严重病变时，心肌收缩无力，使第一心音失去原有低钝特征而与第二心音相似，且心率增快，致收缩期与舒张期时限几乎相等，听诊有如钟摆的"di da"声，故称钟摆律（pendulum rhythm），又因此音节律与性质类似胎儿心音，故又称胎心律。常见于重症心肌炎、急性心肌梗死等。

（4）额外心音：指在原有心音之外听到的附加心音，多属病理性。大部分出现在舒张期，也可出现在收缩期，以舒张早期额外心音最多见，临床意义也较大。由于舒张早期额外心音发生在 S_2 之后，心率增快时与原第一、二心音所组成的韵律如奔驰的马蹄声，故又称舒张早期奔马律（protodiastolic gallop），常见于心力衰竭、急性心肌梗死等。其发生是由于左室功能低下或心肌功能严重障碍，舒张期心室负荷过重，在舒张早期心房血液快速注入心室时，导致已过度充盈的心室壁产生的振动引起。

（5）心脏杂音（cardiac murmurs）：指除心音和额外心音以外的异常声音，是由于血流在心脏或血管内发生湍流而使心壁、瓣膜或血管壁振动而产生的声音，产生机制同震颤（图 4-37）。其听诊特点为持续时间较长，强度、频率不同，可与心音完全分开或相连续，甚至完全遮盖心音。心脏杂音的听诊对心瓣膜病和心血管畸形的诊断具有重要意义。

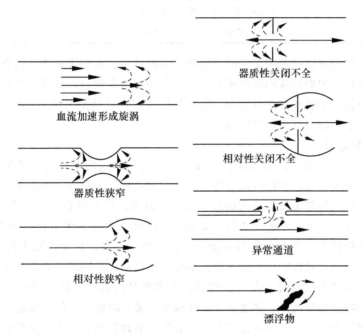

图 4-37　心脏杂音及震颤产生的机制

（引自：吕探云. 2006. 健康评估 [M]. 2 版. 北京：人民卫生出版社.）

1）心脏杂音的听诊要点

最响部位：杂音在某瓣膜听诊区最响，往往提示该区相应瓣膜有病变。如杂音在心尖部最响，提示二尖瓣病变。

时期：出现在 S_1 与 S_2 之间的杂音称为收缩期杂音（systolic murmur，SM）。出现在 S_2 与下一心动周期 S_1 之间的杂音称为舒张期杂音（diastolic murmur，DM）。在收缩期和舒张期连续地出现的杂音称为连续性杂音（continuous murmur）。一般认为舒张期杂音及连续性杂音均为器质性杂音，而收缩期杂音则有器质性杂音和功能性杂音两种可能。

性质：临床上常根据音色将杂音描述为吹风样、隆隆样、叹气样、机器样、乐音样，根据其音调高低描述为柔和、粗糙。功能性杂音较柔和，器质性杂音较粗糙。根据杂音的性质常可推断不同的病变，如心尖部舒张期隆隆样杂音提示二尖瓣狭窄；心尖部粗糙的全收缩期吹风样杂音提示二尖瓣关闭不全。

强度：亦即杂音的响度。一般杂音的强度与瓣膜口的狭窄程度、血流速度、狭窄口两侧的压力差、心肌收缩力成正比，但狭窄程度极其严重时，通过的血流极少，杂音反而减弱或消失。收缩期杂音强度一般用 Levine 6 级分级法（表 4-3）表示。记录杂音强度时，以杂音响度为分子，以 6 为分母，如杂音响度为 2 级，记录为 2/6 级杂音。3/6 级及其以上的收缩期杂音多为器质性，具有病理意义。舒张期杂音多为器质性，一般不分级。

表 4-3　杂音响度分级

响度级别	听诊特点	震颤
1	很弱，安静环境、集中注意力方可听到	无
2	不太响亮，较易听到	无
3	较响亮，明显的杂音	可能有
4	响亮	有
5	很响亮，但听诊器离开胸壁听不到	明显
6	震耳，听诊器离开胸壁一定距离也能听到	强烈

杂音与呼吸、体位及运动的关系：改变呼吸、变换体位、运动等方法可使杂音响度增强易于听诊。如深吸气可使三尖瓣和肺动脉瓣狭窄与关闭不全的杂音增强，深呼气可使左心相关的杂音增强；左侧卧位可使二尖瓣狭窄杂音增强，前倾坐位可使主动脉瓣关闭不全的舒张期杂音增强；运动后血流加速、心搏增强可使杂音增强。

2）杂音的临床意义

收缩期杂音：①二尖瓣区：功能性杂音较常见，可见于运动、贫血、发热、甲状腺功能亢进等，也可见于部分健康人。听诊特点为性质柔和、吹风样，多在 2/6 级以下；相对性杂音可因左心增大引起相对性二尖瓣关闭不全所引起，见于高血压、扩张型心肌病，听诊特点为吹风样，较柔和，一般不超过 3/6 级；器质性杂音主要见于风湿性二尖瓣关闭不全，听诊特点为吹风样，较粗糙，多在 3/6 级以上，常为全收缩期杂音，遮盖第一心音，且向左腋下传导。②主动脉瓣区：多为病理性。如主动脉狭窄可在此区听到响亮、粗糙的收缩期杂音，向颈部传导，常伴有细微震颤及主动脉瓣第二心音减弱。③三尖瓣区：大多数是由右心室扩大所致的相对性三尖瓣关闭不全引起，听诊特点为吹风样，强度在 3/6 级以下，吸气时增强。仅极少数为器质性。④肺动脉瓣区：多为生理性杂音，见于部分健康儿童及青年。病理性杂音见于先天性肺动脉瓣狭窄、肺动脉高压致肺动脉瓣口相对狭窄。

舒张期杂音：①二尖瓣区：相对性杂音常见于主动脉瓣关闭不全引起的相对性二尖瓣狭窄，又称 Austin Flint 杂音。听诊特点为性质柔和，无震颤和开瓣音。器质性杂音常见于风湿性心脏病二尖瓣狭窄，听诊特点为舒张中晚期隆隆样杂音，较局限，常伴震颤、S_1 增强、开瓣音。②主动脉瓣区：主要见于各种原因引起的主动脉瓣关闭不全。听诊特点为舒张早期柔和、叹气样杂音，于前倾位、主动脉瓣第二听诊区听诊最清楚。③肺动脉瓣区：多由于肺动脉高压、肺动脉扩张致相对性的肺动脉瓣关闭不全引起。听诊特点为吹风样或叹气样，在胸骨左缘第 2 肋间最响，平卧或吸气时增强。

连续性杂音：主要见于动脉导管未闭。听诊特点为粗糙、响亮的机器样杂音，持续整个心动周期而不间断，常伴有震颤。

（6）心包摩擦音（pericardial friction sound）：其产生机制与心包摩擦感相同。常见于纤维性心包炎，也可见于风湿性心脏病、尿毒症、系统性红斑狼疮等。声音粗糙、高调，与心跳一致，收缩期与舒张期均能听到，与呼吸无关，屏气时仍然存在。当心包积液增多时，心包摩擦音可减弱或消失。

第 6 节　周围血管检查

一、视诊

颈动脉与颈静脉视诊参阅第 4 章第 4 节。

周围血管视诊时应注意肢体皮肤及甲床的颜色、静脉的分布、肢体有无水肿等。正常肢体皮肤颜色与身体其他部位相似，甲床呈粉红色，静脉无扭曲，无水肿。若上肢静脉阻塞时，患者手臂水肿且静脉明显浮现。乳房根治术上臂淋巴结摘除的患者常有上肢的淋巴水肿。血栓性静脉炎的患者常有下肢肿胀、浅静脉扩张、肢体发绀。大（小）隐静脉曲张时下肢前内方静脉扭曲、扩张，严重者呈囊状突起，扭曲成团。

二、触诊

血管的触诊主要是触诊动脉。触诊时应注意脉搏、血管的硬度、有无压痛等。触诊脉搏时，应注意脉搏的速率、节律、紧张度、强弱、脉搏的形态及动脉壁的情况。

1. 脉率　正常成人安静时，脉率为 60～100 次/分。生理情况下，脉率受性别、年龄、情绪、运动、昼夜节律等因素的影响。病理情况下，脉率增快可见于发热、甲状腺功能亢进、贫血、心肌炎、心功能不全、休克等；脉率减慢可见于颅内压增高、阻塞性黄疸、甲状腺功能减退、完全性房室传导阻滞等。

2. 脉律　正常脉搏的节律是规则的。各种心律失常时，均可出现脉律改变。如期前收缩、二联律或三联律时，可出现一定规律的不整脉；房颤时脉搏完全无规律；不完全性房室传导阻滞时可出现脉搏脱漏。

3. 强弱　脉搏的强弱与心排血量、脉压、外周阻力大小有关。心排血量增加、脉压增大、外周阻力降低时，脉搏增强，称洪脉，见于发热、甲状腺功能亢进等。心排血量减小、脉压差小、外周阻力增大时，脉搏减弱，称细脉，见于休克、心力衰竭、主动脉瓣狭窄、周围循环衰竭等。

4. 脉波　血流通过动脉时，动脉内压力上升和下降通过脉波计记录出来的波形，称脉波。可通过触诊对脉波进行粗略估计。

（1）水冲脉（water hammer pulse）：脉搏骤起骤降，急促有力，犹如潮水涨落，主要由于脉压差增大所致。常见于主动脉瓣关闭不全、动脉导管未闭，也见于高热、甲状腺功能亢进、情绪激动时。检查时嘱被检者前臂抬高过头后触诊脉搏。

（2）交替脉（pulses alternans）：脉搏节律正常而强弱交替出现，主要由于左心室收缩强弱交替引起，是心力衰竭的重要体征，可见于冠状动脉硬化性心脏病、高血压性心脏病。

（3）奇脉（paradoxical pulse）：吸气时脉搏明显减弱或消失称奇脉。心包积液或缩窄性心包炎患者吸气时由于心脏受束缚，体循环的血液向右心回流不能相应地增加，导致肺静脉血流入左心的血量较正常减少，左心室排出量也减少，脉搏变弱甚至不能触及。

（4）无脉（pulseless）：触不到脉搏，见于严重休克、多发性大动脉炎等。

（李　萍）

第7节 腹部检查

【案例】 患者，男，45岁，因左上腹部持续性疼痛3天阵发性加重伴恶心、呕吐1天入院。入院时意识清醒，急性病容，表情痛苦。他曾经患慢性胃炎、胃溃疡10年。接待该患者的责任护士在收集完上述资料后，认为该患者是否需要进行腹部检查？腹部检查包括哪些内容？针对该患者，消化系统方面应重点进行哪些检查？可能会出现哪些阳性体征？如何正确记录腹部检查的结果？

腹部检查是身体检查的重要组成部分，仍采用视诊、触诊、叩诊和听诊等方法。为了避免触诊引起的胃肠蠕动增加，使肠鸣音变化，腹部检查的顺序为视诊、听诊、叩诊、触诊，但记录时为了统一格式仍按视、触、叩、听的顺序。在检查腹部时，应熟悉腹部体表标及脏器的内在部位。

一、腹部的体表标志与分区

腹部范围上起横膈，下至骨盆，其体表上以两侧肋弓下缘和剑突为上界，以两侧腹股沟韧带和耻骨联合为下界，前面和侧面由腹壁组成，后面为脊柱和腰肌。

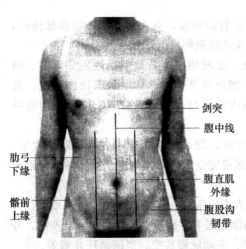

图4-38 腹部前面体表标志示意图
（引自：吕探云，孙玉梅. 2012.
健康评估［M］. 3版. 北京：人民卫生出版社.）

（一）体表标志

为了准确描述症状、体征的部位，常采用的体表标志（图4-38）：肋弓下缘、胸骨剑突、髂嵴、髂前上嵴、脐、腹直肌外缘、腹中线（腹白线）、腹股沟韧带、第12肋及肋脊角等。

1. 肋弓下缘 肋弓由第8～10肋软骨构成，其下缘是体表腹部上界，常用于腹部分区、胆囊点定位及肝、脾测量。

2. 腹上角（胸骨下角） 为两肋弓的交角，位于剑突根部，主要用于测量肝脏大小和判断体型。

3. 脐 位于腹部中心，向后投影相当于第3～4腰椎之间，为腹部四区分法及腰椎穿刺部位的定位标志。

4. 髂前上棘 髂嵴前方突出点，该点常为骨髓穿刺部位及腹部九区分法标志。

5. 腹直肌外缘 相当于锁骨中线的延续，常为腹部手术切口的部位；右侧肋弓下缘与腹直肌外缘的交界处为胆囊点。

6. 腹中线（腹白线） 前正中线的延续及腹部四区分法的垂直线。此处易有白线疝。

7. 腹股沟韧带 两侧腹股沟韧带与耻骨联合上缘共同构成腹部体表的下界，此处为寻找股动脉、股静脉及其穿刺的标志。

8. 耻骨联合 两耻骨间的纤维软骨连接，为腹中线最下部的骨性标志。

9. 肋脊角 脊柱与背部两侧第12肋骨的夹角，肾脏的叩击痛在此部位检查。

（二）腹部分区

借助腹部的体表标志及几条人为画线可把腹部分为几个区域，常用的腹部分区法有四区分法和九区分法。

1. 四区分法 通过脐分别划一水平线和一垂直线，两线相交，将腹部分为4区，即右上腹、

图中标注：剑突、腹中线、腹直肌外缘、腹股沟韧带、肋弓下缘、髂前上缘

左上腹、右下腹和左下腹（图 4-39）。各区所包含的主要脏器如下。

（1）右上腹：肝脏、胆囊、胃的幽门部、十二指肠、胰头、右肾及右肾上腺、结肠肝曲、部分升结肠和横结肠、部分小肠、腹主动脉、大网膜；

（2）左上腹：肝左叶、胃、脾、胰体及胰尾、左肾及左肾上腺、结肠脾曲、部分横结肠和降结肠、部分小肠、腹主动脉、大网膜；

（3）右下腹：盲肠、阑尾、部分升结肠、部分小肠、膨胀的膀胱、右输尿管、女性右侧卵巢和输卵管及增大的子宫、男性右侧精索；

（4）左下腹：部分降结肠、乙状结肠、部分小肠、左输尿管、膨胀的膀胱、女性左侧卵巢和输卵管及增大的子宫、男性左侧精索。

2. 九区分法　由两条水平线和两条垂直线将腹部分为"井"字形的 9 个区。两肋弓下缘连线为上面的水平线，两侧髂前上棘连线为下面的水平线，通过左、右髂前上棘至腹中线的连线中点做两条垂直线。上述 4 条线将腹部分为 9 个区域（图 4-40），即左、右上腹部（季肋部），左、右侧腹部（腰部），左、右下腹部（髂部），上腹部，中腹部（脐部）及下腹部（耻骨上部）。

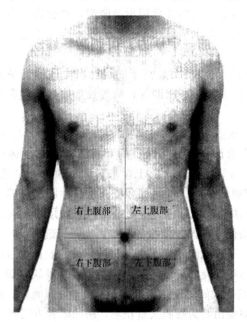

图 4-39　腹部体表四区分法示意图
（引自：吕探云，孙玉梅. 2012.
健康评估［M］. 3 版. 北京：人民卫生出版社.）

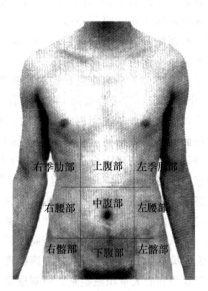

图 4-40　腹部体表九区分法示意图
（引自：吕探云，孙玉梅. 2012. 健康
评估［M］. 3 版. 北京：人民卫生出版社.）

各区的脏器分布如下：

（1）右上腹部（右季肋部）：肝右叶、胆囊、结肠肝曲、右肾及右肾上腺；

（2）右侧腹部（右腰部）：升结肠、部分空肠及右肾；

（3）右下腹部（右髂部）：盲肠、阑尾、回肠下段、淋巴结、女性右侧卵巢及输卵管、男性右侧精索；

（4）上腹部：胃、肝左叶、十二指肠、胰头及胰体、横结肠、腹主动脉、大网膜；

（5）中腹部（脐部）：十二指肠下段、空肠和回肠、肠系膜及其淋巴结、输尿管、腹主动脉、大网膜；

（6）下腹部：回肠、乙状结肠、输尿管、充盈的膀胱或女性增大的子宫；

（7）左上腹部（左季肋部）：胃、脾、胰尾、结肠脾曲、左肾及左肾上腺；

（8）左侧腹部（左腰部）：降结肠、左肾下极、空肠或回肠；

（9）左下腹部（左髂部）：乙状结肠、女性左侧卵巢及输卵管、男性左侧精索、淋巴结。

九区分法较细，定位较准确，但因人的体型不同，所包含的脏器有时会出现差异。左、右上腹部及其下腹部范围很小，应用不便，是该分法的缺点。

二、腹部检查方法

（一）视诊

腹部视诊时，室内需温暖，最好采取自然光线。被检者取仰卧位，充分暴露全腹，检查者站在被检者的右侧，按一定的顺序做全面的观察，保持视线与被检者的腹部在同一平面上，有利于观察腹部细微的变化。

腹部视诊的主要内容有腹部外形、腹壁状态、脐部改变、蠕动波及腹部搏动等。

1. 腹部外形 应注意腹部是否对称，有无局部肿胀、隆起或凹陷，有腹水或腹部包块时还应测量腹围的大小。健康成年人腹部两侧对称，外形平坦，即仰卧时前腹壁大致位于肋缘至耻骨联合水平面。小儿因腹腔内脏发育较快且腹肌较薄弱，故腹部呈圆形微隆起，称腹部饱满，亦可见于肥胖者。如前腹壁稍内凹，低于肋缘至耻骨联合的水平面，称腹部低平，多见于老年人和消瘦者。这些都属于正常腹部外形。

（1）腹部膨隆（abdominal distension）：仰卧时前腹壁明显高于肋缘至耻骨联合的平面，称腹部膨隆。可见于生理性及病理性的情况，生理性如妊娠、肥胖等；病理性如腹水、气腹及鼓肠等。腹部膨隆可分为全腹膨隆和局限性膨隆。

1）全腹膨隆（弥漫性膨隆）：腹外形可呈球状或蛙腹样，主要原因有下列几种：①腹腔积液：腹腔内有大量液体潴留时，称腹水。大量腹水而腹壁张力减低时，腹部外形可随体位而变化，取仰卧时，腹壁松弛，液体下沉于腹腔两侧，呈蛙腹；立位于腹水积于下腹部，呈悬垂腹。常见于肝硬化、心功能不全、缩窄性心包炎、腹膜转移癌、肾病综合征和结核性腹膜炎等。为了动态观察腹水的增减，应定期测量腹围大小。方法是取仰卧位，空腹及排尿后，用软尺测量经脐环绕腹部1周的长度，每次测量腹围均须在同样条件下进行。②胃肠胀气：当胃肠道梗阻时或某些疾病的晚期，胃肠道内容物发酵，产生大量积气，引起全腹膨隆，腹部呈球形。此时两侧腰部膨出不明显，外形不随体位变化。多见于肠梗阻、肠麻痹、晚期肝硬化等。③巨大腹部肿块：如足月妊娠、巨大卵巢囊肿、畸胎瘤，可使全腹膨隆。④其他：如胃肠穿孔、人工气腹、妊娠晚期、肥胖症等。肥胖症与腹腔大量积液鉴别，可观察脐部，脐膨出者为腹腔大量积液，脐凹陷者为肥胖。

2）局限性膨隆：见于腹内有增大的脏器、肿瘤、炎性包块、局部积液或局部肠曲胀气、腹壁上的肿物和疝等；视诊时应注意局部膨隆的部位、外形、有无搏动，是否随体位改变、呼吸运动而移位等。①右上腹膨隆见于肝肿瘤、肝脓肿、瘀血性肝肿大、胆囊肿大积液或结肠肝曲胀气等；②上腹膨隆见于各种原因所致肝肿大、胃扩张、胃癌和胰腺囊肿等；③左上腹膨隆多见于脾肿大；④腰部膨隆见于患侧多囊肾、巨大肾上腺瘤、巨大肾盂积水或积脓；⑤右下腹膨隆见于阑尾周围脓肿、回盲部结核或肿瘤；⑥左下腹膨隆见于左肾下垂并高度肿大、降结肠或乙状结肠癌；⑦下腹部膨隆多见于尿潴留、妊娠子宫、子宫肌瘤和卵巢囊肿等。

局部肿块是在腹壁上还是腹腔内，应予鉴别。可嘱被检者两手托头，从仰卧位做起坐动作，使腹部肌紧张，如果肿块更清楚，说明是腹壁上肿块，被腹肌托起而明显；反之，如肿块变得不清楚或消失，说明是腹腔内肿块，被收缩变硬的腹肌所掩盖。

（2）腹部凹陷（abdominal retraction）：仰卧位前腹壁明显低于肋缘至耻骨联合的水平面称腹部凹陷。全腹凹陷见于显著消瘦、严重脱水、恶病质等，腹部向下塌陷几乎贴近脊柱，肋弓、髂嵴和耻骨联合显露，全腹呈舟状，常可看到腹主动脉搏动及胃肠轮廓，称舟状腹（scaphoid abdomen)。局部凹陷较少见，多由于手术后腹壁瘢痕收缩所致。

2. **呼吸运动** 腹壁随呼吸运动而上下起伏称为腹式呼吸。正常时，男性及儿童以腹式呼吸为主；女性则以胸式呼吸为主。当腹膜有炎症或大量腹水、巨大肿块时，膈肌及腹肌运动受限或膈肌麻痹，则腹式呼吸运动减弱或消失。腹式呼吸运动增强较少见，常为癔症性呼吸或胸腔疾病（如大量积液）所致。

3. **腹壁静脉** 正常人腹壁静脉一般看不清楚，在较瘦和肤色较白的人，腹壁静脉常隐约可见；腹壁皮肤薄而松弛的老年人多易看出，且可突出皮肤，但静脉条数不多，也不迂曲怒张，无病理意义。当门静脉或上、下腔静脉回流受阻而形成侧支循环时，腹壁静脉可显著地扩张或迂曲，称腹壁静脉曲张。检查腹壁曲张静脉的血流方向，有利于判定静脉阻塞的部位。

检查血流方向的方法：检查者用示指和中指并拢，压迫一段不分叉的曲张静脉，向两端推挤血液使血管空虚，然后交替抬起一指，观察血液从何端流入而使血管充盈，即可判断血流方向（图 4-41）。

正常情况下脐水平线以上的腹壁静脉自下向上经胸壁静脉和腋静脉进入上腔静脉回流入心脏；脐水平线以下的腹壁静脉自上向下经大隐静脉进入下腔静脉回流入心脏。腹壁静脉曲张见于下列情况：

门静脉阻塞引起门脉高压而形成侧支循环时，曲张的静脉以脐为中心向四周伸展，形如水母头，常在此处听到静脉血管杂音。其血流方向为脐水平以上的向上、脐水平以下的向下，与正常的血流方向相同（图 4-42）。

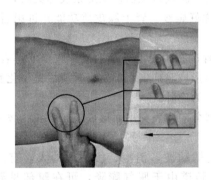

图 4-41　判断静脉血流方向示意图
（引自：吕探云，孙玉梅. 2012. 健康评估 [M]. 3 版. 北京：人民卫生出版社.）

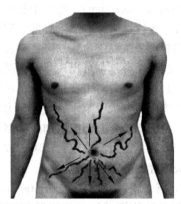

图 4-42　门静脉高压时腹壁浅
静脉血流分布和方向
（引自：吕探云，孙玉梅. 2012. 健康评估
[M]. 3 版. 北京：人民卫生出版社.）

下腔静脉阻塞时，曲张的静脉大部分布在腹壁两侧及背后，脐部上、下的腹壁静脉血流方向均为自下而上（图 4-43）。

上腔静脉阻塞时，脐部上、下腹壁静脉血流方向均为由上而下（图 4-44）。

4. **腹壁皮肤** 观察腹壁皮肤的颜色、弹性及水肿，除注意有无苍白、发红、黄染、脱水外，还检查下列内容：

（1）皮疹：见于发疹性高热疾病、药物过敏及其些传染病。伤寒的玫瑰疹多最早见于腹壁皮肤。一侧腹部或腰部的疱疹（沿神经走行分布）伴疼痛，提示带状疱疹。

（2）色素：正常腹壁皮肤颜色较暴露位稍淡，皮肤皱褶处（如腹股沟脐和系腰带部位）有褐色素存在，可见于肾上腺皮质功能减退（Addison disease）。脐周围或下腹壁发蓝为腹腔内大出

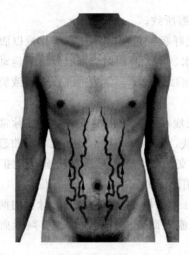

图 4-43　下腔静脉梗阻时腹壁浅
静脉血流分布和方向
（引自：吕探云，孙玉梅. 2012. 健康
评估［M］. 3版. 北京：人民卫生出版社.）

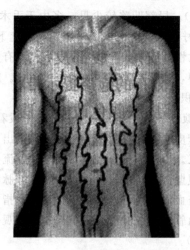

图 4-44　上腔静脉梗阻时腹壁浅
静脉血流分布和方向
（引自：吕探云，孙玉梅. 2012. 健康评
估［M］. 3版，北京：人民卫生出版社.）

血的现象，称库伦征（Cullen sign），也可见于急性胰腺炎，偶见于异位妊娠破裂或脐部子宫内膜异位症者月经期。血液自后腹膜间隙渗到侧腹壁的皮下，使左腰部皮肤呈蓝色，称为格雷特纳征（Grey Turner sign），可见于急性重症胰腺炎、绞窄性肠梗阻。

（3）腹纹：多分布于下腹部。肥胖者和高度水肿的患者，腹壁可见白色纵形条纹称腹纹，系真皮层弹力纤维断裂所致。经产妇腹部常有纵行的条纹，称妊娠纹。肾上腺皮质功能亢进患者，腹部、腰部及臀部都可出现紫红色纵形条纹称紫纹。

（4）脐：正常与腹壁相平或稍凹陷。脐深陷见于肥胖者；脐稍突出见于少年和腹壁菲薄者；脐明显突出见于大量腹水。腹腔压力增加时，脐部向外膨出形成脐疝。脐部发炎、溃烂见于化脓性或结核性感染。脐部溃疡如局部坚硬、固定而突出的，多为癌肿。

（5）疝：由腹腔内容物经腹壁或骨盆壁的间隙或薄弱部分向体表突出而形成，如脐疝、腹壁疝、股疝等。

5. **胃肠型及蠕动波（peristalsis）**　正常人一般看不到蠕动波，消瘦、腹壁薄的人，有时可见到轻微的蠕动波。当胃肠道梗阻时，梗阻上端的胃肠道由于胀气膨隆，可在腹部见到胃型和肠型，由于蠕动增强，故在腹壁上可看到蠕动波。要注意有时消瘦且腹壁较薄的人，可能看到轻微的胃肠蠕动波，但在轻按时消失，相反胃肠道器质性梗阻时，用手轻弹或按摩腹壁后，微弱的蠕动波更为明显。在观察蠕动波时，从侧面观察更易察见，也可用手轻轻拍腹壁而使其被诱发。

（二）触诊

触诊是腹部评估的重要内容。触诊时被检者应采取仰卧位（不宜坐位触诊），头垫低枕，两手平放于躯干两侧，两腿并拢屈曲，两膝分开，微张口呼吸，使腹壁肌肉放松，做缓慢的腹式呼吸运动。检查者站在被检者的右侧，面向被检者，以便观察被检者有无疼痛等表情。检查时，手应温暖，动作轻柔。冰冷的手或粗重的手法，可使腹肌紧张，影响触诊的效果。对于精神紧张者，可边触诊边与其谈话，转移其注意力使腹肌放松。检查顺序应结合问诊，从健康部位开始，逐渐移向病变区域。一般先自左下腹开始逆时针方向检查，由下而上，先左后右，由浅入深，将腹部各区仔细进行触诊，并注意比较病变区与健康部位。触诊内容主要检查腹壁紧张度、有无压痛和反跳痛、腹腔脏器及腹部包块等情况。

　　腹部触诊方法分为浅部触诊法和深部触诊法。浅部触诊法使腹壁压陷约 1cm，用于感受腹壁的紧张度、浅表的压痛、肿块、搏动和腹壁上的肿物；深部触诊使腹壁压陷至少 2cm 以上，有时可达 4～5cm，包括深压触诊、滑动触诊、双手触诊和冲击触诊法，以了解腹腔内脏器的情况，检查压痛、反跳痛和腹内肿块等。

　　1. 腹壁紧张度　正常人腹壁柔软无抵抗，某些病理情况可使全腹或局部紧张度增加、减弱或消失。

　　（1）腹壁紧张度增加：按压腹壁时，有较大阻力、抵抗感明显者，为腹壁紧张度增加。见于腹腔内炎症刺激腹膜而引起腹肌痉挛所致。腹肌紧张可分局限性和弥漫性。局限性腹肌紧张多系局限性腹膜炎所致，如急性阑尾炎多引起右下腹壁紧张。弥漫性腹肌紧张多见于实质脏器破裂或胃肠道穿孔所致的急性弥漫性腹膜炎，此时除有明显的腹壁紧张外，且常有腹肌强直，硬如木板，称板状腹。结核性炎症发展较慢，对腹膜刺激渐缓，且有腹膜增厚和肠管、肠系膜的粘连，故触诊时腹壁柔韧而有抵抗感如揉面团一样，称揉面感。小儿腹部触诊时，因恐惧可使腹壁反应敏感；而年老体弱、腹肌发育不良者，当腹腔内有炎症时，腹壁反应迟钝，因此在判断时应注意。

　　（2）腹壁紧张度减低或消失：按压腹壁时，感到腹壁松软、无力，多为腹肌张力降低或消失所致。全腹紧张度减低，见于慢性消耗性疾病或刚放出大量腹水者，也可见于身体瘦弱的老年人和经产妇。全腹紧张度消失，见于脊髓损伤所致腹肌瘫痪和重症肌无力等。

　　2. 压痛（tenderness）及反跳痛（rebound tenderness）　正常腹部在触诊时一般不引起疼痛，如由浅入深按压发生疼痛，称为压痛。出现压痛时多表示该部位腹膜或内脏器官有病变，如炎症、结核、结石、肿瘤等。压痛可分为广泛性和局限性，广泛性压痛见于各种原因引起的弥漫性腹膜炎；局限性压痛见于局部脏器的病变或局限性腹膜炎。若压痛局限于一点时，称为压痛点。常见腹部疾病的压痛点见图 4-45。固定的压痛点是某些疾病的重要诊断依据，如阑尾炎多有麦氏（McBurney）点（右髂前上棘与脐连线中外 1/3 交界处）压痛，胆囊病变多有胆囊区（右肋弓与腹直肌外缘交界处）压痛。

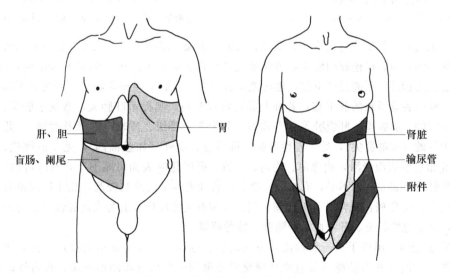

图 4-45　腹部常见疾病的压痛点

（引自：万学红，卢雪峰. 2013. 诊断学［M］. 8 版. 北京：人民卫生出版社.）

　　当检查者用手触诊腹部出现压痛后手指可于原处稍停片刻，使压痛感觉趋于稳定，然后迅速将手抬起，如此时被检者感觉腹痛骤然加重，并有痛苦表情，称为反跳痛。反跳痛表示炎症已波及腹膜壁层。临床上把腹肌紧张、压痛及反跳痛统称为腹膜刺激征（peritoneal irritation），亦称腹膜炎三联征。

3. 内脏的触诊　腹腔内脏器较多，如肝、胆、脾、胰腺等，通过触诊可判断脏器有无肿大、肿块等，对发现阳性体征有重要意义。

（1）肝脏触诊：可用单手或双手触诊法。腹壁较薄、软，肝位置较浅者可用单手触诊法，若腹壁较厚或肝脏位置较深者，可用双手触诊法。

单手触诊法较为常用，检查者将右手4指并拢，掌指关节伸直，与肋缘大致平行地放在右上腹部（或脐右侧）估计肝下缘的下方。触诊时嘱被检者做均匀而较深的腹式呼吸，触诊的手法应与呼吸运动密切配合，呼气时，腹壁松弛下陷，右手逐渐向腹部加压；吸气时，腹壁隆起，右手指缓慢被动抬起向上迎触下移的肝缘，如此反复，直到触到肝缘或肋缘为止（图4-46）。需在右锁骨中线及前正中线上分别触诊肝缘，并测量其与肋缘或剑突根部的距离，以厘米表示。

双手触诊法在单手触诊的基础上，将左手掌及4指平放于被检者右腰部后方，相当于第11、12肋骨与其稍下的部位，拇指张开，置于季肋上，右手下压时，左手向前托起肝脏便于右手触诊（图4-47）。

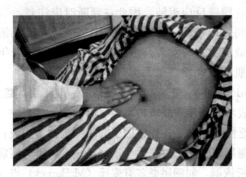

图 4-46　肝脏单手触诊法
（引自：万学红，卢雪峰. 2013.
诊断学 ［M］. 8 版. 北京：人民卫生出版社.）

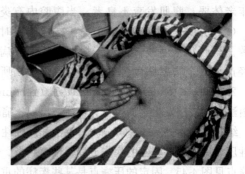

图 4-47　肝脏双手触诊法
（引自：万学红，卢雪峰. 2013.
诊断学 ［M］. 8 版. 北京：人民卫生出版社.）

触及肝脏时，应详细描述其大小、质地、表面、边缘、压痛等。①大小：正常成人的肝脏一般在肋缘下触不到，但腹壁松软的瘦人，当深吸气时在右肋缘下1cm内、剑突下3cm内可触及肝脏。肝下缘超过上述标准，可能是肝下移，也可能是肝肿大。若肝上界相应降低，则为肝下移，如右侧胸腔积液、肺气肿等所致的肝下移；若肝上界正常或升高，则提示肝肿大，常见于肝炎、肝瘀血、血吸虫、肝脓肿、肝肿瘤、肝囊肿等。②质地：分为3个等级。质软（如触及嘴唇），见于正常肝脏；质地中等硬（如触鼻尖），见于慢性肝炎、肝淤血；质硬（如触额部），见于肝硬化、肝癌等。③表面：正常肝脏表面光滑，边缘薄、均匀、一致。肝硬化时表面可略不平，有时可触及小结节；癌肿、多囊肝时肝表面高低不平，有结节样隆起；若肝表面呈大块状隆起，见于巨块型肝癌、肝脓肿、肝包虫病。④压痛：正常肝脏无压痛，当肝包膜有炎症反应或肝肿大使肝包膜张力增加，则肝区有压痛，见于急性肝炎、肝淤血、肝脓肿、肝肿瘤等。

（2）胆囊触诊：用单手滑行触诊法，方法同肝脏触诊。正常胆囊不能触到。胆囊肿大时超过肝缘及肋缘，此时可在右肋缘与腹直肌外缘交界处触到一梨形或卵圆形肿块，张力较高，随呼吸上下移动，见于急性胆囊炎、胆囊结石或胆囊癌等。

胆囊触痛检查方法：检查者将左手掌平放在被检者的右肋，拇指放在胆囊点用中等压力按压腹壁，然后嘱被检者缓慢深呼吸，如果深吸气时被检者因疼痛而突然屏气，则称墨菲征（Murphy sign）阳性（图4-48），见于急性胆囊炎（由于发炎的胆囊随深吸气时膈肌下降而下移，碰到正在加压的手指引起疼痛所致）。胰头癌压迫胆总管导致胆道阻塞，黄疸进行性加深，胆囊也显著肿大，但无压痛，称为库瓦西耶征（Courvoisier sign）阳性。

（3）脾脏触诊：对脾脏明显肿大而位置又较表浅者，用浅部触诊法就可以触到。若脾脏位置较深或腹壁较厚，则用双手触诊法。双手触诊时被检者仰卧，双腿稍屈曲，检查者左手掌绕过被检者腹前方平放于左胸下部第9～11肋处，将脾脏从后向前托起，右手掌平放于脐部，与左肋弓大致成垂直方向，自下而上随被检者的腹式呼吸进行触诊检查（图4-49）。脾脏轻度肿大而仰卧位不易触到时可嘱被检者改用右侧卧位，右下肢伸直，左下肢屈曲，容易触到脾脏（图4-50）。

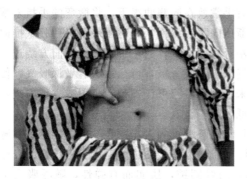

图 4-48　Murphy 征检查示意图

（引自：万学红，卢雪峰. 2013. 诊断学［M］.

8 版. 北京：人民卫生出版社.）

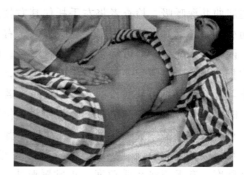

图 4-49　脾脏触诊示意图（平卧位）

（引自：万学红，卢雪峰. 2013. 诊断学［M］.

8 版. 北京：人民卫生出版社.）

1）大小：正常脾脏不能触及。内脏下垂、左侧胸腔大量积液或气胸时膈下降，可使脾向下移位而被触及，除此之外，若能触及脾脏则提示脾肿大。

2）测量方法：临床上可用三线记录法描述脾脏的大小（图4-51）。第I线测量，测量左锁骨中线与左肋弓交叉点至脾下缘的距离，脾脏轻度肿大时只做第I线测量；第II线测量，测量左锁中线与肋缘交叉点至脾尖的最远距离（应大于第I线测量）；第III线测量，表示脾右缘到前正中线的最大距离，超过正中线以"＋"号表示，未超过则以"－"号表示。脾脏明显肿大时加测第II线和第III线。

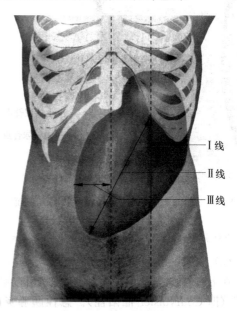

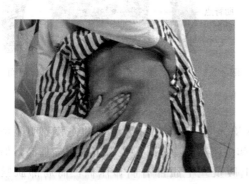

图 4-50　脾脏触诊示意图（右侧卧位）

（引自：万学红，卢雪峰. 2013.

诊断学［M］. 8 版. 北京：人民卫生出版社.）

图 4-51　脾肿大的测量

（引自：万学红，卢雪峰. 2013.

诊断学［M］. 8 版. 北京：人民卫生出版社.）

临床上常将肿大的脾脏分为轻度、中度、高度肿大。轻度肿大者在深吸气时脾脏在肋下2cm以内；中度肿大脾脏超过肋下2cm，但未达到至脐水平线；高度肿大者超过脐水平。

触到脾脏后除注意大小外，还应注意脾脏的质地、表面情况、边缘及有无压痛等。脾周围炎或脾脓肿、脾梗死时，炎症累及脾包膜及壁层腹膜，可出现脾区压痛。脾脏肿大常见于急、慢性传染病（如急慢性肝炎、伤寒等），肝硬化及慢性淋巴细胞性白血病等。

（4）肾脏触诊：一般用双手触诊法检查肾脏，取立位或平卧位。卧位触诊右肾时，嘱被检者两腿屈曲并深呼吸，检查者将左手托住其右腰部，右手掌放在同侧肋缘下，将微弯的手指末端置于肋弓下方，嘱其做腹式呼吸，当吸气末，右手逐渐压向腹腔深部，同时用左手将后腹壁推向前方，两手互相配合，即可触及肾脏或肾下极。触诊左肾时，检查者的左手自被检者前方绕过，左手掌托住被检者左侧后腰部，右手同上触诊，如呼气末未触及肾极，可让被检者做深吸气，使肾脏下降，有时肾脏可从触诊的双手中滑过。若卧位未触到肾脏，可让被检者坐位或立位检查，因立位时由于重力的因素和膈肌下降，使肾脏位置较低，易于触及。

正常人的肾脏一般不能触及，在腹壁松弛、瘦长和内脏下垂的人，深吸气后可能触到右肾下极。在深吸气时能触到1/2以上的肾脏即为肾下垂。触诊肾脏时要注意其大小、形状、表面状态、硬度、有无压痛及活动度。正常肾脏表面光滑，边缘圆钝，质实而有弹性，随呼吸上下移动。如在深吸气时能触到移动度较大的肾脏即为肾下垂。肾脏肿大见于肾盂积水或积脓、肾肿瘤、多囊肾等。

当肾和尿路有炎症时，在以下部位出现压痛：①季肋点：在第10肋骨前端；②上输尿管点：在腹直肌外缘脐水平线上；③中输尿管点：两侧髂前上棘连线与腹直肌外缘交点；④肋脊点：脊柱与第12肋骨的交界点，又称肋脊角；⑤肋腰点：腰肌外缘与第12肋骨的交界点，又称肋腰角。肾周围脓肿或肾盂炎时，肋脊点和肋腰点有压痛；输尿管结石、结核或化脓性炎症时，可于上、中输尿管点出现压痛（图4-52、图4-53）。

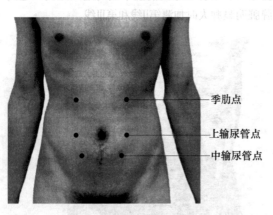

图4-52 肾、输尿管疾病压痛点示意图（腹面）
（引自：万学红，卢雪峰. 2013.
诊断学［M］. 8版. 北京：人民卫生出版社.）

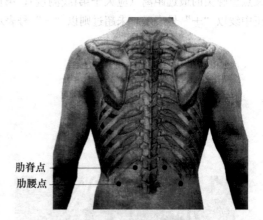

图4-53 肾、输尿管疾病压痛点示意图（背面）
（引自：万学红，卢雪峰. 2013.
诊断学［M］8版. 北京：人民卫生出版社.）

（5）胰腺触诊：正常胰腺位于腹膜后，不能触及。当胰腺肿瘤或胰腺囊肿使胰腺明显增大时，在上腹部和左季肋部用深部触诊法可以触到。胰头癌时胆囊显著肿大，黄疸明显加深，但无压痛（即Courvoisier征阳性）。急性胰腺炎时，上腹及左上腹部有明显压痛，而局部肌紧张较轻。

（6）膀胱触诊：用单手滑行触诊法。正常膀胱空虚时不能触到，当膀胱积尿而充盈时，在下腹正中部可触到圆形、表面光滑的囊状物，排尿后消失，此点可与腹部其他包块相鉴别。

4. **腹部包块**　腹腔内脏器肿大、异位、肿瘤、囊肿或脓肿、炎性组织粘连或肿大的淋巴结等，均可形成包块。如触到包块要鉴别其来源于何种脏器、是炎症性还是非炎症性、是实质性还是囊性、是良性还是恶性、在腹腔内还是在腹壁上。左下腹包块要注意与粪块鉴别。触诊腹部包块时必须注意其位置、大小、质地、有无压痛、活动度等。

5. **正常腹部可触到的脏器**　正常人，尤其是体质消瘦者腹腔内某些脏器可以被触及，容易被误诊为异常情况，应注意与病理包块鉴别。

(1) 腹主动脉：位于脐的深处，沿腹中线或偏左可触及腹主动脉的搏动。

(2) 大肠：① 乙状结肠：在左下腹可触及，尤其在便秘或结肠痉挛时更易触到，呈粗索条状物，可移动；② 盲肠：在右下腹部偶可触及，呈圆柱状，表面光滑，无压痛，可向两侧移动，按压时可出现咕噜响声；③ 横结肠：在上腹部可触及，呈稍向下弯曲的横条状物，如腊肠样粗，若向下弯曲呈 U 字形，见于显著内脏下垂者。

(3) 腰椎椎体及骶骨岬：在脐或脐下可触到第 4、5 腰椎椎体及骶骨岬，质硬而固定。

(三) 叩诊

腹部叩诊有直接叩诊法和间接叩诊法，一般多采用间接叩诊法，检查振水音及叩击痛时，也用直接叩诊法。腹部叩诊内容包括：

1. **腹部叩诊音**　正常腹部叩诊除肝、脾区，充盈的膀胱和增大的子宫呈浊音或实音外，其余部位均为鼓音。胃肠高度胀气、人工气腹和胃肠穿孔时，鼓音的范围扩大。实质脏器极度肿大、腹腔内肿物或大量腹水时，病变部可出现浊音或实音，鼓音范围缩小。借叩诊可协助鉴别腹部病变的性质。

2. **肝脏叩诊**　肝叩诊呈实音。叩诊肝脏上、下界时，一般沿右侧锁骨中线自上而下，叩指用力要适当，勿过轻或过重，当由清音转为浊音时，即为肝上界，相当于肺遮盖的肝顶部，故又称为肝脏相对浊音界；继续向下叩诊由浊音转为实音处，即为肝脏绝对浊音界，相当肺下缘的位置；继续向下叩，由实音转变鼓音处，即为肝下界。肝下界也可由腹部鼓音区沿锁骨中线向上叩诊确定，由鼓音转为浊音处即是肝下界。正常肝上界在右锁骨中线上第 5 肋间（肝绝对浊音界比相对浊音界位置低一肋间），下界位于右肋缘下，肝上界至肝下界之间称肝浊音区，正常成人在 9～11cm。矮胖体型者肝上、下界均可高一个肋间，瘦长体型者则可低一个肋间。

肝浊音界扩大见于肝脓肿、肝淤血、肝包虫、肝癌等；肝浊音界缩小见于胃肠胀气、肝硬化及暴发性肝炎等；肝浊音界消失代之以鼓音，主要见于急性胃肠穿孔、人工气腹；肝浊音界上移，见于腹水、鼓肠、右肺纤维化、右肺不张等；肝浊音界下移，见于慢性肺气肿、右侧张力性气胸等。

3. **膀胱叩诊**　排空的膀胱因其位于耻骨联合后方不能叩及，当其被尿液充盈时，耻骨上方叩诊呈圆形浊音区。妊娠的子宫、子宫肌瘤或卵巢囊肿，在该区也呈浊音，应予鉴别，若排尿后浊音区消失，则为尿潴留引起的膀胱胀大。腹水时，耻骨上叩诊也可有浊音，但浊音区的弧形上缘凹向脐部，而胀大膀胱的浊音区的弧形上缘凸向脐部。

4. **叩击痛**　根据检查的脏器不同而采取不同的体位。叩击肾脏取坐位或侧卧位，叩击肝、胆取平卧位。检查时检查者用左手手掌平放在某脏器的体表相应部位，右手握拳用尺侧轻叩左手背，如患者感到疼痛即为叩击痛。正常人各脏器无叩击痛，当腹腔内脏器或其周围有病变时，可出现叩击痛，如右季肋叩击痛见于病毒性肝炎、肝脓肿、肝癌等；胆囊区叩击痛为胆囊炎；肾区叩击痛见于肾炎、肾盂肾炎、肾结核、肾结石及肾周围炎等。

5. **移动性浊音 (shifting dullness)**　腹腔内有游离液体超过 1000ml 以上时，当患者仰卧位因重力关系液体积于腹部两侧，故该处叩诊呈浊音，腹部中间因肠管内有气体而浮在液面上，故叩诊呈鼓音。当患者侧卧位时，因腹水积于下部而肠管上浮，故下部叩诊为浊音，上部呈鼓音，此种因体位不同而出现浊音区变动的现象，称移动性浊音。检查方法：患者先取仰卧位，自脐部向一侧腰部叩诊，当鼓音变为浊音处，让患者转向对侧，而检查者的左手中指不离开腹壁，再次叩诊，此时浊音如变为鼓音，则为移动性浊音阳性（图4-54）。此为诊断腹水的重要方法。如果腹水量少，可采取胸膝位，使脐部处于最低位，叩脐部，如该部由仰卧位的鼓音转为浊音，则提示有腹水可能。

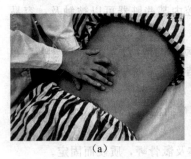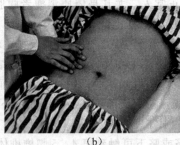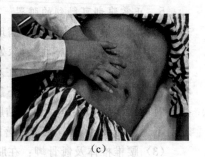

（a）　　　　　　　　　　　（b）　　　　　　　　　　　（c）

图4-54　移动性浊音叩诊方法

（引自：万学红，卢雪峰. 2013. 诊断学［M］. 8版. 北京：人民卫生出版社.）

（四）听诊

1. 肠鸣音（bowel sound）　肠蠕动时，肠管内气体和液体随之流动，产生一种断断续续的咕噜声（或气过水声），称肠鸣音。通常以右下腹作为肠鸣音听诊点正常情况下，肠鸣音一般每分钟4～5次。当肠蠕动增强时，肠鸣音每分钟在10次以上，但音调不特别高亢，称肠鸣音活跃，见于急性肠炎、服泻药后或胃肠道大出血等；如次数多且音调响亮、高亢称肠鸣音亢进，见于机械性肠梗阻。持续3～5分钟以上才听到1次或听不到肠鸣音者，称肠鸣音减弱或消失，见于老年性便秘、腹膜炎、电解质紊乱或肠麻痹等。

2. 振水音（succussion splash）　胃内气体与液体相撞击而发出的声音称振水音。检查方法为患者取仰卧位，检查者以一耳凑近上腹部，同时用冲击触诊法振动胃部，不用听诊器即可听到气、液撞击声音。正常人在进食多量的液体后可出现振水音，如果在空腹或饭后6～8小时以上仍有振水音，则表示胃内有液体潴留，见于胃扩张或幽门梗阻。

3. 血管杂音　腹部正常无血管杂音，在妊娠5个月以上，腹部可听到胎心音。病理性血管音可见于肾动脉狭窄及门静脉高压等，肾动脉狭窄时在左、右上腹可听到强弱不等的吹风样杂音；门静脉高压患者有时可在胸骨剑突下部或脐附近听到连续性静脉瓮鸣音。

（耿桂灵）

第8节　肛门、直肠和生殖器检查

肛门、直肠和生殖器检查是体格检查不可忽略的一部分，对有指征的被检者应向其说明检查目的及重要性，简要介绍检查方法，以解除心理顾虑，取得配合。

一、肛门、直肠

被检者的体位对肛门、直肠的检查很重要，若体位不当可能引起疼痛或遗漏病情，因此检查时应根据被检者身体情况和检查要求选择合适的体位。常用体位有以下几种：

1. 膝胸位　该体位能使肛门显露清楚，是肛门和直肠检查的最常用体位。被检者双膝屈曲跪伏于检查台上，肘关节和胸部紧贴台面，臀部抬高。此体位适用于前列腺、精囊及乙状结肠镜检查等，但不能持久，故病重或年老体弱者不宜采用。

2. **左侧卧位** 被检者臀部靠近检查台右侧，左腿伸直，右腿屈曲，检查者位于被检者背后进行检查。此体位适用于肛门直肠小手术或病重、年老体弱患者。

3. **仰卧位或截石位** 被检者仰卧，臀部垫高，两腿屈曲、抬高并外展，充分暴露肛门。此体位适用于重症体弱患者、膀胱直肠窝检查及直肠双合诊。

4. **蹲位** 被检者下蹲做排便姿势，用力增加腹压。此体位适用于检查直肠脱垂、内痔及直肠下段息肉等。

5. **弯腰扶椅位** 被检者向前弯腰，至少达90°，双手扶椅，暴露臀部及肛门。此体位适用于门诊检查。

肛门、直肠的检查应在光线充足处进行，动作宜轻柔。另外，由于该检查涉及被检者的隐私，故还应注意做好适当保护。检查方法以视诊和触诊为主，辅以内镜检查。

（一）视诊

首先应观察肛门周围皮肤颜色及皱褶，正常其颜色较深，皱褶呈放射状。观察肛周皮肤有无增厚，有无粪便、脓血、黏液、皮疹、肛裂、外痔、肿块及瘘管外口等，以便判断病变性质。然后嘱被检者取蹲位做排便姿势或让被检者用力屏气，检查者用示指和中指将其臀裂轻轻分开，使肛门外翻，观察有无内痔、息肉及直肠脱垂等情况。

（二）触诊

触诊包括肛门指诊或直肠指诊，是一种简便、易行、有效的检查方法。许多肛门直肠疾病通过指诊就可早期发现，如80%直肠癌可在直肠指诊时被发现，也能及时发现肛裂、肛管的炎症反应，肛瘘的走行，直肠息肉及直肠周围的疾病，另外还有助于检查阑尾炎、前列腺与精囊、子宫与输卵管等盆腔疾病。

检查时要求被检者保持肌肉松弛，避免肛门括约肌紧张。检查者右手戴橡胶手套或指套，示指涂以液体石蜡、肥皂液或凡士林等润滑剂，以指腹轻轻按摩肛门外口，让被检者做深呼吸，再缓慢插入肛门及直肠内进行检查。插入直肠后，有顺序地上、下、左、右全面检查，注意有无触痛，黏膜是否光滑，有无包块、狭窄或波动感。示指抽出后，观察指套上有无黏液、脓血等分泌物，必要时送检。

经肛门、直肠视诊和触诊可发现以下一些异常改变：

1. **肛门外伤与感染** 肛门有创口或瘢痕，见于外伤与术后；肛门周围有红肿、压痛及波动感，见于肛门周围脓肿。

2. **痔（hemorrhoid）** 痔是肛门和直肠下部静脉丛淤血、扩张形成的静脉团。临床上分为内痔、外痔和混合痔。内痔位于齿状线上方，表面被直肠黏膜所覆盖，患者排便时常有便血并有痔块脱出于肛门外，视诊于肛门内口可见紫红色柔软包块；外痔位于齿状线下方，表面为肛管皮肤所覆盖，患者常有疼痛感，视诊于肛门外口可见紫红色柔软包块；混合痔位于齿状线上下，表面为肛管皮肤和直肠黏膜所覆盖，兼有内、外痔的特点。

3. **肛裂（anal fissure）** 肛裂是肛管齿状线以下深达皮肤全层的狭长裂口，可伴有梭形或椭圆形多发溃疡。患者于排便时疼痛剧烈，便后可缓解，再次排便时又发生疼痛，排出的粪便表面或便纸上可有少量鲜血。检查时肛门括约肌高度紧张呈挛缩状，肛门触痛明显。

4. **直肠脱垂（proctoptosis）** 嘱被检者取蹲位，用力屏气，若在肛门外看到紫红色、圆形、光滑的肿物且黏膜皱襞呈"放射状"，且直肠指诊时能感到其肛管括约肌收缩无力，此为直肠部分脱垂（即直肠黏膜脱垂）；若看到的膨出部分呈椭圆形块状物，表面有"同心环"皱襞，且指诊时发现肛门口扩大并感到肛管括约肌松弛无力，此为直肠完全脱垂（即直肠壁全层脱垂）。

5. **其他** 直肠指诊在内口处有轻度压痛，可扪及硬结样内口及索样瘘管者见于肛瘘；触到表面凹凸不平、质地坚硬的肿块可考虑直肠癌；触及柔软、表面光滑、有弹性、有或无蒂、活动的球形肿物多为直肠息肉；指诊后指套上带有黏液、脓液或血液，说明有炎症或组织破坏。

二、生殖器

男性生殖器检查时一般先检查外生殖器，后检查内生殖器。检查方法有视诊和触诊。其检查内容包括：

（一）阴茎

视诊时注意阴茎有无形态异常，如有无偏斜或屈曲畸形，以及包皮、阴茎头和阴茎颈、尿道口等情况。触诊时注意海绵体及尿道有无硬结和压痛。

1. 阴茎大小和形态　成人阴茎过小（婴儿型）多见于垂体或性腺功能不全；儿童阴茎过大（成人型）多见于促性腺激素过早分泌（真性性早熟）和睾丸间质细胞瘤（假性性早熟）。

2. 包皮　包皮是随年龄增长逐渐退缩的，包皮口也逐渐扩大。婴幼儿期包皮较长，包住整个阴茎头，包皮口也小；3岁后90％小儿的包皮能翻转；成人当阴茎松弛时，包皮不应掩盖尿道口，上翻后可退到冠状沟，露出阴茎头。包皮长过阴茎头但上翻后能露出尿道外口和阴茎头，称为包皮过长（redundant prepuce），易引起炎症、包皮嵌顿，甚至阴茎癌；若包皮上翻后不能露出阴茎头，则称为包茎（phimosis），可由先天性包皮口狭窄、外伤或炎症后粘连引起。

3. 阴茎头和阴茎颈　正常阴茎头红润光滑，无红肿和结节。检查时应注意阴茎头有无充血、水肿、糜烂、溃疡、肿块等，包皮过长者应将其包皮翻开进行检查。如看到或触到硬结，伴有暗红色溃疡、易出血，或呈菜花状、表面覆有灰白色坏死组织、有腐臭味，可能是阴茎癌。阴茎颈处若有单个椭圆形硬质溃疡，称为下疳，可见于梅毒。

4. 尿道外口　正常尿道外口呈竖鱼口形，黏膜红润，无分泌物。尿道外口狭窄见于先天性畸形或炎症引起的粘连；尿道外口发红、附有分泌物并沿尿道有压痛者，见于尿道炎；尿道开口于阴茎腹面者，见于尿道下裂。

（二）阴囊

检查时被检者取站立位，充分暴露下身。检查方法主要有视诊和触诊。检查时注意观察阴囊皮肤是否粗糙，有无颜色改变，有无渗出、糜烂、皮疹及水肿等。触诊时检查者双手拇指置于阴囊前面，其余4指置于阴囊后面进行检查。

1. 睾丸（testicle）　正常者两侧各一，呈椭圆形，质地光滑、柔韧。触诊时应两侧对比，注意其大小、形状、硬度、有无触痛及缺如等。

（1）睾丸增大：一侧睾丸肿大、质硬或伴结节，可见于睾丸肿瘤；睾丸急性肿大，并有明显触压痛，可见于睾丸外伤或急性睾丸炎、流行腮腺炎、淋病等炎症。

（2）睾丸过小：多由先天性因素和内分泌异常所致，如肥胖性生殖无能症。

（3）睾丸萎缩：可由外伤后遗症、流行性腮腺炎及精索静脉曲张所致。

（4）睾丸缺如：可为单侧或双侧，常见于性染色体数目异常所致的先天性无睾症。若在阴囊内未触及睾丸，还应仔细检查同侧的阴茎根部、腹股沟管、会阴部或腹腔等处，如果在上述部位触及较正常小而柔软的睾丸，则为隐睾。

2. 附睾（epididymis）　呈新月形，紧贴睾丸上端和后缘略偏外侧。急性附睾炎时，附睾肿痛；慢性附睾炎时，触诊能摸到结节，稍有压痛；附睾结核时，附睾肿胀，可触到结节状硬块，但一般无挤压痛，与周围组织粘连并伴输精管增粗且呈串珠状。

3. 精索（spermatic cord）　位于附睾上方，呈柔软的圆索状结构，正常无压痛。若局部皮肤红肿且有挤压痛，可见于急性精索炎；若局部呈串珠样状，可见于输精管结核；若触及蚯蚓状柔软的团块，且团块于站立位或增加腹压时明显而平卧位时消失，则见于精索静脉曲张。

4. 其他异常改变　阴囊皮肤青紫、增厚、皱褶变浅或消失，见于阴囊皮下淤血或血肿；阴囊皮肤肿胀、发亮，达到透明程度，称阴囊水肿，见于全身性水肿，也可由炎症、过敏反应、下腔静脉阻塞等引起；阴囊皮肤粗厚，明显下垂，皱褶变宽、变浅、色淡，见于丝虫病（象皮肿）；阴囊单侧或双侧肿大，触之有囊性感，可回纳至腹腔，但咳嗽或腹压增高时又降至阴囊者，见于阴囊疝。

（三）前列腺和精囊

正常成人前列腺（prostate）呈栗子大小，中等硬度，有弹性，能触及中间沟，表面光滑，无结节和压痛。被检者取膝胸位、左侧卧位或站立弯腰体位，检查前排空膀胱，用直肠指诊进行检查。老年人的良性前列腺肥大，触诊可见前列腺肿大、中间沟消失、表面平滑、质韧、无压痛和粘连；急性前列腺炎时，前列腺肿大并有明显压痛；前列腺癌时，前列腺肿大、表面凹凸不平、质硬。

正常精囊柔软、光滑，通过直肠指诊一般不能触及。前列腺炎症或积脓累及精囊时，可触及精囊呈条索状肿胀并有压痛；前列腺结核累及精囊时，可触及精囊表面呈结节状；前列腺癌累及精囊时，可触及不规则硬结。

女性生殖器检查一般可以免除，如病情需要应由妇科医师协助进行。

第 9 节　脊柱与四肢检查

一、脊柱

脊柱（vertebral column）由 24 块椎骨、1 块骶骨和 1 块尾骨借椎间盘、椎间关节及许多韧带连接成一个整体，既坚固又柔韧。脊柱为人体的中轴骨骼，是身体的支柱，有负重、减震、保护和运动等功能。脊柱的病变主要有形态异常、活动受限及疼痛等。检查以视诊为主，结合触诊和叩诊。

（一）脊柱弯曲度

检查脊柱弯曲度时，被检者可取立位或坐位，肌肉放松，上肢自然下垂，充分暴露背部。

1. 生理性弯曲　正常人的脊柱从侧面观察有颈、胸、腰、骶 4 个生理性弯曲，颈曲和腰曲前凸，胸曲和骶曲后凸，形似"S"。检查时，检查者位于被检者后方，用手指沿其脊椎棘突自上而下画压皮肤，观察按压出现的红色压痕是否位于后正中线。正常人脊柱无侧弯。

2. 病理性变形

（1）脊柱后凸（kyphosis）：又称驼背（gibbus），多发生于胸段。小儿脊柱后凸多见于佝偻病；青少年多见于胸椎结核；成年人胸段呈弓形后凸，见于强直性脊柱炎；老年人多发生于胸椎上部，为骨质退行性变胸椎椎体压缩所致；另外外伤致脊椎骨折、青少年发育期姿势不良及脊椎骨软骨炎等也可造成脊柱后凸。

（2）脊柱前凸（lordosis）：多发生在腰段，见于晚期妊娠、大量腹水、腹腔巨大肿瘤等各种原因所致腹压增大及髋关节结核、先天性髋关节脱位等病变。

（3）脊柱侧凸（scoliosis）：功能性脊柱侧凸时，改变体位能使其纠正，见于儿童发育期姿势不良、椎间盘脱出及脊髓灰质炎后遗症等；器质性侧凸时，改变体位不能使其纠正，见于佝偻病、慢性胸膜粘连及肥厚、肩或胸廓畸形等。

（二）脊柱活动度

检查时，嘱被检者作前屈，后伸，左、右侧弯及旋转运动。注意动作应小心缓慢，严禁急速或剧烈的运动检查。

正常脊柱活动范围以颈段和腰段最大，胸段较小，骶段几乎不活动。一般颈段可前屈、后伸各45°，左、右侧弯各45°，旋转60°；腰段在臀部固定条件下可前屈、后伸45°，左、右侧弯各30°，旋转为45°。但受年龄、运动及脊柱结构差异等因素影响，脊柱活动范围存在较大的个体差异。

脊柱活动受限见于软组织损伤、颈椎及腰椎增生性关节炎、结核或肿瘤所致骨质破坏、骨折及脱位、椎间盘脱出等。

（三）脊柱压痛与叩击痛

1. **压痛**　嘱被检者取坐位，身体稍前倾，检查者用右手拇指自上而下逐个按压脊柱棘突和椎旁肌肉，观察有无局限性压痛及肌肉痉挛。正常者无压痛及肌肉痉挛。若脊椎有压痛，多见于脊椎结核、椎间盘脱出及脊椎外伤或骨折；若椎旁肌肉有压痛或痉挛，多见于腰背肌纤维炎或急性腰肌劳损。

2. **叩击痛**　检查时嘱被检者取坐位，检查方法有直接叩诊法和间接叩诊法。前者是检查者用中指或叩诊锤直接叩击各棘突，后者是检查者左手掌置于被检者头顶，右手握拳以小鱼际肌部叩击自己左手背，观察被检者有无疼痛。正常人脊柱无叩击痛。叩击痛的部位常为病变所在部位，叩击痛阳性多见于脊柱结核、骨折、脊椎肿瘤及椎间盘脱出等。

二、四肢与关节

四肢与关节的检查以视诊、触诊为主，辅以必要的叩诊，主要评估其形态和功能。检查四肢与关节的形态时，应充分暴露被检查部位，观察有无畸形或形态改变，有无红、肿、热、痛、结节等。检查四肢与关节运动功能时，观察被检者的姿势、步态及肢体活动情况，确定有无功能障碍。正常人四肢与关节左右对称，形态正常，活动不受限。

（一）形态异常

1. **匙状甲**（spoon nails）　又称反甲（koilonychia）。其特点为指（趾）甲中央凹陷，边缘翘起，指甲变薄、变脆，表面有粗糙条纹（图4-55）。多见于缺铁性贫血及高原疾病，偶见于风湿热及甲癣等。

2. **杵状指（趾）**　手指（或足趾）末端指节增生、肥厚、呈杵状膨大，其特点为末端指（趾）节明显增宽、增厚，指（趾）甲从根部到末端呈拱形隆起，指（趾）端背面的皮肤与指（趾）甲所构成的基底角≥180°（图4-56）。其发生机制尚不清楚，多认为与肢体末端慢性缺氧、代谢障碍及中毒损害有关。多见于支气管扩张、支气管肺癌、脓胸、肺脓肿、发绀型先天性心脏病、感染性心肌炎、亚急性感染性心内膜炎、Crohn病、溃疡性结肠炎、肝硬化等疾病。

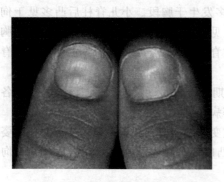

图 4-55　匙状甲

（引自：万学红，卢雪峰. 2013. 诊断学［M］.
8版. 北京：人民卫生出版社.）

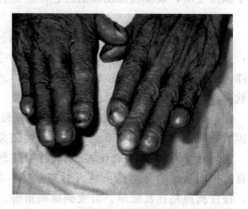

图 4-56　杵状指

（引自：万学红，卢雪峰. 2013. 诊断学［M］.
8版. 北京：人民卫生出版社.）

3. **指关节变形** 包括：①梭形关节：近端指间关节呈梭形畸形，可伴红、肿、痛及活动受限，晚期手指及腕部向尺侧偏移，常为双侧对称性改变，最常见于类风湿性关节炎；②爪形手：大、小鱼际肌和骨间肌萎缩，掌指关节过伸，指间关节屈曲，手状似鸟爪，可见于尺神经损伤、脊髓空洞症、进行性肌萎缩及麻风病等。

4. **肢端肥大症**（acromegaly） 由于青春期发育成熟后发生腺垂体功能亢进，生长激素分泌增多，使骨末端及其韧带等软组织增生、肥大所致肢体末端变得异常粗大，见于垂体前叶生长激素细胞腺瘤或增生。

5. **膝关节变形** 膝关节红、肿、热、痛及活动障碍，多为膝关节急性炎症，如风湿性关节炎。膝关节腔内有过多积液时，称关节腔积液，视诊关节周围有明显肿胀，当膝关节屈曲成90°时，髌骨两侧的凹陷消失，触诊出现"浮髌现象"。浮髌现象是指按压髌骨时有明显的浮动感。检查方法：被检者取平卧位，患肢伸直并放松，检查者左、右手的拇指和其余手指分别固定于肿胀膝关节上、下方的两侧，使关节腔内的液体不致向周围流动而影响浮力，然后用右手示指将髌骨连续向下方按压数次，压下时有髌骨与关节面的碰触感，松手时有髌骨随手浮起感，即为浮髌试验阳性（图4-57）。

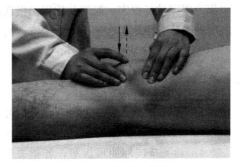

图4-57 浮髌试验
（引自：万学红，卢雪峰. 2013. 诊断学［M］.8版. 北京：人民卫生出版社.）

6. **膝内、外翻**（genua varum，genua valgum）正常人直立双脚并拢时，双膝和双踝能靠拢。膝内翻者表现为双踝接触时，双膝不能靠拢，呈"O"形，故也称"O"形腿（图4-58）；膝外翻者表现双膝靠拢时，双踝异向分离，呈"X"形，故也称"X"形腿（图4-59）。膝内、外翻畸形多见于佝偻病和大骨节病。

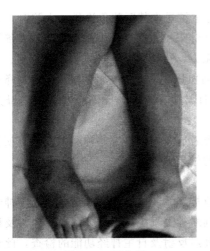

图4-58 膝内翻

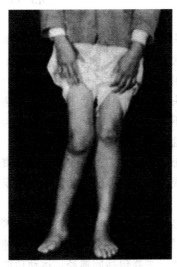

图4-59 膝外翻

（引自：万学红，卢雪峰. 2013. 诊断学［M］. 8版. 北京：人民卫生出版社.）

7. **足内、外翻** 正常足内、外翻均可达35°。足内、外翻畸形者表现为足掌部活动受限，呈固定性内翻、内收位或外翻、外展位，足跟不能着地，多见于先天性畸形和脊髓灰质炎后遗症。

8. **肌肉萎缩**（muscle atrophy） 被检者肌肉的体积较正常缩小、肌纤维变细甚至消失，肌肉松弛无力，见于周围神经损害、脊髓灰质炎后遗症、进行性肌营养不良症及长期肢体废用等。

9．下肢静脉曲张　主要是下肢浅静脉血液回流受阻所致。表现为下肢静脉怒张、迂曲如蚯蚓状，小腿部比大腿部明显，严重者小腿有肿胀感，局部皮肤萎缩、脱屑、瘙痒、色素沉着，甚至形成溃疡和湿疹，经久不愈。多见于从事持久站立、重体力工作的人或下肢深静脉血栓患者。

10．水肿（edema）　可有全身或局部、凹陷性或非凹陷性、单侧性或双侧性水肿等不同表现。详见第3章第2节。

（二）运动障碍与异常

四肢运动是在神经的协调下由肌肉、肌腱带动关节来完成的，其中任何一个环节受到损害，如中枢或周围神经损害、肌腱及软组织损伤或炎症、骨折及关节脱位等，均将导致运动功能障碍。检查时让被检者做主动和被动的各个方向的关节运动，观察其活动范围及有无活动受限或疼痛。

关节的正常活动范围如下：

1．肩关节　屈曲约90°，伸约45°，内收肘部可至正中线，肩胛固定不动外展可达90°，内旋可达80°，外旋可达30°。

2．肘关节　屈肘、屈腕时，拇指可达肩部；伸直为180°。

3．腕关节　伸直约40°，屈曲50°～60°，内收约30°，外展约15°。

4．指关节　屈曲可握拳，各指关节均可伸直。

5．髋关节　屈曲时股前部可贴近腹壁，后伸可达30°，内收约25°，外展约60°，内旋和外旋均为45°。

6．膝关节　屈曲时小腿后部可贴近股后部，伸直达180°；膝关节半屈曲位时，小腿可做小幅度旋转运动。

7．踝关节　背屈约35°，跖屈约45°，内、外翻均可达35°。

第10节　神经系统检查

【案例】　患者，男，63岁。今晨9点在家人护送下被送入某医院急诊科。入院时，他已处于嗜睡状态。接诊护士向其儿子询问了发病经过和其他健康相关资料。约2小时前陈大爷如厕时因便秘用力屏气数次后自觉明显头昏，站起时右下肢无力，行走跛跄，被搀扶回床平卧。1小时前出现头痛、右上肢活动不灵便，无法下床。既往有高血压10年，不规律服用拜新同降压，血压控制不佳，最高21.3/14.7kPa（160/110mmHg）。日常生活规律，无不良嗜好。其母死于高血压性脑出血。

该患者的责任护士在收集完上述资料后，针对该患者应重点检查哪些神经系统检查项目？可能会出现哪些阳性体征？如何正确记录神经系统检查的结果？

神经系统包括中枢神经系统和周围神经系统，中枢神经系统由脑和脊髓组成，周围神经系统由12对脑神经和31对脊神经组成。神经系统检查是判断神经系统有无损害、损害部位及程度的重要方法，主要包括脑神经、运动功能、感觉功能、神经反射及自主神经功能的检查，此外，判断被检者的意识状态也属于神经系统检查的范畴。神经系统检查时应按一定顺序，并注意和一般体检结合进行。

一、脑神经

按照功能，脑神经可分为3类：①感觉神经：嗅神经、视神经和位听神经；②运动神经：

动眼神经、滑车神经、展神经、副神经和舌下神经；③混合神经：兼有运动和感觉纤维的神经，包括三叉神经、面神经、舌咽神经和迷走神经。

1. 嗅神经 检查时让被检者闭目并按压住一侧鼻孔，用另一侧鼻孔闻有特殊气味的物品（如肥皂、咖啡、香水等），分别测试被检者的双侧嗅觉。嗅觉障碍可见于嗅神经损害和鼻黏膜病变等。

2. 视神经 主要从视力、视野、眼底 3 方面进行检查。

（1）视力：参见本章第 4 节。

（2）视野：也叫周边视力，指眼球正视时所能看到的注视点以外的空间范围。正常单眼视野颞侧约 90°，鼻侧及上、下方为 50°～70°。最简单的检查方法是对比法，即检查者与被检者相距 1m 相对而坐，各自遮住相对的眼睛，保持眼球不动，对视片刻，检查者将手指置于两者之间，从上、下、左、右 4 个方位的外周移向中心，视野正常者应与检查者同时看到手指。这种方法虽然简单，但准确性较差，精确的检查应用视野计。

3. 动眼神经、滑车神经、外展神经 为第 3、4、6 对脑神经，这 3 对脑神经共同支配眼外肌的运动，合称为眼球运动神经。检查时主要观察眼裂、瞳孔和眼球运动（参见本章第 4 节）。动眼神经麻痹时，上睑下垂，眼球向内、上、下方活动均受限，瞳孔扩大，瞳孔对光反射和集合反射均消失；滑车神经麻痹时，眼球向下及外展运动减弱，眼睛向下看时出现复视；外展神经麻痹时，眼球不能外展，出现内斜视和复视。

4. 三叉神经 检查三叉神经感觉功能时，用棉签轻触被检者的前额、鼻部两侧及下颌，两侧对比，以判断其有无感觉异常。检查其运动功能时，嘱被检者咬紧牙齿，检查者触摸其咀嚼肌，对比两侧肌力；或由检查者托紧被检者的下颌嘱其用力张口，感觉张口时的肌力及观察下颌有无偏斜。三叉神经损害表现为同侧面部感觉减退或消失，咀嚼肌瘫痪、萎缩，肌力下降，张口时下颌偏向患侧。

5. 面神经 检查面神经感觉功能时，用棉签蘸以甜、酸、咸、苦等溶液涂于舌面不同部位以测试味觉。检查其运动功能时，观察额纹、眼裂、鼻唇沟和口角是否对称，再嘱被检者做皱眉、皱额、闭眼、露齿、鼓腮及吹口哨动作，观察两侧的对称性。一侧面神经周围性瘫痪时，患侧额纹变浅、眼裂增大、鼻唇沟变浅，不能皱眉、皱额和闭眼，露齿时口角向健侧偏斜，鼓腮和吹口哨时患侧漏气。一侧面神经中枢性瘫痪时，皱眉、皱额和闭眼均正常，而病灶对侧眼裂以下的表情肌出现瘫痪。

6. 位听神经 包括听力和前庭功能的检查。

（1）听力：参见本章第 4 节。

（2）前庭功能：询问被检者有无眩晕和平衡失调，检查其有无眼球震颤。前庭神经损害可出现如上异常表现。

7. 舌咽神经和迷走神经 感觉功能检查时，用棉签轻触两侧咽后壁，判断感觉有无异常；味觉检查方法同面神经。检查运动功能时，询问被检者有无吞咽困难、饮水呛咳和声音嘶哑；嘱其张口发"啊"音，观察悬雍垂是否居中、软腭上抬是否有力。检查咽反射时，用压舌板轻触咽后壁，观察其反应。一侧舌咽和迷走神经损害时，可出现吞咽困难、饮水呛咳、声音嘶哑，咽部感觉减弱或消失，患侧软腭上抬无力，悬雍垂向健侧偏，咽反射迟钝或消失。舌咽神经损害时，尚有舌后 1/3 味觉减退。

8. 副神经 观察胸锁乳突肌和斜方肌有无萎缩，再嘱其做耸肩和转颈动作，同时施以反方向阻力，以测试其肌力。一侧副神经麻痹表现为胸锁乳突肌及斜方肌萎缩，向对侧转头无力或不能，同侧肩下垂，耸肩无力。

9. 舌下神经 检查时观察有无舌肌萎缩及震颤，伸舌有无偏斜。一侧舌下神经瘫痪时，伸舌时舌尖偏向患侧。若双侧瘫痪，则不能伸舌，同时伴语言和吞咽困难。

二、运动功能

运动功能可分为随意运动和不随意运动。随意运动，是指有意识地执行某种动作，由锥体束管理。不随意运动，是指随意肌不受意识控制而收缩产生的无目的的异常动作，由锥体外系和小脑管理。

（一）肌力（muscle strength）

肌力是指做主动运动时肌肉收缩的最大力量。

1. **检查方法**　有主动法和被动法。主动法是被检者做主动运动时检查者观察其运动的幅度、速度和力量；被动法是检查者给予阻力，嘱被检者用力抵抗，以测其克服阻力的力量。检查肌力时，注意须排除因疼痛、关节强直或肌张力过高所致的活动受限。

2. **肌力分级**　采用0～5级的6级分级法。

（1）0级：完全瘫痪，未见肌肉收缩；

（2）1级：仅见肌肉轻微收缩，但无肢体运动；

（3）2级：肢体能在床上移动，但不能抗重力抬离床面；

（4）3级：肢体能抗重力抬离床面，但不能抗阻力；

（5）4级：肢体能做部分抗阻力的运动，但未达正常；

（6）5级：肌力正常。

3. **瘫痪**（paralysis）　肌力的减弱或消失。

（1）按轻重程度分类：完全性瘫痪和不完全性瘫痪（或轻瘫），前者是指完全无肌力，后者是指肌力减弱。

（2）按病变部位分类：中枢性瘫痪和周围性瘫痪。前者可出现肌张力增高，深反射亢进，病理反射阳性，除废用性萎缩外，肌肉无局限性萎缩，亦无肌震颤；后者表现为肌力减退或消失，肌张力减低，深反射消失，肌肉萎缩，病理反射阴性，可有肌纤维或肌束震颤。

（3）根据瘫痪的部位分类：① 单瘫：为单一肢体瘫痪，多见于脊髓前角灰质炎；② 偏瘫：一侧肢体瘫痪，常伴有同侧脑神经损害，多见于脑血管病变、脑肿瘤等；③ 截瘫：为双下肢瘫痪，由脊髓横贯性损伤所致，见于脊髓外伤、炎症、肿瘤等；④ 交叉性偏瘫：为病变侧脑神经麻痹及对侧肢体瘫痪，见于脑干病变等。

（二）肌张力

肌张力（muscular tension）指肌肉在静息状态下的紧张度。检查方法为：触摸肌肉的硬度或测试完全放松的肢体做被动活动时的阻力大小。肌张力异常包括：① 肌张力减低：触诊时肌肉松软，被动运动阻力减小或消失，见于周围神经病变、小脑疾患、低血钾、深度昏迷及肌肉疾患；② 肌张力增高：肌肉触之坚硬，被动运动阻力增大，见于锥体束或锥体外系受损。

（三）不随意运动

不随意运动是指在意识清楚的情况下，随意肌不自主收缩而产生的无目的的异常动作，多由锥体外系病变引起。

1. **震颤**　指拮抗肌交替性收缩而出现的有规律性的不自主运动。可分为：

（1）静止性震颤：特点为震颤于静止时明显，运动时减轻，睡眠时消失，常伴肌张力增高，见于帕金森病；

（2）动作性震颤：也称意向性震颤，特点为震颤为运动时发生，且越接近目标物时越明显，静止休息时消失，多见于小脑病变；

（3）姿势性震颤：让患者肢体保持某种固定姿势时震颤明显，运动和休息时消失，见于甲状腺功能亢进、肝性脑病及其他代谢性脑病等。

2. **舞蹈样运动**　表现为面部肌肉和肢体的快速、无规律、无目的、不对称的不随意运动，如做鬼脸、耸肩、转颈、摆手、伸臂等动作，于兴奋或注意力集中时加剧，入睡后消失，多见于儿童期脑风湿病变。

3. **手足搐搦**　为手足肌肉的痉挛性表现，上肢可出现腕关节和掌指关节屈曲，指间关节伸直，拇指和小指均向掌心内收，呈"助产士手"；下肢表现为足踝部跖屈，趾关节屈曲。见于低血钙、碱中毒等。

（四）共济运动

一组肌群协调一致完成一个动作，称为共济运动（coordination）。随意动作的协调完成主要靠小脑功能，并与前庭神经、视神经、深感觉、锥体外系的功能有关。

1. **检查方法**

（1）指鼻试验：嘱被检者一侧上肢前臂外旋、伸直，用示指触碰自己的鼻尖，动作先慢后快、先睁眼后闭眼，再换另一侧上肢重复同样动作，观察其动作是否准确；

（2）指指试验：让被检者先曲肘后伸直前臂，用示指碰触对面检查者的示指，先睁眼后闭眼，重复同样动作，观察其动作是否准确；

（3）快速轮替动作：嘱被检者双手快速地做旋前、旋后动作，观察其动作是否协调完成；

（4）跟-膝-胫试验：嘱被检者仰卧，双下肢伸直，抬起一侧下肢，将足跟放在对侧膝部，并沿胫骨前缘向下移动，观察其动作是否准确无误；

（5）Romberg 征：又称闭目难立征，嘱被检者双足并拢站立，两臂向前平伸，然后嘱其闭眼，观察有无晃动或倾斜。

2. **临床意义**

（1）小脑性共济失调：睁眼、闭眼均有共济失调表现，肌张力减低。小脑半球病变以肢体共济失调为主，小脑蚓部病变以躯干共济失调即平衡障碍为主。

（2）感觉性共济失调：由深感觉缺失所致，多累及下肢，出现肌张力减低、震颤觉和位置觉丧失，行走时有如踩棉花感，见于后索及严重的周围神经病变。

三、感觉功能

感觉功能包括浅感觉、深感觉和复合感觉。检查时，要求被检者应意识清楚以取得合作。为避免主观因素和暗示作用，要求被检者在闭眼的情况下指出被测部位或说出自己的感觉如何，检查者不要进行任何提示，同时还应注意观察被检者的表情和反应，以判断结果的可靠程度。先全身检查一遍，如发现有感觉障碍，再从感觉减退或消失区检查至正常区，然后至感觉过敏区。检查部位应充分暴露，并进行两侧对称比较。

（一）浅感觉

1. **痛觉**　用针尖轻刺皮肤，确定痛觉减退、消失或过敏区域。痛觉障碍见于脊髓丘脑侧束受损。

2. **温度觉**　用盛有冷水（5～10℃）和热水（40～50℃）的两试管分别接触被检者皮肤，询问其感觉。温度觉障碍见于脊髓丘脑侧束损伤。

3. **触觉**　用棉花或棉签轻触被检者皮肤，询问其感觉。触觉障碍见于脊髓后索病变。

（二）深感觉

1. **关节觉**　包括关节的运动觉和位置觉。运动觉的检查方法：嘱被检者闭目，检查者用手指从两侧轻轻夹住被检者的手指或足趾，做上、下移动动作，询问其被夹指、趾被移动的方向。位置觉的检查方法：将被检者的肢体置于某一位置，测试其能否准确描述出来或能否用对侧肢体模仿出来。关节觉障碍见于脊髓后索病变。

2. 震动觉　将音叉敲击产生震动后，放在被检者的骨隆突部位（如内、外踝，桡、尺骨茎突，膝部等），询问其有无震动的感觉。震动觉障碍见于脊髓后索病变。

（三）复合感觉

复合感觉又称皮质感觉，是经大脑综合和分析而产生的。

1. 皮肤定位觉　被检者闭目，检查者用棉签轻触其皮肤某部位，嘱其指出被触部位。若有障碍，提示皮质病变。

2. 两点辨别觉　将钝脚分规两脚分开，放在被检者皮肤处，施加一定的压力，询问是否分辨为两点，若被检者判断为两点，则再缩小分规两脚的间距，直至缩小到被检者能分辨出为两点的最小距离。正常身体的不同部位两点辨别觉是有差异的，检查时观察两侧是否对称。若有障碍，提示顶叶病变。

3. 实体辨别觉　嘱被检者闭目，将日常生活中熟悉的物品（如硬币、钥匙、钢笔等）放置于其手中，让其触摸后说出物品名称。若有障碍，提示皮质病变。

4. 体表图形觉　在被检者皮肤上画简单的图形或写简单的字，观察其能否在闭目的情况下判断正确。若有障碍，常见于丘脑水平上病变。

四、神经反射

神经反射是通过反射弧来完成的。反射弧由感受器、传入神经元、中枢、传出神经元、效应器5部分组成。反射弧中任一部位的病变，都可导致神经反射减弱或消失。检查时保持肢体放松并处于适当位置，注意双侧对称检查。

（一）浅反射

浅反射指刺激皮肤或黏膜引起的反应。

1. 角膜反射（corneal reflex）　嘱被检者眼睛向内上方注视，用捻细的棉絮轻触一侧角膜外缘，注意勿触及睫毛。若刺激侧的眼睑迅速闭合称直接角膜反射，对侧的眼睑也闭合称间接角膜反射。一侧三叉神经病变时，直接与间接反射均消失；一侧面神经病变时，直接反射消失而间接反射存在；深昏迷患者角膜反射完全消失。

2. 腹壁反射（abdominal reflex）　被检者仰卧位，双下肢稍屈曲使腹壁放松，用竹签钝头由外向内轻划上、中、下腹壁皮肤，正常为该处腹肌收缩（图4-60）。胸髓第7~8节、第9~10节、第11~12节病变时，上、中、下腹壁反射消失；锥体束损害时，同侧腹壁反射减弱或消失；深昏迷、急性弥漫性腹膜炎时，全腹壁反射消失；经产妇、老年人、肥胖者腹壁反射也可减弱或消失。

3. 提睾反射（cremasteric reflex）　用竹签钝头由下而上轻划股内侧上方皮肤，正常为同侧提睾肌收缩而致同侧睾丸上提（图4-60）。腰髓1~2节病变时，双侧提睾反射减弱或消失；一侧锥体束病变、老年人及局部病变（腹股沟疝、阴囊水肿、睾丸炎），可致同侧反射减弱或消失。

4. 跖反射（plantar reflex）　被检者仰卧，双下肢伸直，检查者左手托住其足部，用竹签钝头沿足底外侧缘划，由后往前至小趾关节再转向拇趾侧，正常反应为足趾向跖面屈曲。骶髓第1~2节病变时，跖反射消失。

5. 肛门反射　用大头针轻划肛门周围皮肤，正常见肛门外括约肌收缩。当骶髓4~5节或肛尾神经病变时，肛门反射消失。

（二）深反射

深反射又称腱反射，是指刺激肌腱、骨膜引起的肌肉收缩反应。检查时，用叩诊锤叩击肌腱或骨膜的力量要均匀、适当，并注意转移被检者的注意力，以免由于被检者精神紧张或注意力集中于检查部位使反射受到抑制。

1.　**肱二头肌反射**（biceps reflex）　反射中枢为颈髓 5～6 节。检查时被检者前臂屈曲，检查者以左手拇指置于其肱二头肌肌腱上，右手持叩诊锤叩击自己的左手拇指。正常反应为前臂快速屈曲（图 4-61）。

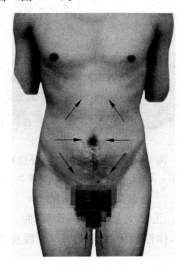

图 4-60　腹壁反射和提睾反射检查法
（引自：万学红，卢雪峰. 2013. 诊断学
［M］. 8 版. 北京：人民卫生出版社.）

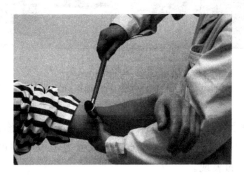

图 4-61　肱二头肌反射检查法
（引自：万学红，卢雪峰. 2013. 诊断学
［M］. 8 版. 北京：人民卫生出版社.）

2.　**肱三头肌腱反射**（triceps reflex）　反射中枢为颈髓 7～8 节。检查时被检者肘部半屈，前臂旋前，检查者托住其肘部，叩击鹰嘴上方的肱三头肌肌腱。正常反应为前臂伸展（图 4-62）。

3.　**桡骨膜反射**（radioperiosteal reflex）　反射中枢为颈髓 5～6 节。被检者前臂取半屈半旋前位，腕部自然下垂。检查者用左手托住其腕部，用叩诊锤叩击桡骨茎突。正常反应为前臂旋前和屈肘（图 4-63）。

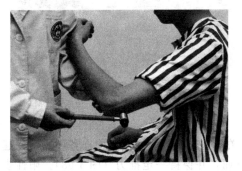

图 4-62　肱三头肌反射检查法
（引自：万学红，卢雪峰. 2013.
诊断学［M］. 8 版. 北京：人民卫生出版社.）

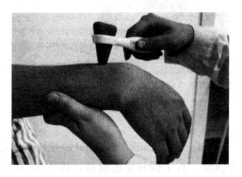

图 4-63　桡骨骨膜反射检查法
（引自：万学红，卢雪峰. 2013.
诊断学［M］. 8 版. 北京：人民卫生出版社.）

4.　**膝反射**（knee reflex）　反射中枢为腰髓 2～4 节。检查时被检者取坐位，小腿自然下垂，完全放松（图 4-64），或卧位时检查者用左手置于其腘窝处托起双下肢，使髋、膝关节均稍屈曲（图 4-65），右手持叩诊锤叩击髌骨下方的股四头肌肌腱。正常反应为小腿伸展。

5.　**踝反射**（ankle reflex）　又称跟腱反射，反射中枢为骶髓 1～2 节。被检者仰卧，髋关节、膝关节略屈曲，下肢呈外旋外展位，检查者左手轻板其足呈背屈，右手持叩诊锤叩击跟腱（图 4-66）；

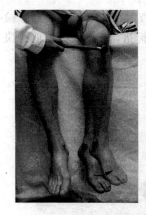
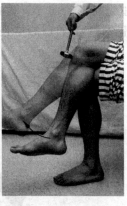

图 4-64　膝反射检查法（坐位）

（引自：万学红，卢雪峰. 2013. 诊断学［M］.
8版. 北京：人民卫生出版社.）

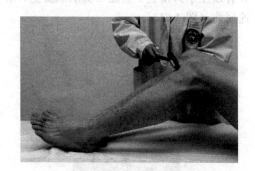

图 4-65　膝反射检查法（卧位）

（引自：万学红，卢雪峰. 2013. 诊断学［M］.
8版. 北京：人民卫生出版社.）

或让被检者跪于椅上，双足自然下垂，用叩诊锤叩击跟腱处。正常反应为足向跖面屈曲。

6. 阵挛　用一持续的力量强力牵拉肌腱可引起肌肉的节律性收缩称为阵挛，是深反射高度亢进的表现。

（1）髌阵挛（patella clonus）：被检者仰卧位，双下肢伸直，检查者用拇指和示指握住髌骨上缘，用力向下快速推动数次后保持一定推力（图 4-67）。阳性表现为股四头肌节律性收缩致髌骨上、下运动。

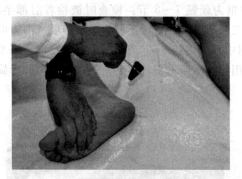

图 4-66　踝反射检查法

（引自：万学红，卢雪峰. 2013. 诊断学［M］.
8版. 北京：人民卫生出版社.）

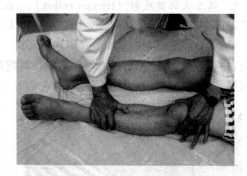

图 4-67　髌阵挛检查法

（引自：万学红，卢雪峰. 2013. 诊断学［M］.
8版. 北京：人民卫生出版社.）

（2）踝阵挛（ankle clonus）：被检者仰卧位，髋关节、膝关节略屈曲，检查者用左手托起被检者腘窝，右手握其足底前部，快速用力将足推向背屈，并保持一定推力（图 4-68）。阳性表现为腓肠肌和比目鱼肌节律性收缩致足部出现交替性屈伸运动。

深反射减弱或消失可见于下运动神经元瘫痪（如周围神经炎、脊髓灰质炎、脊髓休克状态），骨、关节、肌肉病变等。深反射亢进多因锥体束受损引起，是上运动神经元瘫痪的重要体征。

（三）病理反射

病理反射指锥体束病变时，大脑失去了对脑干和脊髓的抑制功能而产生的异常反射。这种反射还可见于神经系统未发育完善的婴幼儿（<1.5岁），但不属于病理性。

1. 巴彬斯基征（Babinski's sign）　检查方法同跖反射。阳性表现为拇趾背伸，其余4趾呈扇形分开（图 4-69）。

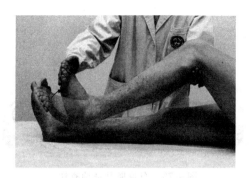

图 4-68 踝阵挛检查法

（引自：万学红，卢雪峰. 2013. 诊断学 ［M］.

8 版. 北京：人民卫生出版社.）

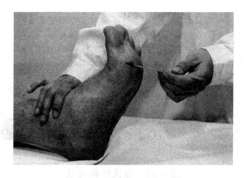

图 4-69 巴彬斯基征检查法

（引自：万学红，卢雪峰. 2013. 诊断学 ［M］.

8 版. 北京：人民卫生出版社.）

2. 奥本海姆征（Oppenheim's sign） 用拇指和示指沿被检者胫骨前缘自上而下滑压。阳性表现同巴彬斯基征（图 4-70）。

3. 戈登征（Gordon's sign） 用手以适度力量挤压被检者腓肠肌。阳性表现同巴彬斯基征（图 4-71）。

（四）脑膜刺激征

脑膜刺激征（meningeal irritation sign）是脑膜受激惹的表现，主要见于脑膜炎、蛛网膜下隙出血、颅内压增高、脑膜转移瘤等。

1. 颈强直 被检者仰卧，双下肢伸直，检查者左手托住其枕部，测试被动屈颈时颈肌的抵抗力。如屈颈时抵抗力增强，即为颈强直或颈部阻力增高，在排除颈部疾病后可认为有脑膜刺激征。

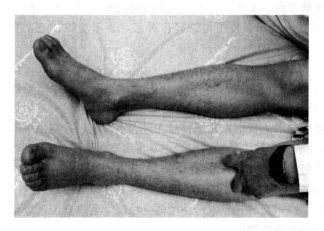

图 4-70 奥本海姆征检查法

（引自：万学红，卢雪峰. 2013. 诊断学 ［M］.

8 版. 北京：人民卫生出版社.）

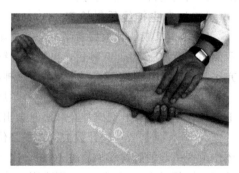

图 4-71 戈登征检查法

（引自：万学红，卢雪峰. 2013. 诊断学 ［M］.

8 版. 北京：人民卫生出版社.）

2. 克氏征（Kernig's sign） 被检者仰卧，一侧下肢伸直，将另一侧下肢的髋、膝关节屈曲成直角，检查者左手置于其膝部，右手托住其踝部以抬高小腿。如伸膝角度不能达到 135°，且出现屈肌痉挛并伴疼痛，为克氏征阳性（图 4-72）。

3. 布鲁斯基征（Brudzinski's sign） 被检者仰卧，双下肢伸直，检查者左手托其枕部做屈颈动作，右手置于其前胸。如屈颈时双下肢髋、膝关节出现同时屈曲，为布鲁斯基征阳性（图 4-73）。

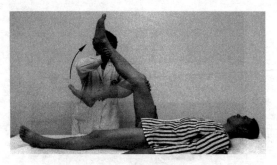

图 4-72　克氏征检查法
（引自：万学红，卢雪峰．2013．诊断学［M］.
8 版．北京：人民卫生出版社.）

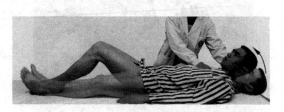

图 4-73　布鲁斯基征检查法
（引自：万学红，卢雪峰．2013．诊断学［M］.
8 版．北京：人民卫生出版社.）

五、自主神经功能

自主神经的主要功能是控制内脏、心血管的运动和腺体的分泌及竖毛肌的活动，可分为交感神经和副交感神经。常用检查方法如下：

（一）一般观察

1. 皮肤、黏膜　注意皮肤质地是否正常，有无粗糙、脱屑、变薄、增厚、潮湿、干燥等；观察肤色，触摸其温度，注意有无水肿、溃疡。

2. 毛发、指甲营养状况　毛发有无稀少、脱落；指甲有无条纹、枯脆、裂痕等。

3. 汗腺分泌　观察有无多汗、少汗或无汗。

周围神经、脊髓侧角和脊髓横贯性病变等损害自主神经通路时，均可产生皮肤、毛发及指甲的改变。自主神经刺激性病变时，表现为皮肤潮红、发热、潮湿、角化过度及脱屑等；自主神经破坏性病变时，表现为皮肤发绀、冰凉、干燥、变薄，皮下组织轻度肿胀，指甲变脆，毛发脱落，甚至发生营养性溃疡等。

（二）自主神经反射检查

1. 眼心反射　让被检者闭目静卧片刻，数 1 分钟脉搏。检查者用右手示指和中指压迫眼球两侧，逐渐加压 20～30 秒后，再数 1 分钟脉搏，正常 1 分钟脉搏可减慢 10～12 次。副交感神经亢进者减慢次数超过 12 次/分，副交感神经麻痹者无反应；交感神经亢进者不减慢，甚至加快。

2. 竖毛反射　将冰块放在被检者颈后或腋窝皮肤上数秒钟后，正常可引起局部竖毛肌收缩，毛囊隆起呈鸡皮状。交感神经麻痹时会出现竖毛反射障碍。

3. 卧立位试验　先计数被检者平卧位时 1 分钟脉搏，再计数其立位时 1 分钟脉搏，若这一体位改变引起的脉搏增加超过 10～12 次/分，提示交感神经兴奋性增强；相反，若由立位到卧位脉搏减慢超过 10～12 次/分，则为副交感神经兴奋性增强。

4. 皮肤划痕试验　用竹签或棉签钝头在皮肤上适当加压划一条线，因血管收缩，数秒后可出现白色划痕且高出皮面，继之血管扩张变为稍宽的红色条纹，此为正常反应。如白色划痕持续时间超过 5 分钟，为交感神经兴奋性增高的表现；如划压后红色条纹出现早且持续时间久，有明显增宽甚至隆起，提示副交感神经兴奋性增高或交感神经麻痹。

5. 发汗试验　采用碘淀粉法。将淡碘酊（由碘 1.5g、蓖麻油 10ml、95% 乙醇 100ml 混合而成）涂于皮肤，干后再涂上淀粉，皮下注射毛果芸香碱 10mg 引起发汗，出汗处皮肤变蓝色，无汗处未见变化，以此来判断交感神经功能障碍的范围。

6. Valsalva 动作　嘱被检者深吸气，并于屏气状态下用力呼气 10～15 秒，计算此期间最长和最短心搏间期的比值。正常大于或等于 1.4，若小于 1.4，提示压力感受器功能不灵敏，或反射弧的传入或传出纤维损害。

（许虹波）

【本章小结】 　体格检查是检查者通过对被检者；进行细致观察和系统检查以获得其身体状况资料的方法，主要包括视诊、触诊、叩诊、听诊和嗅诊。检查前应做好环境和器械的准备，洗手，自我介绍，为患者安排合适的体位。检查应按一定的顺序进行，如患者卧位时，可按以下顺序进行：一般状态→头颈部→前、侧胸部→（患者取坐位）后背部→（卧位）腹部→上肢、下肢→肛门、直肠→外生殖器→神经系统；如患者坐位时，可按以下顺序进行：一般状态→上肢→头颈部→后背部→（患者取卧位）前、侧胸部→腹部→下肢→肛门、直肠→外生殖器→神经系统。检查时应全面、系统、重点突出。在胸部检查中，重点掌握呼吸频率、节律、深浅度的观察、测量方法及临床意义，肺和胸膜检查的方法及异常发现的临床意义，心脏视诊、触诊、叩诊的方法及异常发现的临床意义，心脏听诊所包含的内容，听诊方法。在腹部检查中，重点掌握腹部的触诊，包括腹腔脏器和包块等触诊方法及异常发现的临床意义。肛门、直肠、外生殖器应根据病情需要确定是否检查，如确需检查应特别注意保护患者隐私。脊柱检查以视诊为主，结合触诊和叩诊，重点掌握脊柱的弯曲度、活动、压痛和叩击痛的检查方法及异常发现的临床意义。四肢的检查除大体形态和长度外，应以关节检查为主，主要观察其形态、活动度和运动情况。在神经系统检查中，重点掌握肌力、肌张力、共济运动、深浅反射、病理反射、脑膜刺激征的检查方法、正常表现及异常表现的临床意义。临床特殊情况如急诊、重症病例，应简单体检后即着手抢救或治疗，遗留的内容待病情稳定后补充；不能坐起的患者，背部检查只能侧卧进行。为了避免检查给患者带来的不适或负担，检查应尽量在 30~40 分钟内完成。

（尹志勤）

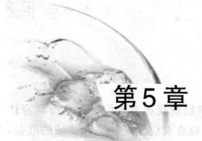

第5章
心理及社会状况评估

【案例】 患者，男，16岁，是一名高二男生，因摔伤导致股骨骨折入院。神志清楚，生命体征平稳，表情痛苦、焦虑。初步交谈了解其焦虑的原因为治疗费用高、住院影响学习，以及担心骨折有后遗症，另外父母不在身边担心无人照顾。入院后，患者探视者少，不爱说话，整天愁眉苦脸，反复要求医师尽快治疗，以便早日出院学习。作为责任护士，请问对该患者心理社会状况应着重进行哪些方面的评估？可以应用哪些方法进行评估？该患者存在的心理社会问题可能有哪些？

第1节 概 述

人是社会化的产物，个体的心理必然受社会心理与社会行为的影响。在生物医学模式转变为生物-心理-社会医学模式的今天，评估个体的健康状况时，更需要重视对其心理与社会状况的评估，体现以患者为中心的整体化护理观。护理工作中做好心理与社会状况的评估，可以使我们更好地理解患者对周围环境、事件或事物的反应以及其所带来的正面的或者负面的影响。

一、心理与社会评估的目的

（1）评估个体的心理活动，特别是疾病发展过程中的心理活动，发现现存的或潜在的健康问题；

（2）评估个体的个性心理特征，对被评估者的心理特征形成印象，为心理护理和选择护患沟通方式提供依据；

（3）评估个体角色功能，了解有无角色功能紊乱、角色适应不良；

（4）评估个体的压力源、压力反应及应对方式，指导护理干预计划的制订；

（5）评估个体的家庭、文化、环境，找出影响被评估者健康的社会因素，对被评估者的文化特征形成印象，明确家庭与社会环境中现存的或潜在的危险因素。

二、心理与社会评估的方法

（一）观察法

观察法是心理与社会评估的基本方法之一。通过对被评估者外显行为、表现的观察，了解其内在的心理活动，评判其是否存在心理障碍，及评估其不良心理可能对健康造成的影响。观察应该有目的、有计划地进行，并予记录。观察法根据是否参与被观察者的活动，分为两种形式：

1. 自然观察法 在自然条件下，对个体表达心理现象的外部活动所进行的观察，即自然情景中观察被评估者的行为表现。自然观察可观察到的行为范围较广，但需较多时间与被观察者接触，同时观察者要有深刻的洞察力及对观察到的信息做出分析、判断的综合能力。医务人员在日常工作过程中对个体行为与心理反应的观察就是一种自然观察。

2. **控制观察法**　又称实验观察法。指在特有的实验环境下观察个体对特定刺激的反应，即经过预先布置的特定情境来观察被观察者的行为表现。所观察到的结果具有较强的可比性和科学性。但由于观察者控制实验条件、试验情景和程序，显然有人为因素的干扰，被观察者也意识到自己正在接受试验，这些都可能影响实验结果的客观性。

观察法的优点是得到的材料直接而真实，适用于儿童、不合作者及言语交流障碍者；观察法的不足之处是对患者的认知方式、内心想法难以深入了解，且观察结果受观察者的观察能力与综合分析能力影响。

（二）会谈法

会谈法又称为交谈、晤谈或访谈法，是最常用的一种评估方法，以面对面的谈话方式进行，主要通过言语沟通来获取有关信息，也可以从交谈中被访谈对象的姿势、表情、语调等非言语行为中获取重要的信息。会谈是一种有目的的交谈，分为正式会谈和非正式会谈两种类型。

1. **正式会谈（结构式会谈）**　事先通知对方，按照预定的问题提纲有目的、有计划、有步骤地交谈，具备紧扣主题、省时、高效、易于操作的优点，但方式比较呆板，患者易感拘谨、被动。

2. **非正式会谈（自由式会谈）**　不设制特定的提纲与问题，在日常生活或工作中两人间进行自然交谈。会谈者不受约束，更有利于表达自己内心的真实想法与体验，便于建立交谈双方相互合作和信任的关系，并且获得个体对其心理状况和问题真实有用的自我描述。非正式会谈的不足之处是因为事先缺乏周密计划，获得的资料可能不全或肤浅，同时，因谈话散漫、主题不明，可能导致费时与低效。

在实际运用中，建议将这两种方式结合应用，既预先设置访谈的主题与问题，又不拘泥固定的程式和提问方式，灵活运用，在自由、轻松的氛围中适当深入关键问题。在会谈时，要运用语言交流与非语言交流的技巧，细心倾听，敏锐观察，适当表达对访谈对象的关注、肯定与鼓励，并注意抓住要点，深入探询。在会谈临近结束时，宜回顾提纲，将遗漏的项目补充询问，保证资料的完整。

（三）心理测量学方法

心理测量学方法是依据一定的法则，用数量化手段测量与分析人的心理现象和行为的科学技术，是心理评估常用的标准化手段之一，具有数量化、标准化、客观化等优点。

1. **心理测验法**　在标准条件下，用统一的测量手段（如仪器）测试个体对测量项目所做出的反应。它可以了解测量对象心理活动的规律和特征，在医学领域中较广泛的应用于智力测验、记忆测验、人格测验等。

2. **评定量表法**　用一套预先已标准化的测试项目（量表）来测量某种心理品质的方法，可分为自评量表与他评量表，在医学领域应用较为广泛的有抑郁量表、自我概念量表、生活事件量表等。

（四）医学检测法

医学检测法包括体格检查和实验室检查，主要是对用会谈法和心理测量学收集到的资料的真实性和准确性进行验证，并为心理评估提供参考依据。

第 2 节　心 理 评 估

一、自我概念评估

（一）相关概念（self concept）

1. **自我概念的定义**　自我概念指个体通过对自己的内在与外在特征，以及对他人反应的感知与体验所形成的自我认识和评价，是个体在与其心理社会环境相互作用过程中形成的动态的、评价性的"自我肖像"。

2. 自我概念的组成 自我概念由身体自我（体像）、社会认同、自我认同和自尊4部分组成。

（1）体像（body image）：自我概念的主要组成部分之一，是人们对自己身体外形以及身体功能的认识与评价，包括外表、感觉反馈及内在的感觉，也就是整体的生理形象，如自觉肥胖或消瘦、强健或虚弱。体像是自我概念中最不稳定的部分，较易受疾病、手术或外伤的影响。

（2）社会认同（social identity）：个体对自己的社会人口特征如年龄、性别、职业、社会团体成员资格以及社会名誉、地位的认识与估计。

（3）自我认同（personal identity）：个体对自己智力、能力、性情、道德水平等的认识与判断。

（4）自尊（self-esteem）：自尊是人们尊重自己，维护自己的尊严和人格，不容他人任意歧视、侮辱的一种心理意识和情感体验。自尊源于对以上自我概念的正确认识，对自我价值、能力和成就的恰当评价。任何对自我的负性认识和评价都会影响个体的自尊。同时，自尊还与期望自我密切相关，个体有意无意地将自我的估计与理想的自我进行比较，当自我估计与自我期望一致时，自尊得以提高，反之则下降。

3. 自我概念的形成与分类 库利（Cooley）的"镜中我"理论指出，自我概念是个体与他人相互作用的"社会化产物"，是在生活中与他人交往产生的。在婴儿期，人就有了对身体的感受，这时如果生理需求能够被满足，能够体验爱和温情，便开始建立对自我的积极感受。随年龄增长，与周围人交往增多，就逐渐把自己观察和感知到的自我与他人对自己的态度和反应内化到自己的判断中形成自我概念。

按 Rosenberg 的理论，可将自我概念分为真实自我、期望自我与表现自我3大类。真实自我是自我概念的核心，是人们对其身体内在和外在特征以及社会状况的真实感知与评价。期望自我又称理想自我，包括期望得到的外表与生理方面的特征，也包括希望具备的个性特征、心理素质以及人际交往与社会方面的属性。期望自我包括真实与不真实两种成分，与真实自我越接近时，自我概念越好；反之，可产生自我概念紊乱或自尊低下。表现自我指个体真实自我的展示与暴露，为自我概念最富有变化的部分。在不同场合或面对不同的交往对象时，人们暴露自我的方法和程度并不相同。

4. 自我概念的影响因素 个体的自我概念并非一旦形成就不再改变，可受许多因素的影响而发生变化。

（1）早期生活经历：早期生活经历中，得到的身心社会反馈是积极的、令人愉快的，建立的自我概念就是良好的；反之，则是消极的。在个体生活中起重要作用的人，如父母、老师，对自我概念的形成影响很大，但在人生的不同阶段，重要人物的构成不同。

（2）生长发育过程中的正常生理变化：如青春期第二性征的出现、妊娠、衰老过程中皮肤弹性的丧失与脱发等，均可影响个体对自我的感知。

（3）健康状况：健康状况改变，如疾病、手术、外伤等，可造成自我尤其体像的暂时或永久改变，此时需个体自我调节和适应。Norris 认为个体适应体像改变的程度取决于体像改变的性质、对个体的意义、个体的适应能力、有重要意义的他人的反应以及个体获得的社会与家庭支持。

（4）其他：包括个人角色和人格特征，职业、文化、环境、人际关系和社会经济状况。如 Rotter 认为人格特征为内控型者将事物的结果归因于自己的行动和选择，多与积极的自我概念相联系，在面对疾病时会寻求和重获控制感；而外控型者认为命运、外部力量控制事物结局，面对疾病时易产生消极无助感。

（二）社会关系情境评估

社会网络通过各种情境对个体自尊产生影响，形成其生活满意感，促进或阻碍其心理的成长。常见社会关系情境有 4 种：

1. **局外人情境**　局外人情境是由对个体不知情者构成的关系状态。一般而言，内敛性格的个体多不愿意过多地渗入局外人情境，担心个人心理一旦"露馅"，难免尴尬；或个体本人所自我标定的心理难以让其自信地与局外人平等地交往；或与正常人的接触会强化其与现实世界的差别使之感到被动和不安。其实，只有在不知情的状态下，局外人才会毫无顾忌地将个体视为正常人而平等地与之自由交往。与局外人的成功互动对个体自尊心的提高有着不可低估的价值，在这种情境下最能感受到自己是正常人的体验以及与其他人无异的体验，从中得到极大的精神满足，有利于心理的成长。

2. **局内人情境**　局内人情境是包括个体和了解个体内情的亲属、朋友等所组成的一种关系状态。促进个体心理成长的局内人情境应包括 3 个方面：① 一个和谐的家庭环境；② 一个融洽的生活、学习环境；③ 一个合适的社会环境。

3. **支持性情境**　该情境强调社会关系的积极功能，主要包括情感支持和工具支持。社会支持通过支撑个体的自尊而改善其健康。支持性情境通过与个体分担痛苦、喜悦等知觉或情感体验，为个体提供精神依托，通过倾听其心理诉求、体验其精神世界（即共情）、积极关注其积极方面、尊重其不同的观点和习惯、真诚地对待其问题，从而有效地提高其自尊使其获得主观生活满意感。工具支持通过给个体提供生活、工作和经济上的实质援助，有利于个体获得客观满意感。支持性情境既具有积极效应又具有消极功能，如支持暗示个体是依赖性的或无能的，那么它就可能产生痛苦的后果，引起个体对自救的怀疑，甚至满足于弱势地位，从而有损个体自立自强能力的恢复。为此，大力提倡积极互动为个体创设支持性情境的过程中，应特别注意培养个体的自救意识，因为支持的目的正是要达到不需支持的自立境界。

4. **否定性情境**　否定性情境强调社会关系的消极面。根据符号互动论的观点，个体对自身的看法映射别人积极或消极的评价。在社会互动过程中，个体按别人的知觉来塑造自我，批评性的或冲突性的互动传递给个体的信息，往往较积极支持自我的信息可能产生更大的影响力。研究发现，来自家庭的批评、敌意和分歧对个体慢性心理疾病的复发具有直接的意义。否定性情境常常可以产生对峙，它涉及 3 种矛盾：① 真实自我和理想自我之间的差异；② 思维、感受与其实际行动之间的差异；③ 想象的世界与真实世界之间的差异。对峙通常或至少暂时性地给个人的和社会的平衡带来某些危机，但危机过程也同样被看作是一种与新的反应和导致新的发展相联系的有机增长过程，增长过程就是一系列无止境的自我对峙过程。

（三）评估方法、内容

1. **交谈法**　① 通过询问被评估者的姓名、年龄、职业、职务、受教育水平、经济来源、家庭、工作单位情况等方面的问题了解被评估者的人口学特征。② 可以通过询问被评估者"身体哪一部分对你来说最重要？你最喜欢你身体哪些部位而最不喜欢的又是哪些部位？在外表方面，你最希望自己有什么改变而他人又希望你有什么改变？这些改变对你的影响有哪些？你认为这些改变会影响他人对你的看法吗？"等问题，了解被评估者对自己身体的看法。③ 通过询问被评估者"总体来说，你对自己满意吗？你觉得你是怎样的一个人？你处理工作和日常生活问题的能力如何？你对自己的个性特征、心理素质和社会能力满意吗？你的朋友、同事、领导如何评价你？你最引以为傲的个人成就有哪些？"等问题，了解被评估者的自我认同与社会认同情况。

2. **观察法**　观察被评估者的身高、体重、外貌与年龄的符合程度，穿着打扮是否得体，身体哪些部位有改变，是否与评估者有目光交流，面部表情如何，是否有不愿见人、想隐退、不愿照镜子、不愿与他人交往、不愿看身体形象有改变的部位、不愿与别人讨论伤残或不愿听到这方面的谈论等行为表现，对体像进行进一步的评估。

3. **投射法** 又称画人测验，主要用于对儿童体像的评估。因儿童不能很好地理解和回答问题，宜使用投射法，其方法为让小儿画自画像并对其进行解释，从中识别小儿对其体像改变的内心体验。

4. **评定量表法** 常用的有 Pieer-Harries 的儿童自我概念量表、Tennessee 针对有中级以上阅读能力的人设计的自我概念量表、Sears 自我概念量表、Michigan 青少年自我概念量表以及 Coopersmith 青少年自尊量表、Rosenberg 自尊量表（表 5-1）等。每个量表都有其特定的适用范围，应用时应仔细斟酌。

表 5-1　Rosenberg 自尊量表

1. 总的来说，我对自己满意	SA	A	D*	SD*
2. 有时，我觉得自己一点都不好	SA*	A*	D	SD
3. 我觉得我有不少优点	SA	A	D*	SD*
4. 我和绝大多数人一样能干	SA	A	D*	SD*
5. 我觉得我没有什么值得骄傲的	SA*	A*	D	SD
6. 有时，我真觉得自己没用	SA*	A*	D	SD
7. 我觉得我是个有价值的人	SA	A	D*	SD*
8. 我能多一点自尊就好了	SA*	A*	D	SD
9. 无论如何我都觉得自己是个失败者	SA*	A*	D	SD
10. 我总以积极的态度看待自己	SA	A	D*	SD*

使用指南：该量表含有 10 个有关测评自尊的项目，回答方式为非常同意（SA）、同意（A）、不同意（D）、很不同意（SD）。凡选择标有 * 号的答案表示自尊低下。

二、认知评估

（一）相关概念

认知是人们推测和判断客观事物的心理过程，是在过去的经验及对有关线索进行分析的基础上形成的对信息的理解、分类、归纳、演绎以及计算。认知活动包括感觉、知觉、记忆、思维、注意、语言和定向，其中思维是认知过程的核心。

1. **感觉（sensation）和知觉（perception）** 感觉是人脑对直接作用于感觉器官的当前客观事物的个别属性的反映，是最简单的心理现象，也是人最基本的心理活动。通过感觉，人们能认识外界物体的形状、颜色、大小、气味等，如眼睛看到形状与颜色，舌头尝到酸甜苦辣。知觉是人脑对直接作用于感觉器官的当前事物的整体属性的反映。感觉反映事物的属性，知觉反映事物的整体；感觉是知觉的基础，知觉是感觉的深入。感觉越清晰、丰富，知觉也就越完整、正确，人们通常将感觉和知觉联系在一起，统称为感知觉。

2. **记忆（memory）** 记忆是人脑对过去经历的反映，包括识记、保持、再认和回忆的过程。识记是记忆的开始，保持是信息储存和巩固的过程，是实现再认和回忆的基础。记忆作为一种基本的心理过程在人的心理发展及人格形成中起着重要作用，是保证人正常生活的前提条件。记忆按信息在大脑中存留的时间分为瞬时记忆、短时记忆和长时记忆。瞬时记忆又称感觉记忆，仅存在感官层面，信息存储时间仅为 0.25～2 秒，稍纵即逝；短时记忆是指保存时间为 1 分钟以内的记忆；长时记忆是指 1 分钟以上直到多年甚至终身保持的记忆，是短时记忆反复加工的结果。

3. 思维（thinking）　思维是指人脑对客观现实的一般特性和规律间接的、概括的反应。间接性和概括性是思维的主要特征。通过感知和记忆，人们可以获得感性认识，而思维可进一步通过比较与分类、抽象与概括等一系列智力操作形成概念，并进行判断与推理，获得事物的本质特性，认识事物与事物之间的本质联系与规律性。概念、判断和推理是思维的 3 种形式。思维可以分为动作思维、形象思维和抽象思维，动作思维是 0～3 岁的婴幼儿主要思维方式；形象思维是幼儿和成人在艺术创作中的主要思维方式；抽象思维又称逻辑思维，是人类思维的核心。思维活动过程包括分析与综合、比较与分类、抽象与概括，其中分析与综合是思维活动的基本过程，抽象和概括是在比较的基础上进行的更高级的分析和综合过程，是概念形成的重要基础。思维能力主要包括抽象思维能力、洞察力和判断力 3 个方面。

4. 注意（attention）　注意是心理活动对某种事物的指向与集中，它本身并不是独立的心理活动过程，而是伴随心理过程并在其中起指向作用的心理活动。指向性和集中性是注意的两个特点。在日常生活中，需要选择有用信息，排除无用信息的干扰，这就是注意的指向性；注意的集中性表现在把心理活动集中在某件事上，体现在心理活动的紧张性和强度上。注意分为无意注意（预先没有目的、也不需要意志努力的注意）、有意注意（有目的并需要意志努力的注意）、有意后注意（有目的，但无须意志努力的注意）3 种。

5. 语言（language）　语言是人们进行思维活动的工具，是思维的物质外壳。语言可分为接受性语言和表达性语言，前者指理解语句的能力，后者为传递思想、观点、情感的能力。语言和思维是一个密切相关的统一体，共同反映人的认知水平。语言是保存和传授社会历史经验的方式，语言是人们进行交际和交流思想的工具，利用语言互相传递信息，形成把人们联系在一起的社会联结纽带。

6. 定向（orientation）　定向是人们对现实的感觉，对过去、现在、将来的察觉以及对自我存在的意识，包括时间定向、地点定向、空间定向以及人物定向等。

（二）评估方法、内容

1. 感知觉　通过询问被评估者"你觉得最近视力有变化吗？你有夜间视物困难吗？你的视力对你的生活有何影响？你觉得你的听力有问题吗？你做过听力测试吗？你的听力对你的生活有影响吗？你觉得最近你的味觉、嗅觉有变化吗？能否辨别气味，能否尝出食物味道？你是否有度日如年感？"等问题，了解有无感知觉异常。常见的感知觉异常包括感觉过敏、感觉减退、内感性不适，个别被评估者还出现幻觉和错觉，如截肢后被评估者出现的"幻肢痛"，感到已经不复存在的肢体有蚁行感、牵拉感、疼痛感等异常感觉。

2. 记忆　评估短时记忆时，可让被评估者重复一句话或一组 5～7 个数字组成的数字串。评估长时记忆时可让被评估者说出其家人的名字，或叙述孩提时代的事件等。常见的记忆障碍包括遗忘（可分为顺行性遗忘、逆行性遗忘、进行性遗忘和心因性遗忘）、记忆减退、记忆增强与记忆错误。

3. 思维　对思维的评估主要包括对概念、理解力、推理、洞察力与判断力的评估。

（1）概念：对被评估者概念化能力的评估可在数次健康教育后，请被评估者概括其所患疾病的特征、所需的自理知识等，从中判断被评估者对这些知识进行概念化的能力。

（2）理解力：评估理解力时，可请被评估者按指示做一些从简单到复杂的动作，如要求被评估者关门；坐在椅子上；将右手放在左手的手心里，然后按顺时针方向搓擦手心，观察被评估者能否理解和执行指令。

（3）推理：推理包括演绎、归纳两种形式。归纳推理是从特殊事例到一般原理的推理；演绎则恰恰相反。评估推理能力时，评估者必须根据被评估者年龄特征提出相应难度的问题。

（4）洞察力：可让被评估者描述所处情形，再与实际情形做比较看有无差异。如让被评估者描述其对病房环境的观察，对更深一层洞察力的评估则可让被评估者解释格言、谚语或比喻。

（5）判断力：评估时，可展示实物让被评估者说出其属性，也可通过评价被评估者对将来打算的现实性与可行性进行评估。但个体的判断能力常受个体情绪、智力、受教育水平、社会经济状况、文化背景等的影响，并随年龄而变化，评估时应尽量排除并充分考虑到这些因素的干扰。

常见的思维障碍包括思维奔逸、思维迟缓、思维贫乏、思维不连贯等思维联想障碍；逻辑倒错、病理性象征性思维等思维逻辑障碍；以及妄想、牵连观念等思维内容障碍。

4. 注意　无意注意能力可通过观察被评估者对周围环境的变化，如对所住病室来的新患者、开、关灯有无反应等进行判断。评估有意注意力的方法为指派一些任务让患者完成，如请其叙述自己入院以前的治疗经过，填写入院时有关的记录，同时观察其执行任务时的专注程度。对儿童或老人，应着重观察其能否有意识地将注意力集中于某一具体事物。常见的注意障碍有注意增强、注意减退、注意范围狭窄、注意涣散与注意转移。

5. 语言能力　评估者可通过自发性语言、提问、复述、命名、阅读和书写等方法检测评估对象语言表达能力和对文字符号的理解有无障碍。如提出一些由简单到复杂，由具体到抽象的问题让被评估者回答；让其重复评估者说过的一些简单词句；诵读单个词、数个词、短句或一段文字；观察被评估者能否流利、恰当地陈述病史；能否说出一些物品的名称或用途；要求被评估者自发性书写或听写出一些简单的字或短句或抄写一段字句等来检测被评估者的语言表达及对文字符号的理解。同时，在进行语言能力评估时，要注意其词汇量的多少、语速、音量、清晰度与流畅性。

经以上评估发现有异常，应根据以下标准进一步明确其语言障碍类型。

（1）运动性失语：由语言运动中枢病变所致，不能说话，或只能讲一两个简单的字，常用词不当，对答和复述均有困难，但对他人的言语及书面文字能理解。

（2）感觉性失语：不能理解他人的语言，也不能理解自己所言，发音、用词错误，严重时别人完全听不懂他的语言。

（3）命名性失语：称呼原熟悉的人名、物品名的能力丧失，但他人告知名称时，能辨别对、错，能说出物品使用方法。

（4）失写：能听懂他人语言及认识书面文字，但不能书写或写出的句子有错误，抄写能力尚存。

（5）失读：丧失对文字、图画等视觉符号的认识能力，以致不识词句、图画，常与失写同时存在。

（6）构音困难：由发音器官病变或结构异常所致，表现为发音不清但用词正确。

6. 定向力　可以通过询问被评估者"现在是几点钟？今天是星期几？今年是哪一年？你现在住在什么地方？床旁桌放在床的左边还是右边？呼叫器在哪儿？你叫什么名字？你知道我是谁？"等问题来评估被评估者对时间、地点、空间和人物的定向力。

三、情绪和情感的评估

（一）相关概念

1. 情绪（emotion）和情感（feeling）的定义　情绪和情感是个体对客观事物的体验，即人对客观事物是否符合自身需要的内心体验及其相应的行为反应。一般来说，需求获得满足产生积极的情绪和情感；反之则导致消极的情绪和情感。情绪和情感既有联系，又有区别。情感是在情绪稳定的基础上建立发展起来的，是与社会性需求满足与否相联系的人类特有的心理活动，具有较强的稳定性、深刻性和持久性。而情绪则是暂时性的、与生理需求满足与否有关的心理活动，具有较强的情境性、激动性和暂时性。情感通过情绪表达，在情绪发生过程中，往往含有情感的因素，情感的深度决定着情绪表现的强度，情感的性质决定在一定情境下情绪的表现形式。

2. 情绪和情感的作用 情绪和情感作为个体对客观世界的特殊反映形式，对人的物质生活和精神活动有着重要的作用。①适应功能：调节个人情绪是适应社会环境、实现个体的生存与发展的一种重要手段；②动机功能：情绪和情感是驱使个体行为的动机，通过积极或消极的作用阻碍或推动行为；③组织功能：情绪和情感是心理活动的组织者，正性情绪主要起协调、激励作用，负性情绪则导致破坏与阻断；④信号功能：情绪和情感具有传递信息、沟通思想的功能。

3. 情绪和情感的种类 情绪、情感复杂多样。我国春秋时期的思想家荀子把情绪情感分为好、恶、喜、怒、哀、乐 6 大类，中医更有喜、怒、忧、思、悲、恐、惊的"七情"说法。现代心理学家将情绪情感划分为 5 类：①基本情绪、情感：最基本、最原始的情绪，包括满意、喜悦、快乐、紧张、焦虑、抑郁、愤怒、恐惧、悲哀、痛苦、绝望等。②与接近事物有关的情绪、情感：包括惊奇、兴趣以及轻蔑、厌恶。③与自我评价有关的情绪、情感：包括犹豫、自信和自卑，这 3 种情绪具有较强的社会性。④与他人有关的情感体验：分为肯定和否定两种，其中爱是肯定情感的极端，恨是否定情感的极端。⑤正性情绪、情感与负性情绪、情感：凡能提高人的工作效能，增强人的体力和精力的积极情绪与情感为正性情绪情感，如满意、喜悦、快乐、惊奇、兴趣、自信、友爱等；凡是抑制人的活动效能，削弱人的体力和精力的消极情绪与情感为负性情绪情感，如抑郁、痛苦、悲哀、绝望、轻蔑、厌恶、自卑等。

4. 常见的情绪类型 焦虑和抑郁是被评估者最常见，也是最需要护理干预的情绪状态。

（1）焦虑：焦虑是人们对环境中一些即将来临的危险或重要事件紧张不安的情绪状态，是一种很普遍的现象，几乎人人都有过焦虑的体验。有时一定程度的焦虑是必要的，但是过度的、无端的焦虑就属于病理性的。病理性的焦虑时会出现对没有确定的客观对象和具体而固定的观念内容的害怕，并伴有血压升高、心率增快、出汗、面色苍白、口发干、坐立不安等一系列的症状。由于产生原因和严重性不同，以及个体承受能力不同，焦虑表现的程度不同，中重度的焦虑可引起生理和心理障碍。

（2）抑郁：抑郁是一组以情绪低落为特征的情绪状态，在抑郁状态下，个体会有悲观、失望、无助、冷漠、绝望等不良心境，并产生消极的自我意识。在行为方面，个体会有活动水平下降，言语减少，兴趣减退，回避他人的特点。在生理功能方面，还会出现睡眠障碍，食欲、性欲减退，内脏功能下降及自主神经紊乱的症状。严重抑郁者有自伤和自杀的危险。

（二）评估方法、内容

1. 交谈法 通过询问被评估者"您如何描述您此时和平时的情绪？有什么事情使您感到特别高兴、忧虑或沮丧？这样的情绪存在多久了？"等问题了解被评估者的情绪状态，询问"你为什么会有这种情绪？能不能告诉我是哪些事情让你有这种情绪？"，收集情绪产生的原因。必要时应将所获取的主观资料向与被评估者关系密切的他人（如配偶、父母、朋友等）进行核实，以防有隐瞒或偏差。

2. 观察法 情绪和情感活动中的外部表现为表情，包括面部表情、身体表情和言语表情。可以通过观察眼神、手势、语音、语调等来判断个体的情绪状态。同时，机体所发生的外部表现和内部变化是和神经系统多种水平的功能相互联系的，是大脑皮质和皮质下中枢协同活动的结果，生理上可有呼吸、循环、皮肤电反应以及内分泌系统的变化。因此，观察时应重点注意有无面色苍白、呼吸和心率加速、血压升高、出冷汗、食欲减退、体重下降等表现。

3. 量表评定法 量表评定法是评估情绪、情感较为客观的方法，常用的有 Avillo 的情绪、情感形容词量表（表 5-2），Zung 的焦虑状态量表（表 5-3）和 Zung 的抑郁状态量表（表 5-4）。

表 5-2 情绪、情感形容词量表

情绪	1	2	3	4	5	6	7	
变化的								稳定的
举棋不定的								自信的
沮丧的								高兴的
孤立的								合群的
混乱的								有条理的
漠不关心的								关切的
冷淡的								热情的
被动的								主动的
淡漠的								有兴趣的
孤僻的								友好的
不适的								舒适的
神经质的								冷静的

使用指南：该表共有 12 对意思相反的形容词，让被评估者从每一组形容词中选出符合其目前情绪与情感的词，并给予相应得分。总分在 84 分以上，提示情绪情感积极，否则，提示情绪情感消极。该表特别适合于不能用语言表达自己情绪、情感或对自己的情绪、情感定位不明者。

表 5-3 焦虑状态自评量表

问题	偶尔	有时	经常	持续
1. 我觉得最近比平常容易紧张、着急	☐	☐	☐	☐
2. 我无缘无故地感到害怕	☐	☐	☐	☐
3. 我容易心烦意乱或觉得惊慌	☐	☐	☐	☐
4. 我有将要发疯的感觉	☐	☐	☐	☐
5. 我感到不如意或觉得其他糟糕的事将要发生在自己身上	☐	☐	☐	☐
6. 我感到自己发抖	☐	☐	☐	☐
7. 我常感头痛、胃痛	☐	☐	☐	☐
8. 我常感到疲乏无力	☐	☐	☐	☐
9. 我发现自己无法静坐	☐	☐	☐	☐
10. 我感到心跳得很厉害	☐	☐	☐	☐
11. 我常感到头晕	☐	☐	☐	☐
12. 我有过晕厥或觉得要晕倒似的	☐	☐	☐	☐
13. 我感到气不够用	☐	☐	☐	☐
14. 我感到四肢或唇周麻木	☐	☐	☐	☐
15. 我感到心里难受、想吐	☐	☐	☐	☐
16. 我常需要小便	☐	☐	☐	☐
17. 我手心容易出汗	☐	☐	☐	☐
18. 我感到脸红发烫	☐	☐	☐	☐
19. 我感到无法入睡	☐	☐	☐	☐
20. 我常做噩梦	☐	☐	☐	☐

使用指南：请被评估者仔细阅读每一个项目，将意思理解后根据最近 1 周的实际情况在适当的地方打钩。如被评估者看不懂问题内容，可由评估者逐项念给被评估者听，然后由被评估者自己做出决定。每一项目按 1、2、3、4 共 4 级评分，即偶尔=1分、有时=2分、经常=3分、持续=4分。评定完后将 20 项评分相加，得总粗分，然后乘以 1.25，取其整数部分，即得到标准总分。按照中国常模的结果，正常总粗分为 40，标准总分为 50 分，高于此标准可认为有焦虑倾向。

表 5-4　抑郁状态自评量表

状态描述	偶尔	有时	经常	持续
1. 我感到情绪沮丧、郁闷	☐	☐	☐	☐
＊2. 我感到早晨心情最好	☐	☐	☐	☐
3. 我想哭或者要哭	☐	☐	☐	☐
4. 我入睡困难或者经常早醒	☐	☐	☐	☐
＊5. 我最近饭量像平时一样多	☐	☐	☐	☐
＊6. 我与异性接触和往常一样感兴趣	☐	☐	☐	☐
7. 我感到体重减轻	☐	☐	☐	☐
8. 我排便习惯改变，常为便秘烦恼	☐	☐	☐	☐
9. 我感到心跳比平常快	☐	☐	☐	☐
10. 我容易无故感到疲劳	☐	☐	☐	☐
＊11. 我的头脑和平时一样清楚	☐	☐	☐	☐
＊12. 我做事情像平时一样并不困难	☐	☐	☐	☐
13. 我坐卧不安，难以平静	☐	☐	☐	☐
＊14. 我对未来充满希望	☐	☐	☐	☐
15. 我比平时容易生气、冲动	☐	☐	☐	☐
＊16. 我觉得做出决定是容易的	☐	☐	☐	☐
＊17. 我觉得自己是有用的人	☐	☐	☐	☐
＊18. 我的生活很有意义	☐	☐	☐	☐
19. 我若死了，别人会过得更好	☐	☐	☐	☐
＊20. 我依然喜欢平时喜欢的事物	☐	☐	☐	☐

使用指南：同焦虑状态自评量表。评分方法为项目前无＊号按 1、2、3、4（负性陈述）评分，即偶尔＝1 分、有时＝2 分、经常＝3 分、持续＝4 分；项目前有＊号按 4、3、2、1（正性陈述）4 级评分，即偶尔＝4 分、有时＝3 分、经常＝2 分、持续＝1 分。正常总粗分的分界值为 41 分，标准总分为 53 分，高于此标准可认为有抑郁倾向。

四、个性评估

（一）相关概念

个性（personality）是指一个人整体的精神面貌，即具有一定倾向性的、稳定的各种心理特征的总和。个性又称为人格，具有整体性、独特性、稳定性和社会性的特点。整体性指个性的心理全貌，是能力、气质、性格构成的有机整体。独特性指个体特有的个性倾向性和个性心理特征。稳定性是个体比较稳定的心理趋向和心理特征的总和，短暂的、偶尔表现的心理特征不能称之为个性。社会性是指在个性形成过程中，既有生物遗传因素作用，也受后天社会因素的影响。因此个性既有生物学属性，也有社会属性。

人的个性心理特征包括气质、性格和能力。气质主要表现在心理过程的速度、稳定性、强度、灵活性及指向性等方面，它体现个体活动的风格。常见的气质类型分为多血质、黏液质、胆汁质、抑郁质。性格是人对客观现实稳定的态度以及与之相适应的习惯化行为方式中表现出的个性心理特征。性格特征组成性格类型，体现在具体人身上就形成这个人特有的性格结构，而一个人的行为总是受其性格结构制约。现代心理学家根据性格特性将性格分为内、外倾向型，场独立型与场依存型，A 型性格和 B 型性格，机能类型等。能力是指人们顺利完成某种活动所必需的个性心理特征，是影响个体活动效率及效果的基本因素，包括思维能力、语言能力等一般能力，也包括绘画、音乐等特殊能力。

1. 内、外倾向型　瑞士心理学家荣格（C. G. Jung）依据心理活动的倾向将性格分为内、外倾向型，认为外倾者的兴趣和关注点朝向外部事物，其心理活动主要由外界与自身的关系引起和支配。内倾者的关注点指向主体自身，按自己对客观事物的认识来活动。外倾型者性格活泼、开朗、热情、自信、善交往、勇于进取、适应力强；内倾型者注重内心活动、好沉思、善内省、孤僻寡言、缺乏自信、反应缓慢、多愁善感，较难适应环境。

2. 场独立型与场依存型　美国心理学家赫尔曼·威特金（Herman·Witkin）依照个体独立程度将人的性格分为场独立型和场依存型。场独立型者往往倾向于更多地利用自身内在的参照标志去主动地对信息进行加工。这类人社会敏感性差，对他人不感兴趣，不善社会交往；在活动中易于发挥自己的能力，比较有创造性；有时喜欢把意志强加于人，带有支配倾向。场依存型者常处于被动、服从的地位，缺乏主见，受暗示性强。这类人常对他人感兴趣，社会敏感性强，善于社会交际。

3. A 型性格和 B 型性格　A 型性格的人常充满成功的理想，进取心特别强，性情急躁、情绪不稳、爱发脾气。他们争强好胜，怀有戒心或敌意；工作专心、行动敏捷、办事效率高，但缺乏耐性，常有时间紧迫感等特点。B 型性格的人是非竞争型的，常悠然自得，无时间紧迫感；处事有耐心，容忍力强，很少有敌意，遇到阻碍反应平静，情绪稳定。

4. 机能型　英国心理学家培恩（A. Bain）和法国的李波特（T. Ribot）依据理智、情绪、意志 3 种心理动能在性格中占的优势不同将人的性格划分为理智型、情感型和意志型 3 种。理智型者处事稳重、明事理、讲道理，通常能冷静看待事物，并以理智支配自己的行为；情绪型者较冲动、脆弱，言行举止易受情绪左右，不能三思而后行；意志型者行为目标明确、积极果敢、坚定而持久，具有良好的自制能力。

（二）评估方法、内容

1. 会谈法　通过询问被评估者诸如"面对困难，你一般采取什么态度和行为？遇到不愉快或伤心的事，你是尽量说出来还是闷在心里？"等问题来了解其在各种情况下的态度和行为表现。此外，可以询问被评估者关系密切的亲友了解其性格特征。

2. 观察法　观察被评估者的言行、情感、意志、态度的外部表现，如开朗还是活泼、感情外露还是内藏、意志脆弱还是坚强、做决定和事情依赖别人还是独立完成。

3. 作品分析法　收集被评估者的书信、日记等，分析其对各种事物所持观点、态度。

除了上述 3 种方法以外，还可以采用量表评定法、投射法等进行评估，经上述评估后，综合分析所有资料，从中找出被评估者的性格特征和类型。

五、压力与压力应对评估

（一）相关概念

1. 压力（stress）的定义　压力又称应激或紧张，其概念目前尚无统一认识。20 世纪 30 年代"压力学之父"Hans Selye 认为压力是环境中的刺激所引起的人体的一种非特异性的反应。这种反应是一个连续、动态的过程，受认知评价、应对方式、社会支持和个性特征多因素的影响。

2. 压力源（stressor）　一切使机体产生压力反应的刺激因素均称为压力源。常见的压力源由以下因素引起：①生理因素：如饥饿、疼痛、疲劳、失眠、疾病、手术、外伤、内分泌失调、衰老等；②心理因素：焦虑、恐惧、孤独、无助、缺乏自信等；③环境因素：寒冷、炎热、射线、噪声、空气污染、生活环境改变等；④社会文化因素：如家庭功能失调、职业压力、经济困难、角色改变、文化差异等。

3. **压力反应**（stress reaction）　个体因为应激源所致的各种生物、心理、社会、行为方面的变化，常称为应激的身心反应。①生理反应：如失眠或睡眠过多、厌食或暴食、疲乏、头痛、气短、心率增加、心律失常、收缩压升高、应激性溃疡等；②情绪反应：如焦虑、恐惧、抑郁、过度依赖和失助感、自怜、愤怒等；③认知反应：分为积极和消极两个方面，适度的应激可使注意力集中、思维活跃、判断力与解决问题能力提高，而长时间高应激则产生消极的反应如注意力分散、思维迟钝、记忆力下降、感知混乱、判断失误、定向障碍等；④行为反应：如逃避与回避、退化与依赖、敌对与攻击、无助与自怜、物质滥用等。

4. **压力应对**（stress coping）　应对是个体对生活事件以及因生活事件而出现的自身不平衡状态所采取的认知和行为措施。人们常用的压力应对方式可归纳为情感式和问题式两类（表5-5）。其中，情感式应对方式侧重于调节和控制应激时的情绪反应，从而降低烦恼并维持一种适当的内部状态，它在缓解情绪的同时，发展解决问题的能力，但持续过度使用会引起焦虑等不良心理；而问题式应对指向压力源，倾向于通过有计划地采取行动，寻求排除或改变压力源所致影响的方法，把握压力情境中的积极特征，用于处理导致压力的情景本身，或者回避问题本身。在压力可以由行动直接处理时，问题式应对方式更有效。

表 5-5　应对方式表

情感式应对方式	问题式应对方式
希望事情会变好	努力控制局面
进食，吸烟，嚼口香糖	进一步分析研究所面临的问题
祈祷	寻求处理问题的其他方法
紧张	客观地看待问题
担心	尝试并寻找解决问题的最好方法
向朋友或家人寻求安慰和帮助	回想以往解决问题的办法
独处	试图从情境中发现新的意义
一笑了之	将问题化解
置之不理	设立解决问题的具体目标
幻想	接受现实
做最坏的打算	和相同处境的人商议解决问题的方法
疯狂，大喊大叫	努力改变当前情形
睡一觉，认为第二天事情就会变好	能做什么就做些什么
不担心，任何事到头来终会有好结果	让他人来处理这件事
回避	
干些体力活	
将注意力转移至他人或他处	
饮酒	
认为事情已经无望而听之任之	
认为自己命该如此而顺从	
埋怨他人	
沉思	
用药	

个人应对压力的有效性受多种因素的影响，包括压力源的数量、强度与持续时间等压力相关因素，个人的应对经验，家庭和社会的经济与情感支持，个性特征及性别、年龄、文化、职业、身体素质、认知评价等。人们遇到不同的生活事件，通常会采用多种应对策略。一般而言，面临

的压力越多、压力源越大、持续时间越长，个体就越难应对。有成功应对经验、意志顽强、良好家庭和社会支持的人能正确处理并能适应压力。

5. 有效应对标准　有效应对是指机体通过自身耐受力和适应水平来控制压力的方式。有效应对的判断标准包括：①压力反应维持在可控的限度内；②希望和勇气被激发；③自我价值感得到维持；④人际、社会以及经济处境改善；⑤生理功能康复得以促进。

（二）评估方法与内容

1. 交谈法　通过询问被评估者诸如"目前，让你感到有压力或紧张焦虑的事情有哪些？近来你的生活有哪些改变？日常生活中让你感到有压力和烦恼的事情有哪些？你所处的环境是否让你紧张不安或烦恼？你是否感到工作压力很大？"等问题来了解被评估者面临的压力源与压力感知状态；询问"你的经济状况以及与你的家人的关系如何？这件事对你意味着什么？是否有能力应付？你通常采取哪些措施减轻压力？措施是否有效？"等问题来了解被评估者家庭社会支持、压力应对方式以及压力缓解情况。

2. 观察法　观察被评估者有无失眠、厌食、胃痛、疲乏、气短、心悸等生理方面的反应；有无焦虑、恐惧、抑郁等情绪反应；有无注意力分散、记忆力下降、解决问题能力下降等认知反应；有无敌对、依赖、酗酒、自杀或暴力倾向等行为。

3. 评定量表法　以定量和定性的方法来衡量压力对个体健康影响的常用量表有社会再适应评定量表（表 5-6）和住院患者压力评定量表（表 5-7）。社会再适应评定量表用于测评近 1 年不同类型的生活事件对个体的影响，预测个体出现健康问题的可能性。住院患者压力评定量表用于测评患者住院期间可能经历的压力。这两个量表主要用于压力源评估，累积分越高，压力越大。用于评估应对方式的常用量表为 Jaloviee 应对方式量表、简易应对方式问卷（表 5-8）和特质应对方式问卷。Jaloviee 应对方式量表和简易应对方式问卷适用于测评普通人群面临挫折或压力时所采用的应对方式；特质应对方式问卷适用于反映患者面对挫折时的习惯性应对态度，包括积极和消极应对两个方面。测量被评估者面对压力时所获得的社会支持以及对支持的利用度可选用肖水源的社会支持评定量表（表 5-9）、Blumenthalt 和 Zimer 编制的领悟社会支持量表。

表 5-6　社会再适应评定量表

生活事件	生活事件单位	生活事件	生活事件单位
1. 配偶死亡	100	15. 调换工作	39
2. 离婚	73	16. 经济状况改变	38
3. 夫妻分居	65	17. 好友死亡	37
4. 拘禁	63	18. 工作性质改变	36
5. 家庭成员死亡	63	19. 夫妻不和	35
6. 外伤或生病	53	20. 中量借贷	31
7. 结婚	50	21. 归还借贷	30
8. 解雇	47	22. 职别改变	29
9. 复婚	45	23. 子女离家	29
10. 退休	45	24. 司法纠纷	29
11. 家庭成员患病	44	25. 个人突出成就	29
12. 怀孕	40	26. 妻子开始工作或离职	26
13. 性生活问题	39	27. 上学或转学	26
14. 家庭添员	39	28. 生活条件变化	25

生活事件	生活事件单位	生活事件	生活事件单位
29. 个人习惯改变	24	37. 小量借贷	17
30. 与上级矛盾	23	38. 睡眠习惯改变	16
31. 工作时间或条件改变	20	39. 家庭成员数量改变	15
32. 搬家	20	40. 饮食习惯改变	15
33. 转学	20	41. 休假	13
34. 娱乐改变	19	42. 过节	12
35. 宗教活动改变	19	43. 轻微的违法行为	11
36. 社交活动改变	18		

评价标准：生活事件单位总和超过 300 分者，80％可能患病；生活事件单位总和为 150～300 分者，50％可能患病；生活事件单位总和小于 150 分者，30％可能患病。

表 5-7　住院患者压力评定量表

事件	权重	事件	权重
1. 和陌生人同住一室	13.9	26. 担心给医护人员增添负担	24.5
2. 不得不改变饮食习惯	15.4	27. 想到住院后收入会减少	25.9
3. 不得不睡在陌生床上	15.9	28. 对药物不能耐受	26.0
4. 不得不穿患者服	16.0	29. 听不懂医护人员的话	26.4
5. 四周有陌生机器	16.8	30. 想到将长期服药	26.4
6. 夜里被护士叫醒	16.9	31. 家人没来探视	26.5
7. 生活上不得不依赖别人帮助	17.0	32. 不得不手术	26.9
8. 不能在需要时读报、看电视、听收音机	17.7	33. 因住院不得不离开家	27.1
9. 同室病友探访者太多	18.1	34. 毫无预测而突然住院	27.2
10. 四周气味难闻	19.1	35. 按呼叫器无人应答	27.3
11. 不得不整天睡在床上	19.4	36. 不能支付医疗费用	27.4
12. 同室病友病情严重	21.2	37. 有问题得不到解答	27.6
13. 排便、排尿需他人帮助	21.5	38. 思念家人	28.4
14. 同室患者不友好	21.6	39. 靠鼻饲进食	29.2
15. 没有亲友探视	21.7	40. 用止痛药无效	31.2
16. 病房色彩太鲜艳、太刺眼	21.7	41. 不清楚治疗的目的和效果	31.9
17. 想到外貌会改变	21.7	42. 疼痛时未用止痛药	32.4
18. 节日或家庭纪念日住院	22.7	43. 对疾病缺乏认识	34.0
19. 想到手术或其他治疗可能带来的痛苦	22.3	44. 不清楚自己的诊断	34.1
20. 担心配偶疏远	22.4	45. 想到自己可能再也不能说话	34.3
21. 只能吃不对胃口的食物	22.7	46. 想到可能失去听力	34.5
22. 不能与家人、朋友联系	23.2	47. 想到自己患了严重疾病	34.6
23. 对医师、护士不熟悉	23.4	48. 想到会失去肾脏或其他器官	39.2
24. 因事故住院	23.6	49. 想到自己可能得了癌症	39.2
25. 不知接受治疗护理的时间	24.2	50. 想到自己可能失去视力	40.6

评价方法：住院压力评定量表用于测评患者住院期间可能经历的压力，累积分越高，表示压力越大。

表5-8 简易应对方式问卷

遇到挫折打击时可能采取的态度和方法	不采取	偶尔采取	有时采取	经常采取
1. 通过工作学习或一些其他活动解脱				
2. 与人交谈，倾诉内心烦恼				
3. 尽量看到事物好的一面				
4. 改变自己的想法，重新发现生活中什么重要				
5. 不把问题看得太严重				
6. 坚持自己的立场，为自己想得到的斗争				
7. 找出几种不同的解决问题的方法				
8. 向亲戚朋友或同学寻求建议				
9. 改变原来的一些做法或自己的一些问题				
10. 借鉴他人处理类似困难情境的方法				
11. 寻求业余爱好，积极参加文体活动				
12. 尽量克制自己的失望、悔恨、悲伤和愤怒				
13. 试图休息或休假，暂时把问题（烦恼）抛开				
14. 通过吸烟、喝酒、服药和吃东西来解除烦恼				
15. 认为时间会改变现状，惟一要做的便是等待				
16. 试图忘记整个事情				
17. 依靠别人解决问题				
18 接受现实，因为没有其他办法				
19. 幻想可能会发生某种奇迹改变现状				
20. 自己安慰自己				

使用指南：问卷为自评量表，采用4级评分，不采取、偶尔采取、有时采取和经常采取4种选择相应的评分为0、1、2、3。积极应对维度由条目1~12组成；消极应对维度由条目13~20组成。结果为积极应对维度平均分和消极应对维度平均分。

表5-9 社会支持评定量表

1. 您有多少关系密切、可以得到支持和帮助的朋友？（只选一项）
   - (1) 1个也没有
   - (2) 1~2个
   - (3) 3~5个
   - (4) 6个或6个以上
2. 近一年来您（只选一项）：
   - (1) 远离他人，且独居一室
   - (2) 住处经常变动，多数时间和陌生人住在一起
   - (3) 和同学、同事或朋友住在一起
   - (4) 和家人住在一起
3. 您与邻居（只选一项）：
   - (1) 相互之间从不关心，只是点头之交
   - (2) 遇到困难可能稍微关心
   - (3) 有些邻居很关心您
   - (4) 大多数邻居都很关心您
4. 您与同事（只选一项）：
   - (1) 相互之间从不关心，只是点头之交
   - (2) 遇到困难可能稍微关心
   - (3) 有些同事很关心您
   - (4) 大多数同事都很关心您
5. 从家庭成员得到的支持和照顾（在合适的框内画"√"）

成员	无	极少	一般	全力支持
A. 夫妻（恋人）	☐	☐	☐	☐
B. 父母	☐	☐	☐	☐
C. 儿女	☐	☐	☐	☐
D. 兄弟姐妹	☐	☐	☐	☐
E. 其他成员（如嫂子）	☐	☐	☐	☐

6. 过去，在您遇到急难情况时，曾经得到的经济支持和解决实际问题的帮助的来源有：
   - (1) 无任何来源
   - (2) 下列来源（可选多项）：

   A. 配偶；B. 其他家人；C. 亲戚；D. 朋友；E. 同事；F. 工作单位；G. 党团工会等官方或半官方组织；H. 宗教、社会团体等非官方组织；I. 其他（请列出）

7. 过去，在您遇到急难情况时，曾经得到的安慰和关心的来源有：

(1) 无任何来源　　　　　　　　　　(2) 下列来源（可选多项）：

A. 配偶；B. 其他家人；C. 亲戚；D. 朋友；E. 同事；F. 工作单位；G. 党团工会等官方或半官方组织；H. 宗教、社会团体等非官方组织；I. 其他（请列出）

8. 您遇到烦恼时的倾诉方式（只选一项）：

(1) 从不向任何人诉述　　　　　　　(2) 只向关系极为密切的 1～2 个人诉述

(3) 如果朋友主动询问您会说出来　　(4) 主动诉述自己的烦恼，以获得支持和理解

9. 您遇到烦恼时的求助方式（只选一项）：

(1) 只靠自己，不接受别人帮助　　　(2) 很少请求别人帮助

(3) 有时请求别人帮助　　　(4) 有困难时经常向家人、亲友、组织求援

10. 对于团体（如党团组织、宗教组织、工会、学生会等）组织活动（只选一项）：

(1) 从不参加　　(2) 偶尔参加　　(3) 经常参加　　(4) 主动参加并积极活动

总分：

使用指南：① 量表计分方法：第 1～4，8～10 条每条只选 1 项，选择 1、2、3、4 项分记 1、2、3、4 分；第 5 条 A、B、C、D 4 项计总分，每项从无到全力支持分别计 1～4 分；第 6、7 条如回答"无任何来源"记 0 分，有几个来源计几分。② 量表分析方法：总分即 10 个条目得分之和；2、6、7 条评分之和为客观支持分；1、3、4、5 条评分之和为主观支持分；第 8、9、10 条为对支持的利用度。

第 3 节　社 会 评 估

一、角色与角色适应评估

（一）相关概念

1. **角色（role）的定义**　美国社会学家米德（Mead G. H.）于 20 世纪 30 年代将原本是戏剧术语的"角色"一词引入社会心理学领域，认为每个人在社会中扮演不同的角色，一个人就是所扮演的各种角色的总和。社会角色是与人的社会地位、身份相一致的一整套权利、义务和行为模式，一定的角色必有相应的权利和义务。人的社会地位与身份在不同社会条件下会有所不同，所以一个人可以同时或相继扮演不同的社会角色。角色可以是长期的，也可能是短暂的，在与他人的相互关系中，一个人在承担某一角色的同时，必须有一个或几个互补角色，如照顾者与被照顾者。

2. **角色分类**　① 第一角色：也称基本角色，它决定个体的主体行为，是由每个人的年龄、性别所赋予的角色，如儿童、妇女、老人等；② 第二角色：又称一般角色，是个体为完成每个生长发育阶段的特定任务，由所处社会情形和职业所确定的角色，如母亲角色、护士角色等；③ 第三角色：也称独立角色，是为完成某些暂时性发展任务而临时承担的角色，大多是可选择的，但有时是不可选择的，如护理学会会员、患者角色。角色的分类是相对的，可在不同情况下相互转化。如患者角色，因为疾病是暂时的，可视为第三角色，然而当疾病变成慢性病时，患者角色也随之成为第二角色。

3. **角色的形成**　角色的形成经历了角色认知和角色表现两个阶段。角色认知是个体认识自己和他人身份、地位以及各种社会角色的区别与联系的过程。模仿是角色认知的基础，先对角色产生总体印象，然后深入角色的各个部分认识角色的权利和义务。角色表现是个体行为达到自己所认识的角色要求而采取行动的过程，也是角色成熟的过程。

4. **角色适应不良**　当个体的角色表现与角色期望不协调或无法达到角色期望的要求时发生的身心行为反应，它是由社会的外在压力引起的主观情绪反应。角色适应不良会给个体带来生理和心理两方面的不良反应。生理反应可有疲乏、头痛、头晕、睡眠障碍、心率加快、心律失常、血压升高等症状和体征。心理反应可产生紧张、焦虑、易激惹、自责、抑郁，甚至绝望等不良情

绪。角色适应不良常见的有以下几种类型：

（1）角色冲突（role conflict）：角色冲突是指角色期望与角色表现之间差距太大，使个体难以适应而发生的心理冲突与行为矛盾。引起角色冲突的原因有两种：一是个体需同时承担两个或两个以上在时间或精力上相互冲突的角色，如妻子突然生病了，丈夫缺乏足够的时间和精力同时完成工作和照顾妻子，发生角色冲突导致不能完成角色期望；二是对同一角色的角色期望标准不一致，如工作或生活环境改变，原来的工作方式或生活理念在新的社会环境中不被认可，而又难以迅速转变和满足新的角色期望时，可产生角色冲突。

（2）角色模糊（role ambiguity）：角色模糊指个体对角色期望不明确，不知道承担这个角色应该如何行动而造成的不适应反应。如患者入院后，对自己的疾病缺乏相关的知识，对求医诊治、配合护理工作等角色期望模糊，行为不明确。导致角色模糊的原因有角色期望太复杂、角色改变的速度太快、主要角色与互补角色间沟通不良等。

（3）角色匹配不当（role incongruity）：角色匹配不当指个体的自我概念、自我价值观或自我能力与其角色期望不匹配，如让护工从事临床护士的工作。

（4）角色负荷过重（role overload）和角色负荷不足（role underload）：前者指个体角色行为难以达到过高的角色期望，后者则为对个体的角色期望过低而使其能力不能完全发挥。角色负荷过重或不足是相对的，与个体的知识、技能、经历、观念以及动机是否与角色需求吻合有关。

5. **患者角色**　当个体患病时，不管是否得到医师证实，均无可选择地进入患者角色。患者角色也是一种特殊的社会角色，其特点可以概括为以下3点：①有生理或心理的异常或出现有医学意义的阳性体征；②应得到社会承认，主要是医师以有关医学标准确认其疾病状态；③处于患者角色的个体有其特殊的权利、义务和行为模式。

（1）患者角色特点：①脱离或部分脱离日常生活中的其他角色，免除平日所承担的社会责任与义务；②患者对自己的病情无直接责任，处于一种需要照顾的状态，有权利接受帮助；③患者有积极配合医疗护理、恢复自身健康的义务；④患者有享受治疗护理、知情同意、寻求健康保健信息、要求保密的权利。

（2）患者角色适应不良：由于患者角色的不可选择性，使个体在进入或脱离患者角色过程中，常发生角色适应不良。

1）患者角色冲突：患者在角色转换中，不愿或不能放弃原有的角色行为，与患者角色行为冲突。因为每个成年人基本都身负多种角色，原有社会角色的心理定势、行为习惯强烈地干扰患者对患者角色的选择与认同，多见于承担较多社会或家庭责任，而且事业心、责任心较强的人。

2）患者角色缺如：指个体患病后不承认或没有意识到自己是患者，没有或拒绝认同患者角色，对治疗和护理配合程度欠佳。多见于初次住院者、缺乏医疗知识的人（因不能识别疾病而不认同患者角色）、经济紧张的人（怕花钱而不愿治病）及因社会文化的原因认为不需要治疗而没有进入患者角色的人。

3）患者角色消退：已经进入患者角色后，由于家庭、工作环境的变化对其提出新的角色要求，而使患者从患者角色中退出，如家属突发急病、工作单位发生事故等均可导致患者角色减退。

4）患者角色强化：与角色消退相反，患者表现为进入角色并接受一定治疗后，过分认同疾病状态，出现行为固着，对康复后要承担的其他社会角色感到恐惧不安，主要表现为对所患疾病过分关心、过度依赖医院环境、不愿承认病情好转或治愈、不愿脱离医护人员的帮助等。

5）患者角色恐惧：患病后不能正确认识和接受疾病，夸大疾病影响和可能的严重后果，对治疗缺乏信心，对自己的健康状况悲观、失望，在疾病过程中有较多的担心、害怕、恐惧等消极情绪反应。

不同的人对患者角色的适应程度和适应反应不同，适应与否与年龄、性别、家庭背景、经济状况等因素有关。年轻人对患者角色相对淡漠，而老年人由于体力衰退容易发生角色强化；女性患者相对容易发生角色强化、消退、冲突等角色适应不良反应；家庭支持系统强的患者较容易适应患者角色；经济状况差的患者容易产生角色消退或缺如。另外，患者角色适应还与环境、人际关系、病室气氛等有关，融洽的护患关系、优美的病室环境、愉悦的病室气氛有利于患者适应角色。

（二）评估方法、内容

1. 会谈法　通过询问被评估者"你从事什么职业？担任什么职位？目前在家庭、单位或社会所承担的角色与任务有哪些？"，了解被评估者所承担的角色数量；通过询问"你觉得目前的工作与你的身份是否相称？是否合理？是否能体现你的价值？你是否清楚所承担角色的权利与义务？觉得自己所承担的角色数量与责任是否合适？他人对你的角色期望是什么？"等问题，了解被评估者角色的感知、满意度和期望；询问"你觉得住院后发生了什么变化？对你有什么影响？能否安心养病？有无头痛、头晕、睡眠障碍、紧张、抑郁等表现？"等问题，了解被评估者是否存在角色紧张的生理和心理反应。

2. 观察法　主要观察有无疲乏、心悸、易激惹、忽略自己和疾病、缺乏对治疗护理的依从性等角色适应不良的身心行为反应。

二、家庭评估

（一）相关概念

1. 家庭（family）的定义　家庭是社会的细胞，由婚姻关系、血缘关系及收养关系所构成。家庭作为一种初级社会群体，以婚姻、血缘关系为纽带，其成员间有较多面对面的交往，有直接的互动与合作。组成家庭的成员应共同生活，实现经济和情感的深入交往，与其他关系比较，家庭关系最为密切、深刻。

2. 家庭结构（family structure）　家庭结构指家庭内部的构成和运作机制，反映家庭成员间的相互作用与关系，包括家庭人口结构、权利结构、角色结构、沟通过程和家庭价值观。

（1）家庭人口结构：即家庭类型（family form），按家庭的人口规模和人口特征可分为七类（表 5-10）。

表 5-10　家庭人口结构类型

类型	人口特征
核心家庭	夫妻及其婚生或领养子女
主干家庭（扩展家庭）	核心家庭成员加上夫妻任一方的直系亲属，如祖父母、外祖父母
单亲家庭	夫妻任何一方及其婚生或领养子女
重组家庭	再婚夫妻与前夫和（或）前妻的子女以及其婚生或领养子女
无子女家庭	仅夫妻俩无子女
同居家庭	无婚姻关系而长期居住在一起的夫妻及其婚生或领养子女
老年家庭	仅老年夫妇

（2）家庭权利结构（family power structure）：家庭权利结构指家庭中夫妻间、父母与子女间在影响力、控制权和支配权方面的相互关系，其常见的基本类型有传统权威型、工具权威型、分享权威型（民主型）和感情权威型 4 种。护士在进行家庭结构评估时，必须确定谁是家庭中的主要决策者，与其进行沟通与合作，才能有效实施护理干预。

（3）家庭角色结构（family role structure）：家庭角色指家庭对每个占有特定位置的家庭成员所期待的行为和规定的家庭权利、责任和义务。如父母有抚养未成年子女的义务，也有要求成年子女赡养的权利。家庭角色可以是公开的，如性别角色、照顾者角色，也可以是不公开的，如责罚者角色、统治者角色，其中有些角色不利于家庭功能的正常运转，需要进行调整与转变。良好的家庭角色结构应具有以下特征：① 每个家庭成员都能认同和适应自己的角色范围；② 家庭成员的角色期望一致，并符合社会规范；③ 角色期待能满足家庭成员的身心社会发展需要。

（4）家庭沟通过程（family communication process）：沟通是人与人之间传递信息的过程，其形式最能反映家庭成员间的相互作用与关系，也是家庭和睦和家庭功能正常的保证。家庭内部沟通良好的特征为：① 家庭成员对家庭沟通充满自信，能进行广泛的情感交流；② 沟通过程中尊重对方的感受与信念；③ 家庭成员能坦诚地讨论个人与社会问题；④ 不宜沟通的领域极少。家庭成员间如出现以自我为中心者或内向自卑者、习惯采用间接与隐含交流方式等则会影响交流效果。

（5）家庭价值观（family values）：家庭价值观指家庭成员判断是非的标准以及对特定事物的价值所持的信念与态度。它决定家庭成员的行为方式，并可影响家庭的权利结构、角色结构和沟通方式。

3. 家庭生活周期（family life cycle）　家庭生活周期指从家庭单位的产生、发展到解体的整个过程。根据 Duvall 模式，家庭生活周期分为 8 个阶段（表 5-11），每个阶段都有特定的任务需家庭成员协同完成，否则会对家庭成员的健康产生不良影响。

表 5-11　Duvall 家庭生活周期表

周期	定义	主要任务
新婚	男女结合	沟通与彼此适应，性生活协调及计划生育
第一个孩子出生	最大孩子 0～30 个月	适应父母角色，应对经济及照顾初生孩子的压力
有学龄前儿童	最大孩子 30 个月至 6 岁	孩子入托、上幼儿园、上小学等，培育孩子有效的社会化技能
有学龄儿童	最大孩子 6～13 岁	儿童身心发展，孩子上学及教育问题
有青少年	最大孩子 13～20 岁	与青少年沟通，青少年责任与义务、性以及与异性交往等方面的教育
有孩子离家创业	最大孩子离家至最小孩子离家	接纳和适应孩子离家，发展夫妻共同兴趣，继续给孩子提供支持
父母独处（空巢期）	父母独处至退休	适应仅夫妻俩的生活，巩固婚姻关系，保持与新家庭成员如孙辈的接触
退休（65 岁退休）	退休至死亡	正确对待和适应退休、衰老、丧偶、孤独、生病、死亡等

4. 家庭功能（family function）　家庭的主要功能是保持家庭的完整性，满足家庭及其成员的需要，实现社会对家庭的期望等。家庭功能主要包括生物功能、经济功能、心理功能、教育功能。生物功能即生儿育女使家族得以延续、社会持续存在，维持家庭成员的安全与健康，为健康状态不佳的成员提供良好的支持与照顾；经济功能为参加社会化的劳动，维持家庭生存的消费能力，满足家庭成员衣、食、住、行、育、乐等方面的基本生活需求；心理功能包括建立家庭关爱气氛，维持家庭内部稳定，促进家人之间良好的心理支持；教育功能包括言传身教，培养家庭成员的文化修养与价值观、社会责任感、社会交往意识与技能，促进健全人格发展。家庭功能的健全与否与个体身心健康密切相关，一般来说，家庭功能越健全，则家庭成员的社会适应性越好，健康状况越容易维持。

5. 家庭资源（family resource）　家庭为了维持其基本功能、应对压力事件和危机状态所需的物质、精神与信息等方面的支持，称为家庭资源，分内部资源和外部资源。内部资源包括经济支持、精神与情感的支持、信息支持和结构支持。外部资源有社会资源、文化资源、医疗资源和宗教资源。

6. 家庭危机（family crisis）　当家庭压力超过家庭资源时，出现家庭功能失衡状态。家庭内的主要压力源：①家庭经济收入低下或减少；②家庭成员关系的改变与终结，如离婚、分居、丧偶；③家庭成员角色的改变，如初为人夫、人父，收养子女，退休；④家庭成员的行为违背家庭期望或损害家庭荣誉，如酗酒、赌博、吸毒、乱伦等；⑤家庭成员生病、残障、失能等。

（二）评估方法、内容

1. 交谈法　通过询问被评估者"你家有几口人，由什么人组成？"来了解被评估者的家庭人口结构；通过"家里大事小事由谁做主？你所承担的家庭角色有哪些？你对其他人的角色满意吗？"等问题了解被评估者的家庭角色与权力结构；通过"家庭最主要的日常生活规范有哪些？家庭成员之间能否彼此关心与照应？尤其对患病的家庭成员？对孩子培养与成长是否满意？"等问题来了解被评估者的家庭价值观与家庭功能情况；通过"你的家庭和睦、快乐吗？大家有什么想法时是否能开诚布公的说出来？"等问题了解被评估者家庭内部的沟通过程。

2. 观察法　观察的内容包括家庭居住条件，家庭成员衣着、饮食，家庭氛围，家庭成员间的亲密程度，每个成员是否能认同和适应自己的角色，是否对某一角色期望一致，家庭权力结构、沟通过程等。在与家庭接触过程中，应观察是谁在回答问题，谁做决定，而谁一直保持沉默，以及家庭各成员的情绪。如果被评估者为家庭中某一成员，应重点观察其是否积极地表达自己的想法、是否与其他成员有充分的目光交流、是否允许他人发表意见等。

3. 评定量表法　以 Smilkstein 的家庭功能量表（表 5-12）以及 Procidano 和 Heller 的家庭支持量表较常用（表 5-13）。

表 5-12　Smilkstein 的家庭功能量表

描述	经常	有时	很少
1. 当我遇到困难时，可从家人那里得到满意帮助 补充说明：			
2. 我很满意家人与我讨论与分担问题的方式 补充说明：			
3. 当我从事新活动或希望发展时，家人能接受并给我支持 补充说明：			
4. 我很满意家人对我表达感情的方式以及对我情绪（如愤怒、悲伤、爱）的反应 补充说明：			
5. 我很满意家人与我共度时光的方式 补充说明：			

评分方法：经常＝3 分，有时＝2 分，很少＝1 分。评价标准：总分在 7～10 分，表示家庭功能良好；4～6 分表示家庭功能中度障碍；0～3 分表示家庭功能严重障碍。

表 5-13　Procidano 和 Heller 的家庭支持量表

描述	是	否
1. 我的家人给予我所需的精神支持		
2. 遇到棘手的事时，我的家人帮我出主意		
3. 我的家人愿意倾听我的想法		
4. 我的家人给予我情感支持		
5. 我和我的家人能开诚布公地交谈		
6. 我的家人分享我的爱好与兴趣		
7. 我的家人能时时察觉到我的需求		
8. 我的家人善于帮助我解决问题		
9. 我和我的家人感情很深		

评分方法：是＝1 分，否＝0 分。总得分越高，家庭支持度越高。

三、文化评估

(一) 相关概念

1. 文化（culture）的定义　文化是人类特有的现象，是人们长期创造形成的产物，是一种思考和行动的范型，它贯穿于某一民族的活动中，并使得这一民族与其他民族区别开来。广义的文化是指社会物质财富和精神财富的总和。人类生产活动的一切产物，如新的发明、产品都属于物质文化；另一方面，语言、文字、观念、艺术等，是人类智慧的精神产品，称为精神文化。狭义的文化即精神文化，包括思想意识、宗教信仰、文学艺术、规范、习俗、教育、科学技术和知识等。

2. 文化要素　文化的要素有价值观、意义体系、信念、信仰、规范、习俗等，其中以价值观、信念、信仰、习俗为文化的核心要素，并与健康密切相关。

(1) 价值观：价值观是个体对生活方式与生活目标、价值的看法或思想体系，是个体在长期的社会化过程中，经后天学习逐步形成的，一般包括生活目标以及相关的行为方式。价值观中最具代表性和敏感性的是时间观、行为观、人际观、人与自然观和健康观。价值观是信念、态度、行为的基础，不同的个体、不同的文化有不同的价值观。

通常价值观与健康行为是一致的。价值观能帮助个体认识自己的健康问题，左右个体决策健康问题的轻重缓急，影响个体对健康问题的认识、对治疗手段的选择以及对疾病和治疗、护理的态度。

(2) 信念与信仰：信念是指个体认为可以确信的看法，是个人在自身经历中积累起来的认识原则，是与个性和价值观念相联系的一种稳固的生活理想。信仰则是人们对某种事物或思想、主义的极度尊崇与信服，并把它作为自己的精神寄托和行为准则。

与个体健康密切相关的信念是人的健康信念，它直接影响到人的健康行为和就医行为。不同社会、文化的人，对健康和疾病的理解与观点大相径庭。受传统观念和世俗文化的影响，我国多数人长期以来把有无疾病作为健康与不健康的界限，将健康单纯理解为"无病、无残、无伤"，很少从心理、社会等方面综合、全面地衡量自己的健康水平。因此，当人们从主观上判断其有病还是无病时，很大程度上受到文化的影响。

另一与个体健康，尤其精神健康关系较为密切是宗教信仰。宗教是指统治人们的那些自然力量和社会力量在人们头脑中虚幻的反映，是由对超自然神灵的信仰和崇拜来支配人们命运的一种社会意识形式。西方人以基督教为主教，我国以佛教和道教为主，但我国回族人多信仰伊斯兰教。各派宗教在内容上包括其特有的宗教意识、信仰、感情、仪式活动、组织等，宗教信仰与活动是宗教信仰者精神生活的一部分，虽然带有唯心色彩，但在使人们精神有所寄托方面有一定的作用。

(3) 习俗：又称风俗，指一个民族的人们在生产、居住、饮食、沟通、婚姻与家庭、医药、丧葬、节日、庆典、礼仪等物质文化生活上的共同喜好、禁忌。习俗很多，但和健康相关的主要是沟通方式、饮食习惯、家庭关系和生活方式，以及求医用药习俗等。

3. 文化类型　文化可分为智能文化、规范文化和思想文化3种类型。不同类型的文化，通过不同的途径影响人群健康。智能文化包括科学技术、生产生活知识等，主要通过影响人类的生活环境和劳动条件作用于人群健康；规范文化包括社会制度、教育、法律、风俗习惯、伦理道德等，主要通过支配人类的行为生活方式来影响人群健康；思想文化包括文学艺术、宗教信仰、思想意识等，主要通过影响人们的心理过程和精神生活作用于人群健康。

4. 文化休克（culture shock）

(1) 定义：文化休克指人们生活从某一文化环境初次进入陌生文化环境中所产生的迷惑与失

落，常发生于个体从熟悉的环境到新环境，由于沟通障碍、日常活动改变、风俗习惯以及态度、信仰的差异而产生的生理、心理适应不良。对于住院患者，医院就是一个陌生的环境，与家人分离、缺乏沟通、日常活动改变、对疾病和治疗的恐惧等可导致住院患者发生文化休克。

（2）分期与表现：患者的文化休克可分为以下 4 期：①陌生期：患者刚入院，对医师、护士、环境、自己将要接受的检查和治疗都很陌生，还可能在短期内接触许多新名词，如备皮、X 线胸部透视、磁共振等，患者感到迷茫。②觉醒期：患者开始意识到自己将住院一段时间，对疾病和治疗转为担忧，因思念家人而焦虑，因不得不改变自己的习惯而产生受挫折感。此期住院患者文化休克表现最突出，可有失眠、食欲下降、焦虑、恐惧、沮丧、绝望等反应。③转变期：在经历沮丧与迷惘后，患者开始学习适应医院环境，用平和的心态配合治疗与护理工作，和病友交往良好，逐渐减轻失落和焦虑，建立信心和希望。④适应期：经过转变期的调整，患者解决文化冲突的问题，达到从生理、心理、精神上适应医院环境。

（3）影响因素：文化休克受以下因素影响：①个人健康状况：身心健康状态佳的人，对文化休克的承受与应对能力强于身心衰弱的个体；②年龄：年龄越小，受社会文化影响尚浅，生活方式未形成或固定，应对改变困难越少，对文化休克适应性越强；③性格类型：一般认为外倾型者活泼、自信、适应力更强，能更好地应对文化休克，异常表现亦轻；④既往经验：既往生活中变化较大并能较好适应者，比生活环境稳定缺乏变化者应对文化休克更好，文化休克症状更轻。

（二）评估方法、内容

1. 交谈法　可以通过询问被评估者"你是哪一个民族？请谈谈你所在民族的主要价值观？你本人的人生观如何？生活信念有哪些？患病对你价值观的实现有何影响？"等问题，了解其价值观；可通过询问"对你来说，健康指什么？不健康又指什么？你通常在什么情况下才认为自己有病就医？你认为导致你健康问题的原因是什么？对你的身心造成了哪些影响？你的病给你带来的主要问题有哪些？希望达到怎样的治疗效果？对这种疾病你害怕什么？"等问题，了解被评估者对健康问题的认识和看法，以及所处文化对其健康信念的影响；通过询问"你有宗教信仰吗？平日你参加哪些宗教活动？你喜欢的称谓是什么？有什么语言禁忌？你平常进食哪些食物？主食为哪些？喜欢的食物又有哪些？有何饮食禁忌？每日进几餐？都在哪些时间进餐？你认为哪些食物对健康有益？哪些食物对健康有害？哪些情况会刺激或降低你的食欲？"等问题，了解其宗教文化和饮食习俗。

2. 观察法　通过观察被评估者与他人交流时的表情、眼神、手势、坐姿等，对其非语言沟通文化进行评估；也可通过观察是否偏食，是否定时、定量进餐，有无暴饮暴食，是否嗜烟酒和辛辣食物，是否饭前、便后洗手，是否饭后漱口和散步，餐具是否清洁干净等行为来了解其饮食习俗；还可观察被评估者的外表、服饰，有无宗教信仰活动及其宗教信仰的改变，来获取个体有关宗教信仰的信息。

四、环境评估

（一）相关概念

1. 环境（environment）的定义与分类　环境通常是指围绕人群的空间和作用于人类这一对象的所有外界影响与力量的总和，是人类生存和从事各种活动的基础。世界卫生组织认为：环境是指在特定时间由物理、化学、生物和社会各因素所构成的整体状态，它能对生命机体和生命活动产生直接或间接的、现实或深远的影响。近年来，国际环境教育界提出了新颖而科学的"环境"定义，主要有两点：①人以外的一切就是环境；②每个人都是他人环境的组成部分。环境可分为自然环境和社会环境，自然环境是社会环境形成的基础，而社会环境又是自然环境的发展。自然环境是存在于人类周围的各种因素的总称，包括物理、化学和生物因素，如气候、空气、微生物等。社会环境是人类物质文明和精神文明的标志，它又随着人类文明的进步而不断地丰富和发展。社会环境按所包含的要素的性质分为：①物理社会环境：包括建筑物、道路、工厂等；②生物社会环境：包括驯化、驯养的动物和植物；③心理社会环境：包括人的行为、风俗习惯、法律和语言等。从护理学的角度，可以把环境分为内环境与外环境，内环境是人的生理-心理环境，包括呼吸、循环、消化、神经、内分泌系统等人体所有的组织和系统，以及人的内在精神心理环境。外环境主要是指物理环境、文化环境、社会环境和政治环境。

　　2. 环境与健康　各种环境因素对健康都会产生正性或负性的影响。

　　（1）自然环境与健康：空间、声音、温度、湿度、采光、通风、气味、整洁、室内装饰与布局以及各种电磁辐射、电离辐射等物理因素可能造成机体注意力下降、头痛、失眠、焦虑等；大气污染、水污染、各种化学性毒物、粉尘等化学因素可造成机体出现恶心、呕吐、头晕、呼吸道受刺激与损伤、感觉障碍等生理功能损害；生物因素如细菌、病毒、寄生虫等病原微生物可导致机体感染相关的疾病。以上环境因素必须被控制在一定范围内，否则不仅无益于健康甚至还可威胁到人类安全，导致疾病。

　　（2）社会环境与健康：社会环境中的民族、职业、经济、文化、教育、生活方式、社会关系、社会支持等要素与健康直接相关，为社会环境评估的重点。以下主要介绍经济、教育、生活方式、社会关系和社会支持与健康的关系。

　　1）经济：社会环境因素中，对健康影响最大的是经济条件。经济状况低下时，人们不仅为吃饱穿暖而终日劳累奔波，身心疲乏更容易患病，患病时也得不到及时、应有的治疗，且容易在住院过程中出现角色适应不良。

　　2）教育水平：作为社会环境因素之一，教育水平对健康也有明显影响。良好的教育有助于人们认识疾病，获取健康保健信息，改变不良传统习惯以及提高对卫生服务的有效利用。

　　3）生活方式：生活方式是指经济、文化、政治等因素相互作用所形成的人们在衣、食、住、行、娱乐等方面的社会行为，对个人的健康状况有着重要的影响。不同地区、不同民族、不同职业、不同社会阶层的人的生活方式不同，高脂高盐饮食或暴饮暴食、吸烟、酗酒、吸毒、赌博、娼淫、体力劳动过少、熬夜、工作生活过于紧张等均为不健康的生活方式。

　　4）社会关系与社会支持：社会关系为社会环境中非常重要的方面。个体的社会关系网包括与之有直接或间接关系的所有人或人群，如家人、邻里、朋友、同学、同事、领导、宗教团体以及成员、自救组织等。对住院患者而言，还有同室病友、医师、护士。个体的社会关系网越健全，人际关系越亲密、融洽，越容易得到所需的信息、情感及物质方面的支持。这些从社会关系网获得的支持，社会学家统称为社会支持，是社会环境对健康的一大重要功能。

（二）评估方法、内容

　　1. 交谈法　通过交谈收集资料。可以询问被评估者诸如"你居住环境是否清洁、明亮？室内空气是否流通？有无通风、取暖设施？室内有无噪声？用电、用水是否安全？你工作的地方有无粉尘、烟雾、石棉等刺激物？有无废水、废气污染？是否存在强噪声、放射线等安全危害因素？"等问题，评估其家庭、工作环境情况；可通过询问"你的经济来源有哪些？单位工资福利如何？你觉得你的收入够用吗？家庭经济来源有哪些？医疗费用支付的形式是什么？"等问题，对其经济能力进行评估；可通过询问"你家庭关系是否稳定？家庭成员是否彼此尊重？与同事、领导的关系如何？家庭成员及同事是否能提供你所需的支持与帮助？你在家中和单位是否有被控制的感觉？你与病友、医师、护士的关系如何？是否得到应有的尊重与关怀？各种合理需求是否被及时满足？"等问题，了解其社会支持情况；可以与被评估者或其亲友交谈，询问饮食、睡眠、活动、娱乐等方面的习惯与爱好以及有无吸烟、酗酒等不良嗜好来了解其生活方式。

2. 观察法 通过实地观察对其物理环境进行评估：① 居住环境有无灰尘、蜘蛛网、昆虫；有无潜在污染、致敏物质存在；家庭中清洁剂、杀虫剂、油漆、汽油等化学物品储藏是否妥当；有无其他安全妨碍因素存在，如楼梯窄小、门窗破损、墙面剥落或开裂、光线昏暗等。② 工作场所有无废水、废气等污染源，是否存在强噪声、放射线、重型机器、高温、高压电、裸露电源等危害因素。③ 病室是否干净、整洁、无尘、无异味、无臭味，温度、湿度是否适宜，有无空调或其他取暖设备，地面是否干燥、平整、防滑，电源是否妥善安置及使用安全与否，用氧时有无防火、防油、防震标记，药物储藏是否安全、可靠等方面。还可以直接观察被评估者及其亲朋好友、同事的饮食、睡眠、活动、娱乐方式与习惯，有无吸烟、酗酒等。若家人、同事、朋友有不良生活方式，应进一步了解对被评估者的影响。

【本章小结】 在医学模式转变为生物-心理-社会模式的今天，心理社会评估是健康评估中必不可缺的重要组成部分。心理评估的内容包括自我概念、认知、情绪和情感、个性、压力与压力应对的评估；社会评估的内容包括角色与角色适应、家庭、文化和环境的评估。心理社会评估的方法主要有观察法、会谈法、心理测量学方法和医学检测法。在心理社会评估过程中，护理人员应根据情况灵活地综合应用各种评估方法，掌握评估技巧，对评估对象的心理、精神、行为与社会支持等进行全面测评，以实现以患者为中心的整体化护理服务。

（阳晓丽）

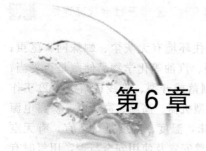

第6章
心电图检查

······································

第1节 心电图的基本知识

心电图是心脏电活动的记录，和脑电图、肌电图等同为生物电流现象的记录。

心脏在收缩之前就有电激动，在电激动 0.02～0.07s 后，才有机械的收缩活动。心脏的电激动产生动作电流，通过人体的组织将心脏的动作电流传导至身体各部，利用心电图机将心脏每一心动周期所产生电活动变化所形成的曲线记录下来，此种曲线图称为心脏电流图，简称心电图（electrocardiogram，ECG）。

一、心电图产生的原理

心肌细胞生物电现象与神经细胞、骨骼肌细胞一样，在细胞膜内、外两侧存在着电位差及电位差变化。细胞安静时的膜电位称静息电位；细胞兴奋时产生的膜电位称动作电位，是细胞兴奋的标志。

（一）心肌细胞的除极与复极

心肌细胞在静息状态下，细胞膜外排列着一层带正电荷的阳离子，膜内排列着等量的带负电荷的阴离子，即细胞膜外的电位比细胞膜内的电位高。在安静的状态下，心肌细胞能保持其膜内、外的这种暂时的稳定状态而不产生电流，这种状态称为极化状态（polarization）。此时自细胞内、外的两端连导线置一电流计，则指针静止，描出一电平线（图 6-1A）。

当心肌细胞膜受到刺激（阈刺激）后极化状态发生逆转，使细胞内、外正、负离子的分布发生改变，导致细胞膜外正内负的状态较快地转变成外负内正，从而产生动作电位。在正电位处的电极可描出除极进行的一向上划线。在除极时，前面为正电位，后面为负电位（一＋），对着正电位的电极描出的是一向上的波（图 6-1B）。当刺激传至整个细胞时，膜外均变为负电位，因膜两端电位均为"一"，保持暂时的平衡而无电位差，因此又描出一电平线，为除极状态（图 6-1C）。

此后在开始受刺激端，又恢复细胞膜外正内负的状态，恢复端较未恢复端膜外的电位高，此时又产生了电位差，对着负电位的电极描出一向下的曲线，为正在复极。复极进行时，前面为负电位，后面为正电位（＋一），对着负电位的电极描出一向下的波（图 6-1D），复极进行较除极为慢，因而描出较圆钝的曲线。以后恢复原来的状态，细胞膜外均带正电荷，无电位差，曲线也回到电位线，为复极完成（图 6-1E）。在复极过程中，膜外形成电位差产生电流，相当于心室复极产生的 T 波。

（二）心脏的除极与复极

心脏近似一前后稍扁、倒置的圆锥体，有心房和心室的复杂构造。心室为一不规则的"U"形器官，当心脏激动时，心室和心房内会发生极为复杂的电压变化，从而构成心电图的特有波形。

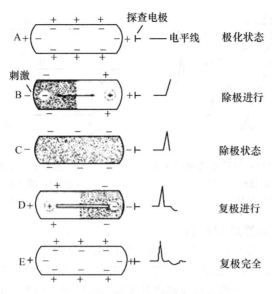

图 6-1 心肌细胞的除极与复极

（引自：陈清启，杨庭树，卢喜烈，等. 2002. 心电图学［M］. 济南：山东科学技术出版社.）

心脏除极时，其方向是从心内膜向心外膜进行，即心内膜的正电荷向心外膜移动，因此，面对心外膜的探查电极描出一向上的波，面对心内膜的电极则描出一向下的波。

心脏的复极与除极的方向相反，从心外膜向心内膜进行，故面对心外膜的电极亦描出向上的波形。所以，在正常人的心电图中，记录到的心室复极波与除极波方向一致（图 6-2），与单个的心肌细胞不同，其机制尚不清楚，可能因心外膜心肌的温度较心内膜下高，心室收缩时，心外膜承受的压力比心内膜小，所以心外膜复极过程发生比心内膜早。

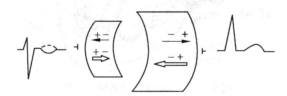

图 6-2 左、右心室外膜的除极与复极波形

（引自：陈清启，杨庭树，卢喜烈，等. 2002. 心电图学［M］. 济南：山东科学技术出版社.）

在体表部位采集到的心脏电位强度因体型及部位的不同而变化，与下列因素有关：① 与心肌的厚度（心肌细胞数量）成正比；② 与探查电极的位置和心肌细胞之间的距离成反比；③ 与探查电极的方位和心肌除极的方向所构成的角度有关，夹角越小，心电位在导联上的投影越大，电位越强，反之则相反（图 6-3）。这种既具有强度，又具有方向性的电位幅度称为心电"向量"（vector），通常其方向用箭头表示，其电位强度用长度表示。心脏的心电向量是由其电激动过程产生，但由于心肌并不是一个规则的整体，使其电活动错综复杂，导致各心电向量间的关系也复杂，然而一般均按下列原理合成为"心电综合向量"（resultant vector）：两个心电向量在同一轴的方向相同者，其幅度相加；方向相反则相减。两个心电向量方向构成一定角者，则可应用"合力"原理将两者按其角度和幅度构成一个平行四边形，其对角线即为综合向量（图 6-4）。可以认为，在体表所描记的心电变化，乃是心肌细胞电活动的电位变化按上述原理综合的结果。

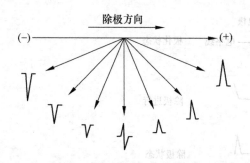

图 6-3　探查电极电位和波形与心肌除极方向的关系
（引自：陈文彬. 2003. 诊断学［M］.
北京：人民卫生出版社.）

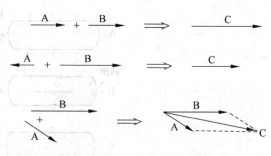

图 6-4　综合向量形成的原则
（引自：陈文彬. 2003. 诊断学［M］.
北京：人民卫生出版社.）

（三）心电图各波段的组成和命名

心脏正常的传导系统（图 6-5）包括窦房结、结间束（分为前、中、后结间束）、房间束（起自前结间束，称 Bachmann 束）、房室结、希氏束、房室束、束支（分左、右支，左束支又分前、后分支）和浦肯野纤维网。心脏的兴奋冲动由其传导系统传导，与每一心动周期顺序出现的心电变化密切相关。

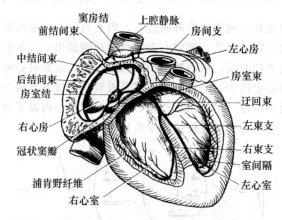

图 6-5　心脏正常传导系统示意图
（引自：陈清启，杨庭树，卢喜烈，等. 2002. 心电图学［M］. 济南：山东科学技术出版社.）

窦房结是心脏的最高起搏点，其产生的冲动兴奋心房的同时经结间束传导至房室结（对兴奋的传导起延搁作用，延迟 0.05～0.07s），然后沿希氏束传至左、右束支再传至浦肯野纤维，最后兴奋心室，这种心脏电激动先后有序的传播，引起一系列电位的改变，形成了心电图上的相应的波段（图 6-6）。临床心电图学对这些波、段进行了统一的命名：①P 波：是最早出现的幅度较小的波，为左、右心房除极的混和波，右心房激动约早于左心房 0.03s；②P-R 间期：又称 P-Q 间期，即自 P 波开始部至 R 波（或 Q 波）开始部的时间，代表激动自窦房结开始，通过心房、房室结及房室束的全部时间，即为房室传导的时间；③QRS 波群：是由心室的除极形成的，为激动在心室传导的波形；④ST 段为心室除极完成后，心室早期复极过程的电位变化；T 波为心室晚期的复极波，一般反映心室复极过程的电位变化；⑤Q-T 间期为心室开始除极至心室复极完毕全过程的时间。

QRS 波群可因检测电极的位置不同而呈多种形态，命名原则如下：P 波后的第一个向下的波为 Q 波，P 波后的第一个向上的波为 R 波，R 波后的向下波称为 S 波，S 波后又出现的一个向上的波称为 R′波，R′波后又一个向下的波称为 S′波，只有一个向下的波称为 QS 波。QRS 波群的记录原则是：大波用大写的字母，小波用小写的字母。QRS 波群命名见图 6-7。

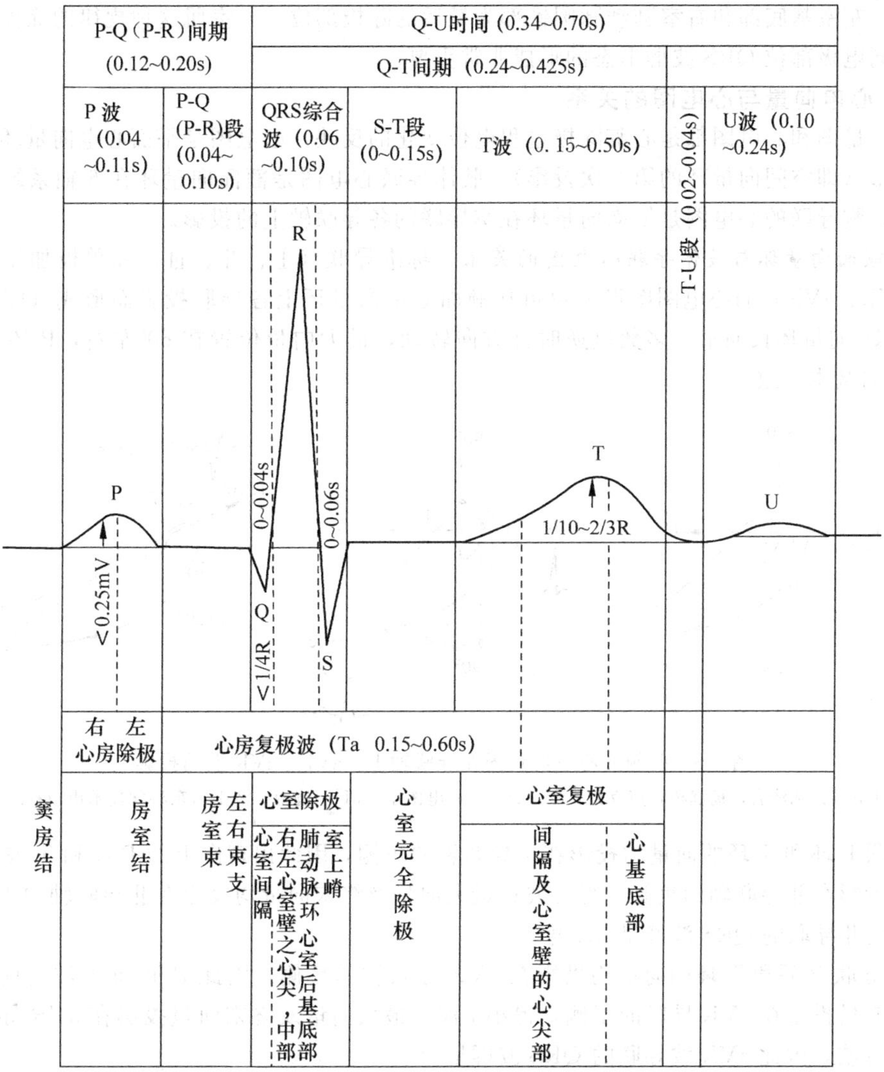

P-Q(P-R)间期 (0.12~0.20s)		Q-U时间 (0.34~0.70s)				
		Q-T间期 (0.24~0.425s)			T-U段 (0.02~0.04s)	
P波 (0.04~0.11s)	P-Q(P-R)段 (0.04~0.10s)	QRS综合波 (0.06~0.10s)	S-T段 (0~0.15s)	T波 (0.15~0.50s)		U波 (0.10~0.24s)
P（<0.25mV）		R；0~0.04s；0~0.06s；Q（<1/4R）；S		T（1/10~2/3R）		U
右 左 心房除极		心房复极波 (Ta 0.15~0.60s)				
房室结	房室束左右束支	心室除极（室上嵴，肺动脉环心室之心尖，左右心室壁之心尖，心室间隔中部，心室后基底部）	心室完全除极	心室复极（间隔及心室壁的心尖部 / 心基底部）		
窦房结						

图 6-6 正常心电图各波、段及其正常值

（引自：魏太兴，魏经汉. 1997. 临床心电图学及图谱［M］. 郑州：河南科学技术出版社.）

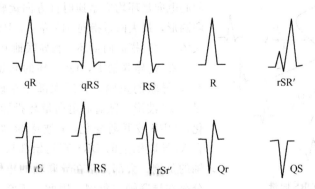

qR　　qRS　　RS　　R　　rSR′

rS　　RS　　rSr′　　Qr　　QS

图 6-7　QRS波群命名示意图

（引自：陈文彬. 2003. 诊断学［M］. 北京：人民卫生出版社.）

正常心室的除极始于室间隔中部，自左向右方向除极；随后左、右心室游离壁从心内膜向心外膜除极；左室基底部和右室肺动脉圆锥部为最后的除极部位。心室肌这种规律的除极顺序，对于理解不同电极部位 QRS 波群形态的形成非常重要。

（四）心电向量与心电图的关系

心电向量图和心电图都是心脏除极过程电位变化的反映，心电图是平面心电向量环在各导联轴上的投影（即空间向量环的第 2 次投影）。肢体导联心电图是额面向量环在 6 轴系统各导联轴上的投影，胸导联的心电图是横面向量环在胸导联的各导联轴上的投影。

1. **前额面向量环与肢体导联心电图的关系**　标准导联（Ⅰ、Ⅱ、Ⅲ）和单极加压肢体导联（aVF、aVL、aVR）的心电图图形大致可从额面心电向量环上各导联投影而形成（图 6-8），正常额面 QRS 向量环长而窄，多数呈逆时针方向转动，最大向量位置在 60°左右，P 环和 T 环与 QRS 环方向基本一致。

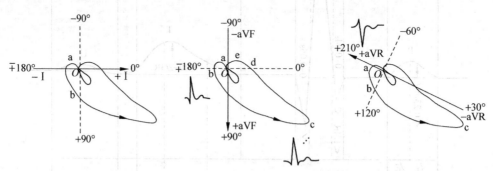

图 6-8　前额面心电向量图在导联轴Ⅰ、aVF、aVR 上的投影

（引自：陈清启，杨庭树，卢喜烈，等. 2002. 心电图学 ［M］. 济南：济南山东科学技术出版社.）

Ⅰ导联 P 环和 T 环的向量均投影在Ⅰ导联轴的正侧，因此出现向上的 P 波和 T 波。QRS 环初始向量投影在Ⅱ导联轴的负侧，得 q 波；最大向量及终末向量均投影在Ⅱ导联轴的正侧，得高 R 波，因此Ⅱ导联的 QRS 波群呈 qR 型。

aVR 导联 P 环和 T 环的向量均投影在 aVR 导联轴的负侧，因此 P 波和 T 波均向下。QRS 环的初始向量投影在 aVR 导联的正侧，得小 r 波；最大向量及终末向量投影在 aVR 导联轴的负侧，得深 S 波，因此 aVR 波导联的 QRS 波群呈 rS。

Ⅲ、aVF、aVL 导联的波形可以次类推。

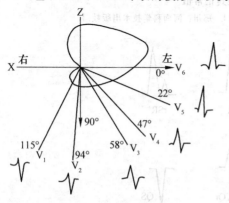

图 6-9　横面 QRS 向量
环在胸前导联轴上的投影

（引自：陈清启，杨庭树，卢喜烈，等. 2002.
心电图学 ［M］. 济南：山东科学技术出版社.）

2. **横面向量环与胸导联心电图的关系**　正常水平面的心电向量环均应是逆时针方向运转。横面 QRS 环多为卵圆形，最大向量指向 345°左右，P 环和 T 环的方向与此大体一致。横面向量环在胸导联轴上的投影见图 6-9。

在 V₁ 导联轴上，QRS 环的起始部有一小部分投影在 V₁ 导联的正侧，其后大部分在该导联轴的负侧，故得一 rS 波形。随着心电向量环投影于 V₂～V₆ 导联的变化，QRS 波群渐变化，r 波逐渐增大，S 波逐渐变小。在 V₆ 导联轴上的 QRS 环初始部只有一小部分落在导联轴的负侧，大部分落在导联轴的正侧，最后还有一小部分落在导联轴的负侧。因此，正常 V₆ 导联 QRS 波群呈 qRs 型（图 6-9）。

其他胸导联的波形可以此类推。

（五）心电轴及心脏转位

1. 平均心电轴 心房、心室在除极与复极过程中产生的多个瞬间综合心电向量，均称心电轴。如把心房、心室产生的多个瞬间综合心电向量各自再综合成一个主轴向量，可称为平均心电轴，包括 P、QRS、T 平均电轴。其中 QRS 平均心电轴在代表心室除极额面的心电图诊断中更为重要，因而通常所说的平均电轴就是指额面 QRS 平均电轴而言，平均心电轴的偏移方向就是用 QRS 平均电轴与心电图 I 导联正侧段所构成的角度来表示（图 6-10）。

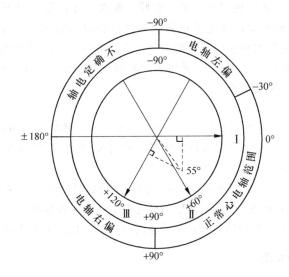

图 6-10 正常心电轴及其偏移

（引自：吕探云，孙玉梅. 2012. 健康评估［M］. 3 版. 北京：人民卫生出版社.）

2. 平均心电轴的测定方法

（1）目测法：简单迅速，基本上可以满足临床需要。一般通过观察 I 和 III 导联 QRS 波群的主波方向，可以大致估计心电轴的偏移情况。心电轴正常，I 和 III 导联的主波都向上，心电轴在 0°～90°之间，表示电轴不偏；心电轴左偏，I 导联的主波向上，III 导联的主波向下；心电轴右偏，I 导联的主波向下，III 导联的主波向上（图 6-11）。

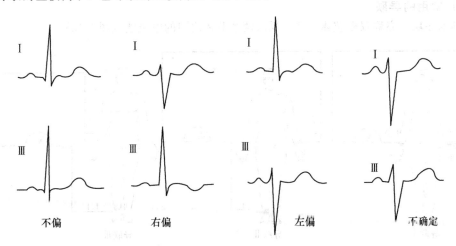

图 6-11 简单目测法测心电轴

（引自：吕探云. 2002. 健康评估［M］. 北京：人民卫生出版社.）

（2）振幅法：先测出 Ⅰ 导联 QRS 波群的振幅，R 为正，Q 与 S 为负，算出 QRS 振幅的代数和，再以同样的方法算出 Ⅲ 导联 QRS 振幅的代数和。然后将 Ⅰ 导联 QRS 振幅数值画在 Ⅰ 导联轴上，做一垂线；将 Ⅲ 导联 QRS 振幅数值画在 Ⅲ 导联轴上，也做一垂线，得到两垂线的交叉点，将电偶中心点与该交叉点相连，即为所求的心电轴。用量角器测量该心电轴与 Ⅰ 导联轴正侧段夹角的角度，即为心电轴的度数。

3. 心电轴偏移及其临床意义　正常心电轴的变动范围较大，在 $-30° \sim +90°$。自 $-30° \sim -90°$ 为电轴左偏，常见于正常的横位心脏（肥胖、腹水、妊娠等）、左室肥大和左前分支阻滞等。$+90° \sim +180°$ 属电轴右偏，常见于正常的垂直位心脏和右室肥大等；超过 $+110°$ 的为电轴右偏，多见于严重右室肥大和左后分支阻滞等。在 $-90° \sim -180°$ 为极度右偏，近年主张将其定义为不确定电轴（图 6-10）。不确定电轴可见于正常人（正常变异），亦可发生于某些病理情况，如冠心病、高血压、肺心病等。

4. 心脏转位方向

（1）顺时针方向转位：心脏沿其长轴（自心底部至心尖）作顺时针方向（自心尖观察）旋转时，使右心室向左移，左心室则相应地被转向后，故自 V_1 至 V_4，甚至 V_5、V_6 均示右心室外膜 rS 波形，明显的顺时针方向转位多见于右心室肥厚。

（2）逆时针方向转位：心脏绕其长轴作逆时针方向旋转时，使左心室向前向右移，右心室被转向后，故 V_3、V_4 呈现左心室外膜 qR 波形。显著逆时针方向转位时，V_2 也呈现 qR 型，需加做 V_{2R} 或 V_{4R} 才能显示出右心室外膜的波形，显著逆时针方向转位多见左心室肥厚。

二、心电图的导联体系

根据电子学测试的原理，任何心电导联系统从本质上讲都是双极导联，因此将双极导联的正、负两极置于体表的任何部位都可以反映心脏的电位活动情况。测定的方法是用两块金属小板作为电极，安放于身体的两个不同部位上，再用导联线与心电图机连接成电路，即可描得一系列心电波，这种连接方式和记录方法称为心电图导联。

在临床工作中，为了便于对同一人或不同时期所做的心电图进行比较，所以对电极放置的部位和导联的连接方式都有明确的规定。目前，国际上公认和通用的心电图导联有标准导联（Ⅰ、Ⅱ、Ⅲ）、加压单极肢体导联（aVL、aVR、aVF）和胸导联（$V_1 \sim V_6$），称为常规 12 导联体系。

（一）常用的导联

1. 标准导联　亦称双极肢体导联，反映两个肢体之间的电位差（图 6-12）。

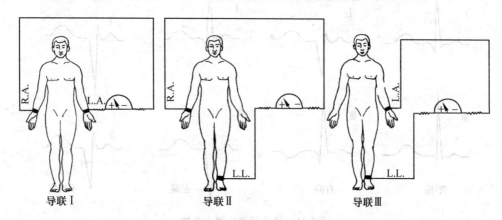

导联 Ⅰ　　　　导联 Ⅱ　　　　导联 Ⅲ

图 6-12　标准导联连接方式

（引自：陈清启，杨庭树，卢喜烈，等．2002．心电图学［M］．济南：山东科学技术出版社．）

（1）Ⅰ导联：将左上肢电极与心电图机的正极端相连，右上肢电极与负极端相连，反映两上肢的电位之差。如左上肢的电位高于右上肢时，描出一个向上的波形；当右上肢的电位高于左上肢时，则描记出一个向下的波形。

（2）Ⅱ导联：将左下肢电极与心电图机的正极端相连，右上肢电极与负极端相连，反映左下肢与右上肢的电位差。如左下肢的电位高于右上肢，描出一个向上波；反之，为一个向下波。

（3）Ⅲ导联：将左下肢电极与心电图机的正极端相连，左上肢电极与负极端相连，反映左下肢与左上肢的电位差。当左下肢的电位高于左上肢时，描记出一个向上波；反之，为一个向下波。

2. **加压单极肢体导联**　标准导联只反映体表某两点之间的电位差，不能探测某一点的电位变化，而人体表面的任何一点，都有一定的电位变化。如果把探查电极接在人体任一点上，将心电图机的负极接在零电位点上（无干电极），就可以测得该点的电位变化，这种导联方式称为单极导联。Wilson 提出把左上肢、右上肢和左下肢的 3 个电位各通过 5000Ω 高电阻，用导线连接在一点，称为中心电端（T）。理论和实践均证明，中心电端的电位在整个心脏激动过程中的每一瞬间始终稳定，接近于零，因此把中心电端看做是零电位点。临床上，就是将探查电极连接在人体的左上肢、右上肢和左下肢，心电图机的无关电极与中心电端连接，分别得出左上肢单极导联（VL）、右上肢单极导联（VR）和左下肢单极导联（VF）（图 6-13）。

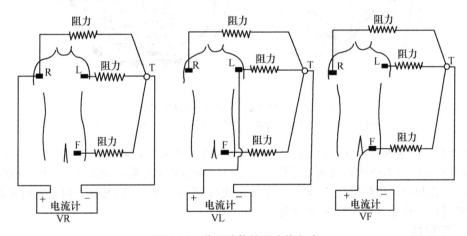

图 6-13　单极肢体导联连接方式

（引自：陈清启，杨庭树，卢喜烈，等. 2002. 心电图学［M］. 济南：山东科学技术出版社.）

由于单极肢体导联（VL、VR、VF）的心电图形振幅较小，不便于观测。为此，Goldberger 创用了加压单极肢体导联的方法，在描记某一肢体的单极导联心电图时，将那个肢体与中心电端相连接的高电阻断开，这样就可使心电图波形的振幅增加 50%，这种导联方式称为加压单极肢体导联，分别以 aVL、aVR 和 aVF 表示（图 6-14）。

3. **胸导联**　属单极导联，把检测之正电极放置在胸前的一定部位，另将左上肢、左下肢和右上肢 3 个肢体导联电极连接起来，构成"无干电极"或称中心电端，此种连接使该处的电位接近于零，设为导联的负极，这就是单极胸导联（图 6-15）。这种导联方式，探查电极距离心脏很近，只隔着一层胸壁，因此心电图波形振幅较大。常用的胸导联通常有 6 个，即 V_1、V_2、V_3、V_4、V_5、V_6 导联。V_1 位于胸骨右缘第 4 肋间；V_2 位于胸骨左缘第 4 肋间；V_3 位于 V_2 与 V_4 连线的中点；V_4 位于左锁骨中线与第 5 肋间相交处；V_5 位于左腋前线 V_4 水平处；V_6 位于左腋中线 V_4 水平处。V_1、V_2 导联面对右室壁，V_5、V_6 导联面对左室壁，V_3、V_4 介于两者之间。

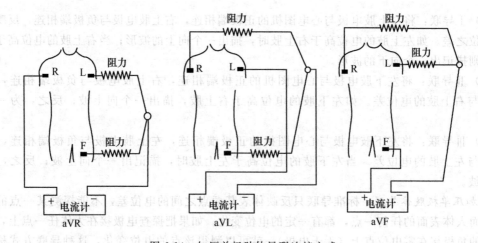

图 6-14 加压单极肢体导联连接方式

（引自：陈清启，杨庭树，卢喜烈，等. 2002. 心电图学［M］. 济南：山东科学技术出版社.）

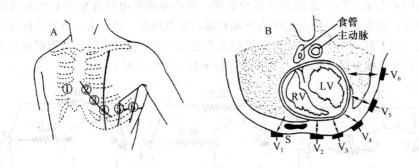

图 6-15 电极位置与心室壁部位的关系

（引自：陈文彬. 2003. 诊断学［M］. 北京：人民卫生出版社.）

在常规心电图检查时，通常应用以上导联即可满足临床需要，但在个别情况下，如疑有右室肥大、右位心或特殊部位的心肌梗死等情况，还可以添加若干导联，例如 $V_{3R} \sim V_{6R}$ 导联（右胸相当于 $V_3 \sim V_6$ 相对应的部位）、V_7 导联（左腋后线与 V_4 水平处）、V_8 导联（位于左肩胛线 V_4 水平处）、V_9 导联（位于左脊旁线 V_4 水平处）。

（二）导联轴

在某一导联中，正、负电极之间的假想的连线，称为该导联的导联轴。标准导联的导联轴可以画一个等边三角形来表示（图 6-16）。等边三角形的三个顶点 L、R、F 分别代表左上肢、右上肢和左下肢，L 与 R 的连线代表Ⅰ导联的导联轴，RL 中点的 R 侧为负，L 侧为正；RF 是Ⅱ导联的导联轴，R 侧为负，F 侧为正；LF 是Ⅲ导联的导联轴，L 侧为负，F 侧为正。

零电位点或中心电端相当于等边三角形的中心。按导联轴的定义可以看出 OR、OL、OF 分别是单极肢体导联 VR、VL、VF 的导联轴（图 6-16）。

标准导联和加压单极肢体导联都是额面，为了更清楚地表明这 6 个导联轴之间的关系，可将 3 个标准导联的导联轴平行移动到三角形的中心，使其均通过中心电端 O 点，再加上加压单极肢体导联的 3 个导联轴，这样就构成额面上的 6 轴系统（图 6-16）。每一根轴从中心 O 点分为正负两半，各个轴之间均为 30°，从Ⅰ导联正侧端顺时针方向的角度为正，逆时针方向的角度为负，例如导联Ⅰ的正侧为 0°，负侧为 ±180°；导联 aVF 的正侧为 +90°，负侧为 -90°，导联Ⅱ的正侧为 +60°，负侧为 -120°，以此类推。6 轴系统对测定心电轴及判断肢体导联心电图波形很有帮助。

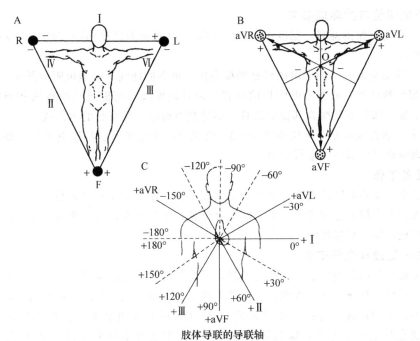

肢体导联的导联轴

A. 标准导联的导联轴；B. 加压单极肢体导联的导联轴；C. 肢体导联额面6轴系统

图 6-16 肢体导联的导联轴

（引自：陈文彬. 2003. 诊断学 ［M］. 北京：人民卫生出版社.）

需要说明：所有的导联实质都是双极导联，因此，近来建议在描述标准肢体导联、加压肢体导联时，不应再区分"单极"和"双极"，也不应该再使用这个术语。

第2节　心电图机及操作

心电图机是一种记录心脏电活动的高度精密的医用电子仪器，它能将微弱的心脏电流加以放大和记录供临床应用。目前常用的心电图机有单导联心电图机和 12 导联同步心电图机（图 6-17）两种。

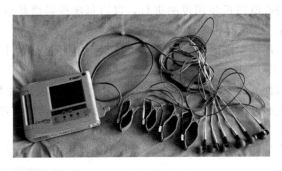

图 6-17　12导联心电图机

为了使描记出的心电图质量合格，除了心电图机性能必须合格以外，还要求环境符合条件、患者配合和操作方法正确。

（一）心电图检查的环境要求

1. 室温　室内应保持温暖，温度不应低于18℃，以避免因寒冷而引起的肌肉震颤而干扰正常的心电图波形。

2. 地线　使用交流电源的心电图机必须接专用、可靠的地线，接地电阻应低于0.5Ω。

3. 心电图机的位置　放置心电图机的位置应使其电源线尽可能远离诊察床和导联电缆，不应有电器的干扰。床旁不要摆放其他电器具（不论是否通电）及穿行的电源线。

4. 诊查床　诊查床的宽度不应小于80cm，以免因肢体紧张而引起肌电干扰，如果诊查床的一侧靠墙，则应确保该墙内无电线穿过。

（二）准备工作

（1）对初次接受心电图检查者，必须事先做好解释工作，消除其紧张心理。

（2）在每次做常规心电图之前，患者应充分休息，解开上衣，暴露胸部。在描记心电图时应使身体肌肉放松，保持平静呼吸。

（三）皮肤处理和电极安置

（1）如果放导联部位的皮肤污垢或毛发过多，应预先清洁皮肤或剃毛，再放置电极。

（2）应该用导电膏或生理盐水涂抹在安放电极部位的皮肤上，以消除皮肤阻力，减少伪差。

（3）严格按照国际统一标准，准确放置12导联常规心电图电极。①肢体导联：红色导联接右上肢，黄色导联接左上肢，绿色导联接左下肢，黑色导联接右下肢；②胸前导联：胸前导联$V_1 \sim V_6$放置的位置详见本章第1节，将V_3、V_4、V_5电极安放在乳房下缘胸壁上，女性乳房下垂者应将其托起，而不应该放置在乳房上，放置好导联后盖上大毛巾。

（4）需要加做其他胸壁导联时，如做V_7、V_8、V_9导联心电图，必须取仰卧位，而不能取侧卧位描记，因此背部的电极最好是扁的吸杯电极，或临时贴一次性心电监护电极并连接导线代替。

（5）禁止将左、右下肢的电极都放在一侧下肢，因为目前的心电图机都装有"右下肢反驱动"电路，它能有效地抑制交流电干扰，上述做法等于取消了此项功能，从而降低了抗交流电干扰的性能。

（四）心电图描记

（1）使用符合标准的心电图机。如用热笔式的记录纸，其热敏感性和储存性应符合标准。单通道记录纸的可记录范围应超过40mm。

（2）心电图机如为无自动描记1mV定标方波的热笔式机器，在做心电图之前先描记方波（"打标准"）之后再描记心电图，以便观察心电图机的各导联同步性、灵敏度、阻尼和热笔温度是否适当，如需调整可按心电图机使用说明进行，以后每次变换增益后都要再描记一次定标方波。方波不能超过0.16s，尽可能不与P、QRS、T波重叠。

（3）按照心电图机使用说明描记常规12导联心电图，包括肢体的Ⅰ、Ⅱ、Ⅲ、aVR、aVF、aVL和胸导联的$V_1 \sim V_6$共12个导联。

（4）对疑有急性心肌梗死的患者首次做常规心电图检查时必须加做V_7、V_8、V_9，并在胸壁各导联部位用有色笔或龙胆紫做标记，使每次放置的电极部位准确以便进行动态比较。疑有右位心或右心梗死者，应加做V_{2R}、V_{3R}、V_{4R}导联。

（5）不论使用哪种类型的心电图机，为了减少心电图波形失真，应尽量避免使用"交流电滤波"或"肌滤波"。

（6）用手动方式描记心电图时，当切换导联时，必须等到基线稳定后再启动记录纸，每个导联描记不应少于3～4个完整的心动周期（即需记录3～4个QRS综合波）的长度。

（7）如出现下列情况时应及时做出处理：①某个胸导联出现无法解释的异常T或U波时，一种原因是由于相应的胸壁电极松动脱落，此时应固定好该处的电极。另一种原因是由于胸部的电极恰好在心尖搏动最强处，因心脏冲撞胸壁，使电极的极化电位发生变化而导致伪差的产生，此时可重新处理该处皮肤或更换质量较好的电极，若仍无效，则可试将电极的位置稍微偏移一点，观察波形是否变为完全正常；②如果Ⅲ和（或）aVF导联出现较深的Q波，应在深呼气后屏住气时，立即重复描记这些导联的心电图。若此时Q波明显变浅或消失，则可考虑横膈抬高引起；反之如Q波仍较宽而深，应考虑为下壁心肌梗死；③如心率＞60次/分，而P-R间期＞0.22s者，应取坐位再记录几个肢体导联心电图，以便判断是否存在房室阻滞。

（五）心电图机的维护

1. 电极的维护　每天做完心电图后必须洗净电极。镀银的电极用水洗净即可，使用时应避免擦伤镀银层。铜合金的电极，如有锈斑出现，可用细砂纸擦掉后，浸泡在生理盐水中一夜，使电极表面形成电化性能稳定的薄膜。

2. 导线　导联电缆的芯线或屏蔽层容易损坏，尤其是靠近两端的插头处，因此勿用力牵拉或扭转，应盘成直径较大的圆盘放置，或悬挂放置，防止导线过度扭曲。

3. 电池　交直流两用的心电图机，应按说明书的要求定期充电，以延长电池使用寿命。

4. 心电图机安放　心电图机应放在绝缘桌上或工作台上，应避免高温、日晒、受潮、尘土或撞击，盖好防尘罩。搬动或携带心电图机时避免碰撞和剧烈震动。通电开机后严禁搬动，以免损坏其内精密的部件。

5. 定期维修　应由医疗仪器维修部门定期检测心电图机的性能。热笔记录式心电图机，应根据记录纸的热敏感性和走纸速度而调整热笔的压力和温度。

第3节　正常心电图

一、心电图的测量

心电图一般描记在特殊的记录纸即心电图记录纸上。心电图记录纸（图 6-18）由诸多粗细两种纵线和横线划分的小格组成。两细线之间距为 1mm，两粗线之间距为 5mm。纵格表示电压，当标准电压 1mV＝10mm 时，每一小纵格（1mm）代表 0.1mV 电压，每一大纵格代表 0.5mV 电压；通常心电图机走纸速度为 25mm/s，每一小横格（1mm）代表 0.04s，每一大横格代表 0.20s。

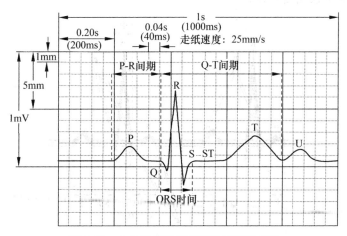

图 6-18　心电图纸纵线和横线图解示意图

（引自：万学红，卢雪峰. 2013. 诊断学 [M]. 8 版. 北京：人民卫生出版社.）

（一）心率的测量

先进的心电图分析诊断仪，可将12导联心电图和心率一起显示出来。

无自动分析测量功能的心电图机，在心电图上测量心率，应用双脚规测量P-P间期求出心房率，测量R-R间期求出心室率。心律正常的情况下测R-R（或P-P）间期的秒数，然后再被60除即可求出心率。例如，R-R间期为0.75s，则心率＝60/0.75＝80次/分。

心率的测量也可用简便的目测法粗略推算，根据心电图机走纸速度每秒25mm（即5个大格），每个大格为0.20s，两个大格为0.40s，以此类推。目测R-R（或P-P）间距约占几大格，若其间距为2大格，心率为60/0.4＝150次/分，若为3大格，心率则为60/0.6＝100次/分。若为4、5或6个大格，其心率分别为75次/分、60次/分、50次/分。在实际工作中，只要能熟记上述规律，可立即推算出心率。

心率的测量还可使用专门的心率尺或采用查表法直接看出相应的心率数。心律明显不齐时，一般采用心动周期的平均值来进行推算。

（二）各波段时间的测量

1. P波的测量 P波时间在不同导联可有不同，在12导联同步记录的心电图上进行测量比较精确，最早的P波起点可出现在某一导联上，测量P波的起点应从该导联开始，P波的终点时间在另一导联上，P波的时间应自最早的P波起点至最晚的P波终点。心电图如果是在单导联心电图机上描记的，不可能准确地测出P波的时间，应选择在12导联中最宽的P波作为P波的时间。

2. P-R间期 P-R（P-Q）间期精确测量应是在同步记录的12导联中最早的P波起点至最早的QRS波群的起点的间距。单导联描记的心电图，应选择P波宽大、又有Q波的导联进行测量。

3. QRS波群的时间 正确的测量也应在同步12导联心电图记录中进行，在此心电图中最早的QRS波群的起点到最晚的QRS终点的间距为其实测的时间。在单导联心电图中，应选择12导联中最宽的QRS波群进行测量。

4. Q-T间期 心电图如为12导联同步描记的，最早的QRS起点至最晚的T波终点的时间为Q-T间期。在单导联、3导联或6导联同步记录的心电图上测量Q-T间期，最好在V_1、V_2、V_3导联，取其中最长的Q-T间期。应注意测量Q-T间期不能把U波计算在内。

各波段时间测量方法见图6-19。

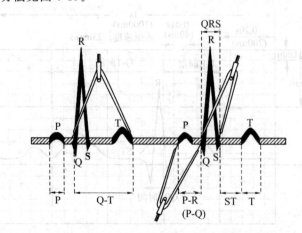

图6-19 心电图各波段时间测量方法示意图

（引自：吕探云，孙玉梅. 2012. 健康评估 [M]. 3版. 北京：人民卫生出版社.）

（三）各波段振幅的测量

测量 P 波振幅的参考水平应以 P 波起始前的水平线为准。QRS 波群、J 点、ST 段、T 波和 U 波的振幅测量参考水平统一以 QRS 起始部水平线为准。如果 QRS 起始部为一斜段（受心房复极波或预激波的影响），其测量的参考点应取 QRS 波群的起点。测量向上波的高度时，应从基线的上缘测出波顶端的垂直距离；测量向下波形的深度时，应从基线的下缘测出波底端的垂直距离。各波段振幅的测量见图 6-20。

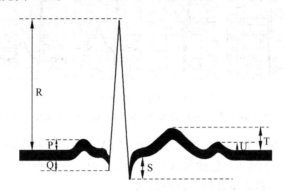

图 6-20　心电图各波段振幅测量方法示意图

（引自：吕探云，孙玉梅. 2012. 健康评估［M］. 3 版. 北京：人民卫生出版社.）

ST 移位时的测量方法，参考水平线应为 QRS 起始部，常以 J 点后 40ms、60ms 或 80ms 处作为测量点（图 6-21）。J 点也称结合点，为 QRS 波群的终点与 ST 段交接处。该点主要表示心室肌已全部除极结束。J 点大多在等电位线上，有时随 ST 段的偏移而发生偏移，但上、下偏移不超过 0.1mV。

如 ST 段抬高，测量该点 ST 上缘距参考水平线上缘的垂直距离；如 ST 段压低，测量该点 ST 下缘距参考水平线下缘的垂直距离。常见的 ST 移位形态有水平型、上斜型和下斜型。记录 ST 测量结果时，其测量点可用 ST_{40}、ST_{60}、ST_{80}。

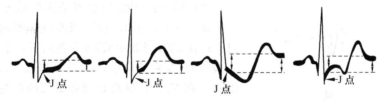

图 6-21　ST 段移位测量方法示意图

（引自：吕探云，孙玉梅. 2012. 健康评估［M］. 3 版. 北京：人民卫生出版社.）

二、正常心电图波形特点和正常值

正常心电图波形特点见图 6-22。

1. P 波　左、右心房除极的重合波。右心房的激动一般早于左心房 0.01～0.03s。

（1）形态：P 波的形态取决于 P 向量环在导联轴上的投影，心脏的激动起源于窦房结，因此心房除极的综合向量是指向左、前、下。窦性 P 波在大部分导联上呈圆钝形，可能有时有轻微的切迹，P 波的方向在 Ⅰ、Ⅱ、aVF、V_4～V_6 导联中均向上，aVR 导联中向下，其他导联中可呈双向、倒置或低平。

（2）时间：在肢体导联中为 0.06～0.10s，超过 0.11s 为 P 波过宽；在胸导联中，P 波多在 0.06s 之内。

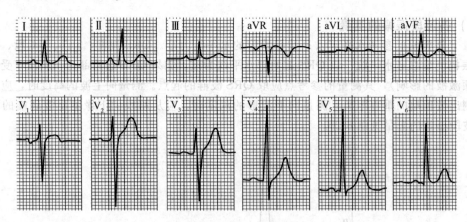

图 6-22　正常心电图特点

（引自：万学红，卢雪峰. 2013. 诊断学 [M]. 8 版. 北京：人民卫生出版社.）

（3）振幅：在肢体导联中 P 波振幅通常小于 0.25mV，在胸导联中小于 0.15mV。

2. P-R 间期　又称 P-Q 间期，包括激动自窦房结开始，通过心房、房室结及房室束的全部时间，即代表心房开始除极到心室开始除极的时间。

成年人心率在正常范围时，P-R 间期的正常值为 0.12~0.20s。P-R 间期与年龄、心率有直接关系，儿童及心率增快者相应缩短，在老年人及心率缓慢者相应延长，但不应超过 0.22s。

3. QRS 波群　代表两个心室除极的电位变化。

（1）时间：在正常成人中，QRS 时间为 0.06~0.10s，在胸导联中，QRS 时间较肢体导联略宽些，但不应该超过 0.10s，在儿童中或心率较快时，QRS 时间可略短些，但不应小于 0.06s。在各导联中，正常的 Q 波不超过 0.03~0.04s，但不包括 QS 型导联。

R 峰时间又称本位曲折时间或室壁激动时间，指的是从 QRS 波群开始至 R 顶峰垂线之间的距离。如有 R′ 波，则应测量至 R′ 峰；如 R 峰有切迹，应测量至切迹的第 2 峰。测量的方法见图 6-23。正常成人 R 峰时间在 V_1、V_2 导联不应超过 0.04s，在 V_5、V_6 导联不应超过 0.05s。

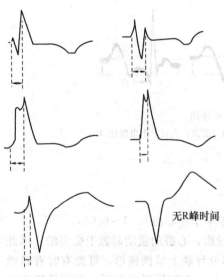

无R峰时间

图 6-23　R 峰时间测量示意图

（引自：陈文彬. 2003. 诊断学 [M]. 北京：人民卫生出版社.）

（2）形态：QRS 波群可呈多种形态。在肢体导联 Ⅰ、Ⅱ、Ⅲ 中，QRS 波群在电轴无偏斜的情况下主波多向上；在 aVR 导联中 QRS 主波向下，呈 QS、rS、rSr′ 或 Qr 型。在胸导联中，QRS 波群在 V_1、V_2 导联中呈 rS 型，在 V_3、V_4 导联 R 波和 S 波的振幅大致相等，在 V_5、V_6 导联可呈 qR、qRs、Rs 或 R 型。

（3）振幅：在不同的导联中，QRS 波群的振幅各不相同。一般情况下，正常 Q 波的幅度不应超过同导联 R 波的 $1/4$~$1/2$，其电压不应超过 0.3mV。在右胸导联中，正常成人不应出现 Q 波。在左胸的导联中，Q 波的振幅不应超过同导联 R 波的 $1/4$。R 波的振幅在 Ⅰ、Ⅱ、Ⅲ 导联中分别为 1.5mV、2.5mV、2.0mV 以内；在 aVR 导联中不应超过 0.5mV；在 aVL 导联中不应超过 1.2mV；在 aVF 导联中不应超过 2.0mV；在胸导联中 V_1 的 R 波振幅最小，一般不应大于 1.0mV；在 V_5 导联中 R 波振幅最高，但不应大于 2.5mV。正常 S 波在标准导联和左胸导联中，其深度不应超过 0.6mV，在右胸前导联中，S 波的深度平均为 1.2mV，最大不应超过 2.4mV。在正常情况下，V_1 导联中 R/S<1，V_5 导联中 R/S>1，V_3 导联中 R/S 接近 1；$R_{V1}+S_{V5}<1.2mV$，$R_{V5}+S_{V1}$ 男性小于 4.0mV、女性小于 3.5mV。

6 个肢体导联的 QRS 波群振幅（正向波和负向波的绝对值相加）一般应大于 0.5mV，6 个胸导联的 QRS 波群振幅（正向波和负向波的绝对值相加）一般应大于 0.8mV，否则称为低电压。

4. ST 段　ST 段为 QRS 波群终点（J 点）至 T 波开始的这一段时间，它主要代表心室除极结束到心室复极开始的这一短暂时间。

由于心室处于除极化状态，并无电位变化，因而呈等电位线。正常情况下，ST 段有时出现轻微的偏移，但在任一导联，ST 段下移不应超过 0.05mV，ST 段上抬在 V_1、V_2 导联不超过 0.3mV，V_3 导联不超过 0.5mV，$V_4 \sim V_6$ 导联和肢体导联不超过 0.1mV。

5. T 波　代表左、右心室的复极过程。

（1）方向：T 波的方向在正常情况下一般与 QRS 波群的主波方向一致。T 波方向在 Ⅰ、Ⅱ、$V_4 \sim V_6$ 导联直立，在 aVR 导联倒置，在 Ⅲ、aVL、aVF、$V_1 \sim V_3$ 导联上可以直立、低平、倒置或双向。如果 T 波在 V_1 直立，在 $V_2 \sim V_6$ 导联则不应倒置。

（2）振幅：正常情况下，T 波除 Ⅲ、aVL、aVF、$V_1 \sim V_3$ 导联外，其振幅不应低于同导联 R 波的 1/10。在胸导联上有时可高达 1.2～1.5mV 也属正常。

6. Q-T 间期　代表心室从除极至复极完毕整个过程所需要的时间，即从 QRS 波群的起点到 T 波终点。

Q-T 间期的长短因心率、年龄及性别的不同而有所改变。一般情况下，心率越快，Q-T 间期越短，反之则越长；女性常较男性和儿童略长些。心率在 60～100 次/分之间者，Q-T 间期的正常范围在 0.32～0.44s。由于 Q-T 间期受心率的影响较大，因此，常用校正的 Q-T 间期，一般采用 Bazett 公式计算：Q-T 校正值（correctedQ-T，Q-Tc）$= Q\text{-}T / \sqrt{R\text{-}R}$。Q-Tc 就是 R-R 间期为 1s（心率 60 次/分）时的 Q-T 间期。Q-Tc 不应超过 0.44s，超过该时限就属 Q-T 间期延长。

7. U 波　在 T 波之后 0.01～0.04s 出现的一个正向的小圆波，称为 U 波。U 波代表心室复极后的电位效应，是心脏超兴奋状态下出现的，但也有人认为是浦肯野纤维的复极电位。U 波的正常时限为 0.16～0.25s，平均为 0.20s。U 波正常的振幅不应超过同导联 T 波的 1/20。U 波在肢体导联的振幅不应超过 0.15mV，在胸导联最明显，在 V_3、V_4 导联中不应超过 0.25mV。U 波明显增高常见于低血钾、高血钙等。

三、小儿心电图特点

小儿的生理发育迅速，因此，其心电图的变化也较大。总的发展趋势为起初的自右心室占优势型逐渐转变为左心室占优势型，其具体特点归纳如下：

（1）心率比成人快，至 10 岁后基本接近成人的心率水平。小儿心电图的 P-R 间期比成人短，而 Q-Tc 间期较成人长。

（2）小儿心电图的 P 波时限较成人略短，儿童 P 波<0.09s，P 波的振幅在新生儿期较高，以后则比成人低。

（3）婴幼儿常呈右心室占优势的 QRS 波群图形特征，即 Ⅰ 导联呈深的 S 波，V_1（V_{3R}）导联出现高 R 波，V_5、V_6 导联呈现深的 S 波；V_5、V_6 导联 R 波振幅随年龄的增长而增加。小儿的 Q 波也比成人的深，常见于 Ⅱ、Ⅲ、aVF 导联。3 个月以内的婴儿，因其 QRS 的初始向量向左，故在 V_5、V_6 导联一般无 q 波。新生儿时期的心电图呈"悬垂型"，心电轴大于 90°，以后与成人基本相同。

（4）T波的变异较大，在新生儿期，其肢体导联和右胸导联T波常出现低平、倒置。

四、老年人心电图特点

（1）老年人因其常发生动脉粥样硬化，生理与病理的界限难以划分。

（2）老年人不论是否患有心脏病，心电图正常者不到受检人数的1/5～2/5，异常心电图的出现率较高，为青年人的3倍以上。

（耿桂灵）

第4节　常见异常心电图

【案例】　　患者，男，54岁，今晨1时因"阵发性胸骨后疼痛4年，持续3小时疼痛不缓解"被急诊收入院。入院评估：表情痛苦，强迫体位，双肺无异常，心界不大，心音低钝，心尖部3/6级收缩期吹风样杂音，心率56次/分，心律规整。既往有冠心病病史。现拟行心电图检查，请问在心电图上可能出现哪些改变？怎样观察心电图的动态改变？

一、心房、心室肥大

心房、心室肥大是器质性心脏病的常见后果，当心房、心室肥大达到一定程度时，可导致心电图的改变。心电图的改变固然能对房室肥大心脏病的诊断提供帮助，但在实际应用中也有局限性。如左、右心室均发生肥大，则由于左、右心室肌产生的心电向量会发生相互抵消而使心电图表现"正常"；其他因素也同样能引起类似结果。因此，在做出诊断时，必须结合临床资料及其他检查结果，通过全面、系统分析才能得出正确的结论。

（一）心房肥大

心房除极时右心房先激动，所形成的心电向量形成了P波的前半部分。左心房稍后激动，形成了P波的后半部分，P波中部则是左、右心房共同除极产生的电位变化。心房肥大时，由于心房除极电压增大和心房传导延迟，相应在心电图上即表现为P波的电压增高、时间延长及形态的改变。根据心房肥大部位的不同分为左心房肥大、右心房肥大和双侧心房肥大。

1. **左心房肥大**（left atrial enlargement）　当左心房肥大时，牵拉左心房内的传导束，使其传导速度变慢，造成左心房的除极时间延长，导致P波时间增宽，呈双峰型心电图。第一峰代表右房除极波，第二峰代表左房除极波。

（1）心电图表现（图6-24）：①P波增宽，时间≥0.12s；常呈双峰型，两峰间距≥0.04s，以Ⅰ、Ⅱ、aVF导联表现最为突出；②V_1导联P波多呈双向（正负双向），其终末电势（P-wav-eterminal force，Ptf）绝对值>0.04mm/s。终末电势为P波负向部分的时间乘以电压，正常人V_1的Ptf绝对值≤0.04mm/s。

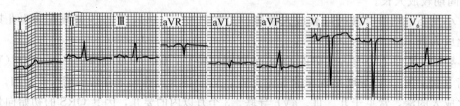

图6-24　左心房肥大

（引自：党瑜华. 2005. 异常心电图图谱［M］. 北京：人民卫生出版社.）

（2）病因：最常见于风湿性心脏病，尤其是二尖瓣狭窄，故又称"二尖瓣型 P 波"。此异常表现也可见于高血压、扩张型心肌病、慢性左心衰竭等。

2. **右心房肥大**（right atrial enlargement） 当右心房肥大时，其除极时间虽然延长，但因与稍后的左房除极重叠，总的心房除极时间并不延长，因此，心电图主要表现为 P 波振幅增高。

（1）心电图表现（图 6-25）：①肢体导联 P 波高尖，振幅≥0.25mV，以 Ⅱ、Ⅲ、aVF 导联表现最为突出；②V_1、V_2 导联 P 波直立时，振幅≥0.15mV，P 波双向时，其振幅的算术和≥0.20mV；③P 波时间正常，<0.12s。

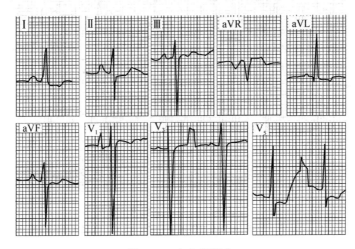

图 6-25 右心房肥大
（引自：党瑜华. 2005. 异常心电图图谱［M］. 北京：人民卫生出版社.）

（2）病因：常见于慢性肺源性心脏病，又称为"肺型 P 波"。此异常表现也可见于房间隔缺损、肺动脉高压等。

3. **双心房肥大**（biatrial enlargement） 双心房肥大时，心房除极向量增大，除极时间延长，各自增大的除极向量都可显示出来。

（1）心电图表现：①P 波高大、增宽，呈双峰形，肢体导联振幅≥0.25mV，胸导联振幅≥0.20mV，时间≥0.12s，峰间距离≥0.04s；②V_1 导联 P 波高大、双向，上下振幅均超过正常范围。

（2）病因：多见于风湿性心脏瓣膜病及严重的先天性心脏病。

（二）心室肥大

心室肥大或心室扩大通常是由于心脏收缩期压力负荷或舒张期容量负荷过重所致，无论心室肥厚还是心室扩大，达到一定程度时均可表现在心电图上 QRS 波群振幅增高、QRS 时间轻度延长、心电轴偏移以及 ST-T 改变。

1. **左心室肥大**（left ventricular hypertrophy） 正常左心室壁明显厚于右心室，且左心室位于心脏的左后方，故正常时心脏综合向量表现为左心室占优势的特征。左心室肥大时，可使左心室优势的情况更为突出。

（1）心电图表现（图 6-26）：①左心室高电压表现：胸导联 R_{V5}（或 R_{V6}）>2.5mV，R_{V5}＋S_{V1}>4.0mV（男），>3.5mV（女）；肢体导联 R_I>1.5mV、R_{aVL}>1.2mV、R_{aVF}>2.0mV，或 R_I＋S_{III}>2.5mV。②心电轴左偏。③QRS 时间稍延长，达 0.10~0.11s（<0.12s）。④V_5、V_6 的室壁激动时间（VAT）>0.05s。⑤继发 ST-T 改变：以 R 波为主的导联中，ST 段下降>0.05mV，T 波低平、双向或倒置；在 S 波为主的导联，则可见直立的 T 波。当左心室高电压伴有 ST-T 改变者，称左心室肥大伴劳损。

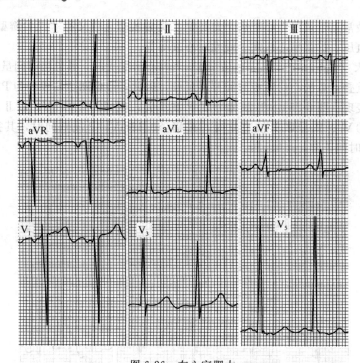

图 6-26　左心室肥大

（引自：党瑜华. 2005. 异常心电图图谱［M］. 北京：人民卫生出版社.）

上述诸条标准中，以左心室高电压意义最大。对于判断左心室肥大，振幅增高是诊断的必备条件，必须在左心室高电压的基础上具备另3条中的至少1条，方可诊断。符合条件越多及超过正常范围越大者，诊断可靠性越大。如仅有左心室振幅增高，而无其他任何阳性指标者，心电图应诊断为左心室高电压。

（2）病因：多见于高血压性心脏病、冠状动脉粥样硬化性心脏病、二尖瓣关闭不全、肥厚型心肌病、主动脉瓣狭窄、主动脉瓣关闭不全及动脉导管未闭等。

2. 右心室肥大（right ventricular hypertrophy）　由于右心室壁薄，故当右心室轻度肥大时，左心室除极向量仍占优势，不能引起心电图的明显改变。只有当右心室肥大达到一定程度，转为右心室占优势时，可使心室除极的 QRS 向量环转向右前下或右后上，相继引起复极改变，心电图上才可表现出特异的 QRS 波群及 ST-T 的改变。

（1）心电图表现（图 6-27）：①QRS 波电压改变（以 R/S 比值变化为主）：V_1 导联 R/S>1，V_5 导联 R/S≤1 或 S 波比正常加深；$R_{V_1}+S_{V_5}$>1.05mV（重症可>1.2mV）；aVR 导联 R/S 或 R/q>1（或 R>0.5mV）。②心电轴右偏≥+90°（重者>110°）。③QRS 时间多正常，VAT_{V_1}>0.03s。④继发 ST-T 改变：以 R 波为主的导联中，T 波低平、双向或倒置，伴有 ST 段缺血型压低；以 S 波为主的导联中，反见 T 波直立，表示右心室肥大伴心肌劳损。

上述诸条标准中，QRS 波电压改变、电轴右偏意义最大。符合条件越多及超过正常范围越多者，诊断越可靠。

（2）病因：多见于慢性肺源性心脏病、二尖瓣狭窄、原发性肺动脉高压、法洛四联症、房间隔缺损、室间隔缺损、肺动脉瓣狭窄或关闭不全等。

3. 双侧心室肥大（biventricular hypertrophy）　由于左、右心室除极向量增大，时间延长，其 QRS 向量环方向和大小的改变取决于左室或右室肥厚程度，而在心电图上表现各自相加或抵消的心电图。

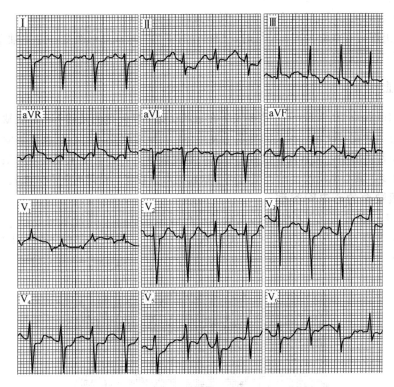

图 6-27 右心室肥大

（引自：陈文彬，潘祥林. 2005. 诊断学 [M]. 6 版. 北京：人民卫生出版社.）

（1）"正常"心电图：由于双侧心室肥厚程度较轻，不能在心电图上表现出来；或双侧心室虽明显增厚，但增大的向量互相抵消。

（2）单侧心室肥大心电图：只反映一侧心室肥大，而另一侧心室肥大的图形被掩盖，一般以仅显示左心室肥大多见。

（3）双侧心室肥大心电图（图 6-28）：常以一侧心室肥大心电图改变为主，另一侧心室肥大的诊断条件较少。

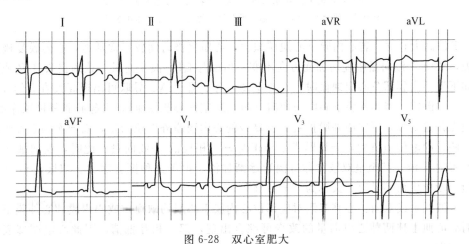

图 6-28 双心室大

（引自：党瑜华. 2005. 异常心电图图谱 [M]. 北京：人民卫生出版社.）

1）胸导联出现左心室肥大图形特征时，同时伴有下列一项或几项改变：① 显著心电轴右偏；②$R_{aVR}>0.5mV$；③V_1导联$R/S>1$；④$VAT_{V1}>0.03s$。

2）胸导联出现右心室肥大图形特征时，同时伴有下列一项或几项改变：①电轴左偏；②$R_{v5}+S_{v1}>4.0mV$；③R_{v5}振幅异常增高。

二、心肌缺血

心肌缺血（myocardial ischemia）主要发生在冠状动脉粥样硬化的基础上。心肌缺血将影响心室复极的正常进行，并在与缺血区相关的导联上发生ST-T异常改变。当心肌血液供应不足时，可直接影响心肌的正常电活动，尤其复极过程，引起心肌复极延迟，心电图主要表现为缺血区导联上T波和ST段的改变，其心电图改变的类型取决于缺血的严重程度、持续时间和缺血发生的部位。

（一）心肌缺血的心电图类型

1. T波改变　正常情况下心室肌的复极过程可看做是从心外膜开始向心内膜方向推进，发生心肌缺血时，复极过程发生改变，心电图出现T波变化。因缺血部位不同，T波改变的类型不一（图6-29）。

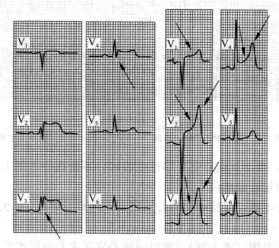

图6-29　心肌缺血时T波改变

（引自：盖伦·瓦格纳. 2002. 马里奥特实用心电图学 ［M］.
李为民，傅世英，译. 10版. 哈尔滨：黑龙江科学技术出版社.）

（1）T波高大直立：若心内膜下心肌层缺血，心肌复极时间较正常延迟，心内膜复极向量减小或消失，致使T波向量幅度增加而方向不变，出现与QRS波主向量一致的狭长T环或高大T波。例如下壁心内膜部分心肌缺血时，在心电图上Ⅱ、Ⅲ、aVF导联可出现高大直立的T波。

（2）T波倒置：当心外膜下心肌缺血时（包括透壁性心肌缺血），引起心肌复极顺序的逆转，即心内膜先开始复极，再向心外膜扩展。已复极的心内膜膜外电位为正，而缺血的心外膜心肌尚未复极，膜外的电位呈负性，于是形成了与正常方向相反的T波向量。此时，面向缺血区的导联出现倒置的T波，甚至呈双肢对称且倒置逐渐加深。由于这种倒置深尖、双肢对称的T波多出现于冠状动脉供血不足时，又称为"冠状T"。

（3）T波低平或双向：心脏双侧对应部位心内膜下心肌均缺血，或心内膜和心外膜下心肌同时缺血时，心肌上述两种心电向量的改变可综合出现，部分相互抵消，因此心电图即表现为T波低平、双向。

2. ST段改变　当持续心肌缺血时，心电图可出现损伤型ST段改变（图6-30），包括ST段抬高及ST段压低两种类型。心肌损伤时，ST向量从正常心肌指向损伤心肌：①心外膜下心肌缺血时（包括透壁性心肌缺血），ST 向量指向心外膜面导联，引起 ST 段抬高＞0.1～0.3mV。发生损伤型 ST 段改变时，对侧部位的导联常可记录到相反的 ST 段改变；② 心内膜下心肌缺血时，ST 向量背离心外膜指向心内膜，使位于心外膜面的导联出现 ST 段压低≥0.05mV。

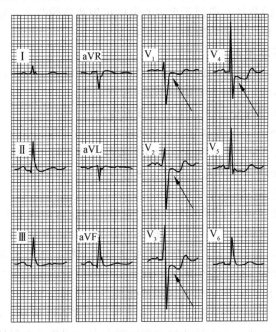

图 6-30　心肌缺血时 ST 段改变

（引自：盖伦·瓦格纳. 2002. 马里奥特实用心电图学［M］. 李为民，傅世英，译. 10 版. 哈尔滨：黑龙江科学技术出版社.）

（二）心肌缺血心电图图形的临床意义

心肌缺血的心电图可仅仅表现为 ST 段改变或 T 波改变，也可同时出现 ST-T 改变。临床上约 50％冠心病患者发生心绞痛时，心电图可正常，而仅于心绞痛发作时才记录到 ST-T 改变；10％的冠心病患者在心绞痛发作时心电图也表现为正常或仅有轻度 ST-T 改变。典型心绞痛的心电图表现（图 6-31）为缺血部位导联呈缺血型 ST 段压低（水平型、下斜型下移≥0.01mV）和（或）T 波倒置；变异型心绞痛表现为缺血部位导联出现暂时性 ST 段抬高并常伴高耸 T 波和对应部位出现 ST 段压低。后者为急性严重心肌缺血表现，若 ST 段持续抬高，提示将发生心肌梗死。

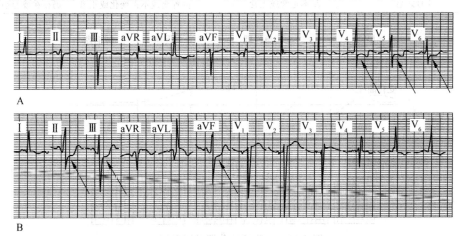

图 6-31　冠状动脉供血不足（心绞痛发作时）

（引自：盖伦·瓦格纳. 2002. 马里奥特实用心电图学［M］. 李为民，傅世英，译. 10 版. 哈尔滨：黑龙江科学技术出版社.）

基线；（但指数型下斜型抬高），ST 向基底向凹陷而穹隆；另因 ST 段抬高时的
发生极接的 ST 段改变，对隔前壁心肌受影响时应有心 ST 段改变；（C）心外膜下心肌损伤

三、心肌梗死

心肌梗死（myocardial infarction）是由冠状动脉粥样硬化引起的急性心肌缺血性、损伤性和坏死性改变。70%～80%的急性心肌梗死患者心电图出现典型的改变，有一定的规律可循，故心电图对心肌梗死的确诊、预后判断均有非常重要的意义。

（一）心肌梗死的基本图形

冠状动脉发生闭塞后，随着时间的推移，心肌相继出现缺血、损伤，甚至坏死，在心电图上可先后出现缺血、损伤和坏死 3 种类型的图形改变。

1. 缺血型改变　缺血型改变主要表现为 T 波改变。

（1）心内膜下心肌缺血时，T 波高耸，基底部较窄，双肢对称，电压增高，称"高尖 T 波"；

（2）心外膜下心肌缺血时，T 波倒置、尖深、双肢对称，称"冠状 T 波"。

2. 损伤型改变　由于缺血时间逐渐延长，缺血程度进一步加重，就会出现"损伤型"图形改变，主要表现为面向损伤心肌的导联出现 ST 段抬高。

3. 坏死型改变　坏死部位心肌不再产生心电向量，而正常健康心肌仍旧照常除极，产生一个与梗死部位相反的综合向量。"坏死型"图形改变主要表现为面向坏死区的导联出现异常 Q 波，即 Q 波时限≥0.04s，振幅≥1/4R。坏死层穿透整个室壁，还可表现为异常 QS 波。

临床上，当冠状动脉某一分支发生闭塞，则受损伤部位的心肌发生坏死，直接置于坏死区的电极记录到异常 Q 波或 QS 波；靠近坏死区周围受损心肌呈损伤型改变，记录到 ST 段抬高；而外边受损较轻的心肌呈缺血型改变，记录到 T 波倒置。体表心电图导联可同时记录到心肌缺血、损伤和坏死的图形改变。因此，若上述 3 种改变同时存在，则急性心肌梗死的诊断基本确立。

（二）心肌梗死的分期及图形演变

当发生心肌梗死时，在动态观察中可见到早期（超急性期或梗死前期）、急性期、近期（亚急性期）和陈旧期（愈合期）等典型 4 期变化（表 6-1、图 6-32）。

表 6-1　心肌梗死各期图形特点

分期	出现与持续时间	ST 段	T 波	Q 波
早期	数分钟～数小时	急性损伤性抬高	高尖	无
急性期	数小时～数日，持续数周	显著升高或呈单向曲线	倒置	坏死性
近期	数周～数月	恢复或基本恢复至基线	倒置呈冠状	仍存在
陈旧期	3～6 月之后	基本正常或正常	倒置变浅不再变化或正常	仍存在或变小、消失

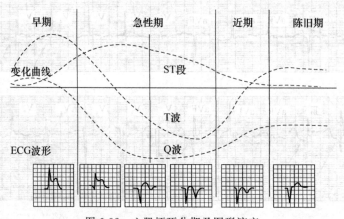

图 6-32　心肌梗死分期及图形演变

（引自：吕探云，孙玉梅．2012．健康评估［M］．3 版．北京：人民卫生出版社．）

1.早期（超急性期）　急性心肌梗死数分钟后，首先出现短暂的心内膜下心肌缺血，心电图表现为：①T波直立、高耸、两肢对称；②ST段上斜型抬高；③无异常Q波出现；④由于急性损伤性传导阻滞，可使QRS振幅增高并轻度增宽。这些表现仅持续数小时，一般不超过24小时，临床上多因持续时间太短而不易记录到。此期若治疗及时、有效，有可能避免发展为心肌梗死或使已发生梗死的面积趋于缩小。

2.急性期　心肌梗死急性期是一个发展过程，在高耸T波开始降低后即可出现异常Q波（包括QS波），S-T段起始部呈弓背向上抬高，并逐渐下降至基线或接近基线，直立T波可演变为倒置，并逐渐加深。坏死性Q波、损伤性ST段抬高和缺血性T波倒置在此期可同时并存。此期开始于梗死后数小时或数日，持续到数周，是最易发生意外的时期。

3.近期　出现于梗死后数周至数月，抬高的ST段基本恢复至基线，坏死型Q波持续存在，缺血性倒置T波逐渐变浅，直至恢复正常或趋于恒定不变。

4.陈旧期　常出现在急性心肌梗死3～6个月之后或更久，ST段、T波不再变化，只留下坏死性Q波持续存在，理论上将持续终生。但随着瘢痕组织的缩小和周围心肌的代偿性肥大，其范围在数年后有可能缩小，有少部分患者坏死型Q波甚至会消失。

近年来，AMI实施溶栓疗法后，整个病理过程缩短，常不再呈现上述全过程。心电图ST段可作为溶栓成功的间接指标，即抬高的ST段在溶栓剂使用后2小时内迅速回降＞50%。

（三）心肌梗死定位诊断

发生心肌梗死的部位多与冠状动脉分支的供血区域受累相关。因此，根据心电图心肌梗死图形出现的导联，可以作出心肌梗死部位的定位诊断（表6-2）。如前间壁心肌梗死时，在 $V_1 \sim V_3$ 导联出现异常Q波或QS波（图6-33）；急性前侧壁心肌梗死时，在 $V_4 \sim V_6$ 导联出现异常Q波或QS波；下壁心肌梗死时，在 Ⅱ、Ⅲ、aVF 导联出现异常Q波或QS波（图6-34）。

表 6-2　心肌梗死的心电图定位诊断

导联	前间壁	前壁	前侧壁	高侧壁	广泛前壁	下壁	后壁
V_1	＋				＋		
V_2	＋				＋		
V_3	＋	＋			＋		
V_4		＋	±		＋		
V_5		±	＋		＋		
V_6			＋		＋		
V_7							＋
V_8							＋
V_9							＋
Ⅰ				＋	±		
aVL				＋	±		
Ⅱ						＋	
Ⅲ						＋	
aVF						＋	

注：＋表示该导联出现坏死型图形；±表示该导联可能出现坏死型图形。

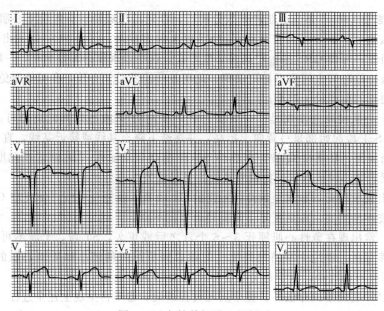

图 6-33　急性前间壁心肌梗死

$V_1 \sim V_3$ 导联呈 QR 型，Q 波伴有切迹；S-T 段明显上移与 T 波融合

（引自：卢喜烈，李中健，石亚君，等.2005.21 世纪临床心电图教学图谱［M］. 济南：山东科学技术出版社.）

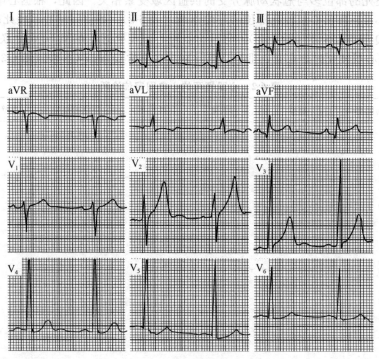

图 6-34　急性下壁心肌梗死

Ⅱ、Ⅲ、aVF 导联 ST 段抬高呈单向曲线，有坏死 Q 波

（引自：党瑜华.2005. 异常心电图图谱［M］. 北京：人民卫生出版社.）

四、心律失常

正常心律起源于窦房结，频率 60～100 次/分（成人），节律规则。窦房结冲动经正常房室传导系统顺序激动心房和心室，传导时间恒定；冲动经束支及其分支以及浦肯野纤维到达心室肌的传导时间也是恒定的。

心脏内的激动起源和（或）激动传导异常，引起心脏跳动的速率或节律发生改变，称为心律失常（arrhythmias）。包括：①激动起源异常：可分为两类，一类为窦房结起搏点本身激动的程序和规律异常，另一类为心脏激动全部或部分起源于窦房结以外的部位（称为异位节律）。②激动的传导异常：最多见的一类为传导阻滞，包括传导延缓或传导中断；另一类为传导途径异常，即激动传导通过房室之间的附加异常旁路，使心肌某一部分提前激动。③激动起源和激动传导异常同时存在、相互作用，可引起复杂的心律失常表现。临床表现为突然发生的规律或不规律的心悸、胸痛、眩晕、心前区不适感、憋闷、气急、手足发凉和晕厥，甚至神志不清。有少部分心律失常患者可无主观症状，仅有心电图改变。

（一）心律失常分类

心律失常分类方法繁多，按心脏激动起源、激动传导和传导途径异常分类较为简单、明了，分类如图 6-35 所示。

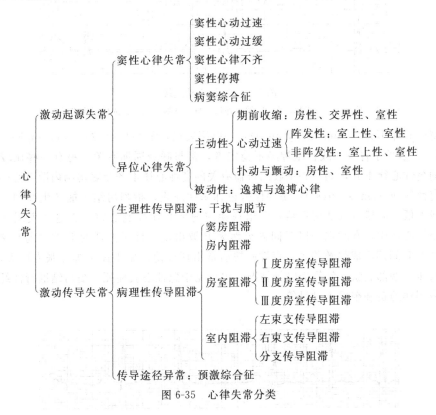

图 6-35　心律失常分类

（二）窦性心律及窦性心律失常

1. 正常窦性心律　起源于窦房结的心律称为窦性心律（sinus rhythm）。心电图表现：①有一系列规律出现的 P 波，且 P 波形态表明激动来自窦房结，即 P 波在Ⅰ、Ⅱ、aVF、$V_4 \sim V_6$ 导联直立、aVR 导联倒置；②P-R 间期在 0.12～0.20s；③频率 60～100 次/分，同一导联中 P-P 间期差值小于0.12～0.16s。

2. 窦性心律失常　指激动起源于窦房结，但其速率及节律有所变异的一类心律失常，包括窦性心动过速、窦性心动过缓、窦性心律不齐、窦性停搏及病态窦房结综合征。

（1）窦性心动过速（sinus tachycardia）：心电图表现（图 6-36）：①窦性 P 波；②P 波频率≥100 次/分（1 岁以内≥140 次/分，2～6 岁≥120 次/分）。常见于运动、精神紧张、发热、甲状腺功能亢进、贫血及心肌炎等。

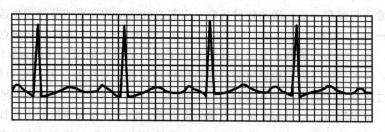

图 6-36　窦性心动过速

（引自：吕探云，孙玉梅. 2012. 健康评估［M］. 3版. 北京：人民卫生出版社.）

（2）**窦性心动过缓**（sinus bradycardia）：心电图表现（图 6-37）：①窦性 P 波；②P 波频率＜60 次/分。常见于老年人、运动员、颅内压增高和甲状腺功能低下者。

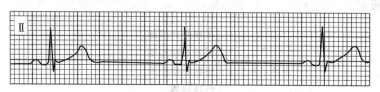

图 6-37　窦性心动过缓

（引自：吕探云，孙玉梅. 2012. 健康评估［M］. 3版. 北京：人民卫生出版社.）

（3）**窦性心律不齐**（sinus arrhythmia）：心电图表现：①窦性 P 波；②同一导联上 P-P 间期差异＞0.12s。多见于青少年或自主神经不稳定者，常与呼吸周期有关。另有一些比较少见的与呼吸无关的窦性心律不齐，如与心室收缩排血有关的窦性心律不齐及窦房结内游走心律等。

（4）**窦性停搏**（sinus arrest）：窦性停搏也称窦性静止，指窦房结不能产生冲动，使心脏暂时停搏，或由低位起搏点（如房室结）发出逸搏或逸搏心律控制心室。心电图表现（图 6-38）：在规律的窦性心律中，有时在一段时间内突然无 P 波出现，且所出现的 P 波之前与之后的 P-P 间期与正常 P-P 间期不成倍数关系；窦性停搏后常出现逸搏。见于迷走神经张力增大，如吞咽、颈动脉窦按压、咽部刺激、气管插管等情况；也可见于急性心肌梗死、窦房结退行性纤维化等病理情况及应用洋地黄和奎尼丁过量等。

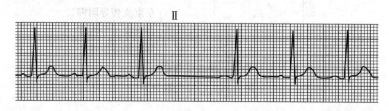

图 6-38　窦性停搏

（引自：吕探云，孙玉梅. 2012. 健康评估［M］. 3版. 北京：人民卫生出版社.）

（5）**病态窦房结综合征**（sick sinus syndrome，SSS）：简称病窦综合征，是由于窦房结或周围组织器质性病变导致激动形成障碍和传导障碍而产生的一系列心律失常，以缓慢心律失常为主。心电图表现：①明显而持久的心动过缓（心率＜50 次/分），用阿托品不易纠正；②窦性静止或窦房结阻滞；③明显的窦性心动过缓同时伴有室上性快速心律失常，称为心动过缓-过速综合征（简称慢-快综合征）；④如病变同时累及房室交界区，可出现房室传导障碍，或发生窦性静止时，不出现交界性逸搏，称为双结病变。常见于冠状动脉粥样硬化性心脏病、心肌炎、高血压性心脏病、心肌病以及起搏传导系统退行性病变等。

（三）异位心律

1. **期前收缩（premature contraction）** 期前收缩是最常见的心律失常之一，是由于异位起搏点兴奋性增强或折返激动所引起的异位心律。根据异位起搏点的不同，分为房性、交界性和室性，其中以室性最多见，交界性较少见。期前收缩与其前正常搏动的间距称为联律间期，期前收缩之后的长间歇称为代偿间歇。期前收缩可偶发或频发（超过5次/分），可呈联律形式出现，如二联律（1次窦性搏动后有1次期前收缩）、三联律（2次窦性搏动后有1次期前收缩）；其形态可相同（单源性）或不同（多源性）。

病因及临床意义：期前收缩可见于情绪激动、激烈运动、饱餐、过量饮酒、吸烟、疲劳等生理情况；但多见于器质性心脏病，如冠状动脉粥样硬化性心脏病、高血压性心脏病、心肌炎、心肌病、风湿性心脏病等。此外，也可见于甲状腺功能亢进和低钾血症，以及儿茶酚胺类、抗心律失常药、三环类抗抑郁药、洋地黄类药物过量时。偶发的期前收缩多无重要临床意义，而频发、多源性、成联律的室性期前收缩多见于病理情况。原有急性心肌梗死、急性心肌炎等心脏疾病者，出现室性期前收缩常预示着将发生更严重的心律失常。

（1）**房性期前收缩（premature atrial contraction）**：心电图表现（图6-39）：①提前出现一个变异的P′波，QRS波多不变形，P′-R$>$0.12s，代偿间歇常不完全；②部分P′波之后无QRS波，与前面的T波融合不易辨认，称"房性期前收缩未下传"；③P′引起的QRS波有时增宽变形，似右束支传导阻滞图形，称"房性期前收缩伴室内差异传导"。

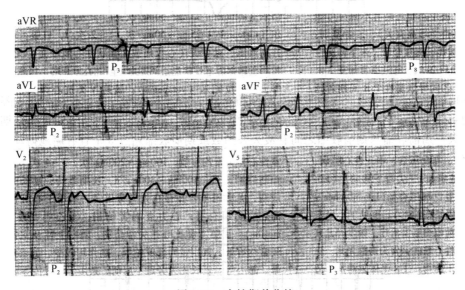

图6-39 房性期前收缩

（引自：卢喜烈，李中健，石亚君，等. 2005.21世纪临床心电图教学图谱［M］. 济南：山东科学技术出版社.）

（2）**房室交界性期前收缩（premature junctional contraction）**：心电图表现（图6-40）：①提前出现的QRS-T波，其形态与窦性下传者基本相同，其前无窦性P波；②产生逆行P′波（Ⅱ、Ⅲ、aVF的P波倒置，aVR的P波直立），P′波可在QRS之中、之前（P′-R$<$0.12s）或之后（R-P′$>$0.20s）；③往往有完全代偿间歇。

（3）**室性期前收缩（premature ventricular contraction）**：心电图表现（图6-41）：①提前出现一个宽大、畸形的QRS-T波群，QRS时限$>$0.12s；②期前收缩的QRS波前无P波；③T波与主波方向相反；④有完全代偿间歇（期前收缩前、后两个窦性P波之间的间期等于正常P-P间期的两倍）。

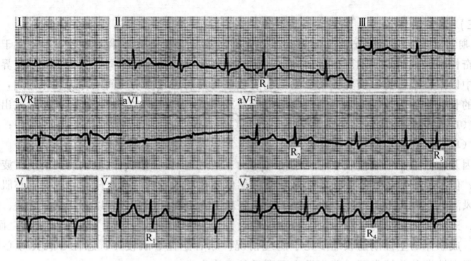

图 6-40 交界性期前收缩

（引自：陈文彬，潘祥林. 2005. 诊断学［M］. 北京：人民卫生出版社.）

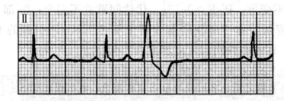

图 6-41 室性期前收缩

（引自：吕探云，孙玉梅. 2012. 健康评估［M］. 北京：人民卫生出版社.）

如提前出现的室性期前收缩恰好落在前一搏动的 T 波（易损期）上，极易诱发短阵性室性心动过速，此为 RonT 现象（图 6-42），是危险性心律失常的先兆。若联律间期不等，期前收缩形态不一致，期前收缩与期前收缩之间有最大公约数或期前收缩超过 3 个且有序地搏动，则为并行心律（parasystole）。

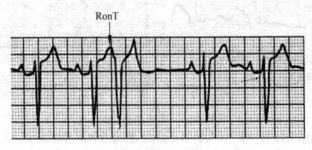

图 6-42 RonT 现象

（引自：吕探云，孙玉梅. 2012. 健康评估［M］. 3 版. 北京：人民卫生出版社.）

2. 阵发性心动过速（paroxysmal tachycardia，PT） PT 是一种阵发性、主动性、快速异位心律失常，其实质是期前收缩的持续状态。3 次或 3 次以上期前收缩连续出现，即为阵发性心动过速。根据起搏点可分为房性、房室交界性和室性，因房性和交界性心动过速发作时心率过快，P 波不易辨认，难以判定起源部位，故可将两者统称为"阵发性室上性心动过速"。

（1）阵发性室上性心动过速（paroxysmal supraventricular tachycardia，PSVT）：临床上 PSVT 以预激综合征显性或隐性旁路折返与房室结内折返最多见，发作及终止有突发突止的特点。

1) 心电图表现（图 6-43）：①出现 3 个或 3 个以上连续而迅速的 QRS 波群，节律匀齐，QRS 波时间、形态多正常（伴有束支传导阻滞或因差异性传导时出现增宽变形）；②每个 QRS 波之前或之后均有 P′波或均无 P′波，P′波不易辨认；③频率多在 160～250 次/分；④可伴有继发性 ST-T 改变。

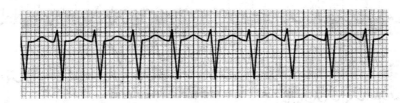

图 6-43　阵发性室上性心动过速

（引自：吕探云，孙玉梅. 2012. 健康评估［M］. 3 版. 北京：人民卫生出版社.）

2) 病因及临床意义：折返性 PSVT 多不具有器质性心脏病，由心房异位起搏点兴奋性增强所致的房性心动过速多伴有器质性心脏病。

（2）阵发性室性心动过速（paroxysmal ventricular tachycardia，PVT）

1) 心电图表现（图 6-44）：①连续出现 3 个或 3 个以上畸形的 QRS 波，QRS≥0.12s，并有继发性 ST-T 改变；②心室律基本匀齐，频率 140～200 次/分；③QRS 波与 P 波无固定关系，有时可见窦性 P 波融合于 QRS 波的不同的部位；④发作中可出现心室夺获或室性融合波。

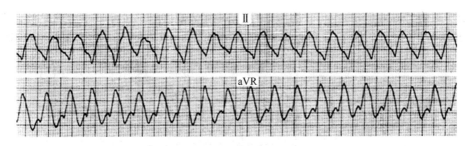

图 6-44　阵发性室性心动过速

（引自：卢喜烈，李中健，石亚君，等. 2005. 21 世纪临床心电图教学图谱［M］. 济南：山东科学技术出版社.）

心室夺获心电图表现：在室性心动过速期间，偶尔来自室上性的激动能完全地传导至窦房结，从而夺获一个 QRS 波，产生一个"夺获波"，此夺获波形态几乎相同于正常窦性下传的 QRS 波（至少 QRS 波起始部分正常）。

2) 病因及临床意义：阵发性室性心动过速是一种严重的心律失常，90%～95%并发严重心脏病，如冠状动脉粥样硬化性心脏病、急性心肌梗死、风湿性心脏病和心肌病等；也可见于洋地黄中毒、低钾血症或高钾血症等电解质紊乱；偶见于无器质性心脏病者。其临床症状取决于发作时的心室率、发作持续时间以及原心脏功能状况，严重者可发展为心室扑动或心室颤动。

3. 扑动与颤动　可出现于心房或心室，主要由于心肌的兴奋性增高、不应期缩短，伴有一定的传导障碍，形成环形激动及多发微折返所致，是一种频率比阵发性心动过速更快的主动性异位心律。根据异位心律的起源与节律不同，可分为心房扑动、心房颤动、心室扑动及心室颤动。

（1）心房扑动与颤动

1) 心房扑动（atrial flutter）：简称房扑。心电图表现（图 6-45）：①无正常 P 波，代之以连续的大锯齿状 F 波，F 波之间无等电位线，波幅大小一致，间期规整；②频率为 240～350 次/分；③F 波常以 2∶1 或 4∶1 下传，心室律规则。

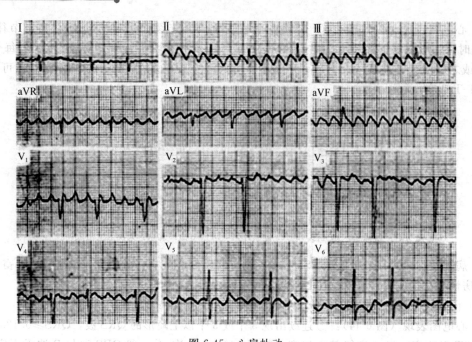

图 6-45 心房扑动

（引自：马景林. 1999. 心电图诊断与临床［M］. 北京：科学技术文献出版社.）

2）心房颤动（atrial fibrillation）：简称房颤。心电图表现（图 6-46）：①无正常 P 波，代之以大小不等、形状各异的 f 波，以 V_1 导联最明显；②频率为 350～600 次/分；③心室律绝对不规则。

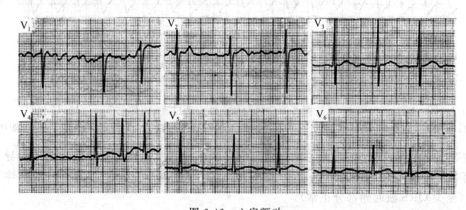

图 6-46 心房颤动

（引自：马景林. 1999. 心电图诊断与临床［M］. 北京：科学技术文献出版社.）

3）病因及临床意义：多见于器质性心脏病，如风湿性心脏病、冠状动脉粥样硬化性心脏病、心肌病、高血性心脏病、肺心病等；也可见于低钾血症、甲状腺功能亢进、洋地黄中毒等；偶见于无器质性心脏病者。心房颤动时，整个心房失去协调一致的收缩，对心排血量的影响较心房扑动严重，且长时间的心房颤动易形成附壁血栓。

（2）心室扑动与颤动（图 6-47）：为最严重的心律失常。

1）心室扑动（ventricular flutter）：简称室扑。心电图表现：①无正常 QRS-T 波群，代之连续、快速而相对规则的大振幅波动；②频率为 200～250 次/分。

2）心室颤动（ventricular fibrillation）：简称室颤。心电图表现：① QRS-T 波群完全消失，出现大小不等、极不匀齐的低小波；②频率为 200～500 次/分。

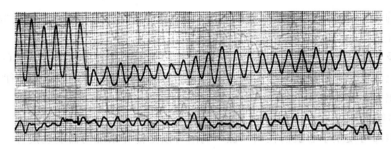

图 6-47　心室扑动与心室颤动

（引自：党瑜华. 2005. 异常心电图图谱［M］. 北京：人民卫生出版社.）

3）病因及临床意义：心室扑动或心室颤动时，心肌失去有效收缩，心脏完全丧失泵血功能而导致患者死亡。心室扑动和心室颤动可相互转化，心室扑动大多为心室颤动的前奏，可很快转为心室颤动，多见于严重的器质性心脏病、电解质紊乱、各种疾病的终末期、严重药物中毒等。

4. 逸搏与逸搏心律（escape and escape rhythms）　逸搏与逸搏心律是一种被动性异位心律，属于生理性保护机制。当上位节律发生病损或受到抑制而出现停搏或节律明显减慢时（如病窦综合征），或者因传导障碍而不能下传时（如Ⅲ度房室传导阻滞），或是由于窦房结的自律性降低或停搏，或激动虽按时发生，但因传导阻滞无法下传时，房室交界区或更低部位的潜在起搏点便取而代之被动地发出一个或一连串的冲动，激动心室，形成被动性异位节律（保护性机制），即出现逸搏或逸搏心律。仅 1～2 个异位搏动称逸搏，逸搏连续 3 个以上者称逸搏心律。按逸搏发生的部位分为房性逸搏、房室交界性逸搏和室性逸搏 3 种，以房室交界性最多见，房性最为少见。

（1）房性逸搏与逸搏心律：长间歇后出现的 P'-QRS-T 波群，形态符合房性期前收缩的特点。房性逸搏心律的频率为 50～60 次/分。

（2）交界性逸搏或逸搏心律：心电图表现（图 6-48）：①QRS 波呈交界性搏动特征，频率 40～50 次/分，慢而规则；②常伴窦性停搏、Ⅲ度房室传导阻滞等。

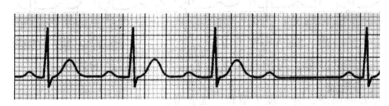

图 6-48　交界性逸搏

（引自：吕探云，孙玉梅. 2012. 健康评估［M］. 3 版. 北京：人民卫生出版社.）

（3）室性逸搏或逸搏心律：心电图表现（图 6-49）：①QRS 波呈室性波形；②频率 20～40 次/分。

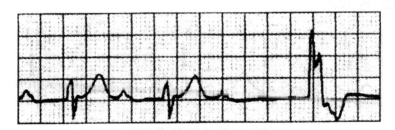

图 6-49　室性逸搏

（引自：吕探云，孙玉梅. 2012. 健康评估［M］. 3 版. 北京：人民卫生出版社.）

室性逸搏的 QRS 波形态与室性期前收缩的 QRS 波相似，差别在于室性期前收缩的 QRS 波提前出现，室性逸搏的 QRS 波在一个较长的间歇后出现。

（4）病因及临床意义：逸搏与逸搏心律多发生于严重的窦性心动过缓、窦性心律不齐、窦性停搏、Ⅱ度以上房室传导阻滞、双结病变、期前收缩后的长间歇等情况下。若节律过慢，可出现头晕、心悸等供血不足的表现。

（四）传导阻滞

心脏传导阻滞可发生于心脏的任何部位，病因可以是传导系统的器质性损害，也可能是迷走神经张力增高引起的功能性抑制或是药物作用及位相性影响。按传导障碍发生部位的不同，可分为：①窦房传导阻滞（sinoatrial block）：传导障碍发生于窦房连接处内；②房内传导阻滞（intra-atrial block）：传导障碍发生于心房内；③房室传导阻滞（atrioventricular block，AVB）：传导障碍发生于房室交界区；④室内传导阻滞（intra-ventricular block）：传导障碍发生于心室内。在上述几种类型中，以房室传导阻滞最常见，其次为心室内传导阻滞。按阻滞程度可分为一度（传导延缓）、二度（部分激动传导发生中断）和三度（传导完全中断）。按传导阻滞发生情况，可分为永久性、暂时性、交替性及渐进性。

1. 房室传导阻滞 窦房结发出冲动，在从心房传到心室的过程中，由于生理性或病理性的原因，在房室连接区受到部分或完全、暂时或永久性的阻滞，是临床上常见的一种心脏传导阻滞。

（1）一度房室传导阻滞（房室传导延迟）：心电图表现（图 6-50）：①PR 间期超过正常最高值（≥0.20s）；②P-R 间期虽未超过正常范围，但心率未变或较快时，P-R 间期较原先延长0.04s。一度房室传导阻滞可见于正常人（一般是由于功能性迷走神经亢进），风湿病以及急、慢性冠状动脉供血不足等。

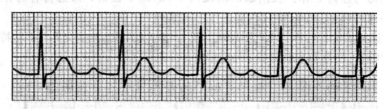

图 6-50 一度房室传导阻滞

（引自：吕探云，孙玉梅. 2012. 健康评估［M］. 3 版. 北京：人民卫生出版社.）

（2）二度房室传导阻滞：分二度Ⅰ型和二度Ⅱ型。

1）二度Ⅰ型：又称莫氏Ⅰ型（MobitzⅠ）或文氏型阻滞。心电图表现（图 6-51）：①P 波规律出现；②P-R 间期逐渐延长，直至一个 P 波后脱漏一个 QRS 波群；③QRS 波群脱漏后，P-R 间期又缩短，之后又逐渐延长，这样的现象重复出现，称为"文氏现象"（Wenckebach phenomenon）或"文氏周期性"。二度Ⅰ型房室传导阻滞较Ⅱ型常见，多为功能性或因房室结或希氏束近端的损害所致，预后较好。

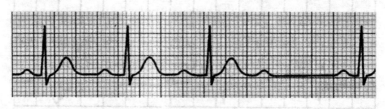

图 6-51 二度Ⅰ型房室传导阻滞

（引自：吕探云，孙玉梅. 2012. 健康评估［M］. 3 版. 北京：人民卫生出版社.）

2) 二度Ⅱ型：又称莫氏Ⅱ型（Mobitz Ⅱ）。心电图表现（图 6-52）：①PR 间期恒定不变（时限可正常或延长）；②有些 P 波后无 QRS 波群；③长的 PP 间期为短 PP 间期的整数倍；④房室传导比例一般为 2∶1、3∶1 等。凡连续出现两次或两次以上的 QRS 波群脱落，称为高度房室传导阻滞。本型多见于器质性心脏病，病变多位于希氏束远端或束支部位，易发展为完全性房室传导阻滞，预后差。

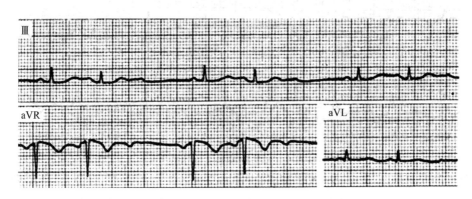

图 6-52　二度Ⅱ型房室传导阻滞
（引自：党瑜华. 2005. 异常心电图图谱［M］. 北京：人民卫生出版社.）

3) 三度（完全性）房室传导阻滞：心电图表现（图 6-53）：①P 波与 QRS 波群无关，各按自己规律出现，P-P 间期与 R-R 间期各有其固定规律；②心房率快于心室率；③心房多在窦房结控制之下，故常可见到窦性 P 波；④心室率慢而规则，40 次/分左右；⑤QRS 波群形态正常或宽大畸形，取决于心室异位起搏点的位置，如心室起搏点位于希氏束以上，QRS 波群正常；如心室起搏点位于希氏束之下，QRS 波群宽大畸形。多见于冠状动脉粥样硬化性心脏病、心肌炎、心肌病、药物中毒（如洋地黄、奎尼丁等）、严重电解质紊乱及传导系统退行性变等。一般阻滞部位越低，潜在起搏点的稳定性越差，危险也就越大。心室率若在 40 次/分以下，可出现阿-斯综合征发作，甚至猝死。

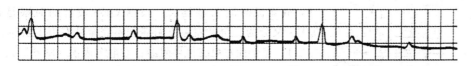

图 6-53　三度房室传导阻滞
（引自：吕探云、孙玉梅. 2012. 健康评估［M］. 北京：人民卫生出版社.）

2. 室内传导阻滞　发生在房室束以下的各种阻滞，统称为室内传导阻滞或束支传导阻滞。一般分为左、右束支传导阻滞及左前分支、左后分支传导阻滞，左、右束支传导阻滞还可分为完全性和不完全性。

（1）右束支传导阻滞（right bundle branch block，RBBB）：因右束支长且细，由单侧冠状动脉分支供血，其不应期比左束支长，故传导阻滞较多见。右束支传导阻滞时，心室内的激动便通过左束支下传，激动室间隔和左心室，最后通过缓慢的心室肌传导激动右心室。因此，QRS 波群的前半部分接近正常，主要表现在后半部分的时间延迟和形态发生改变。

1) 完全性右束支传导阻滞：心电图表现（图 6-54）：①V_1 或 V_2 导联呈 rSR′型，r 波狭小，R′波高宽；②V_5、V_6 导联呈 qRS 或 RS 型，S 波宽；③Ⅰ导联有明显增宽的 S 波，aVR 导联有宽 R 波；④QRS≥0.12s，T 波与 QRS 波群主波方向相反。

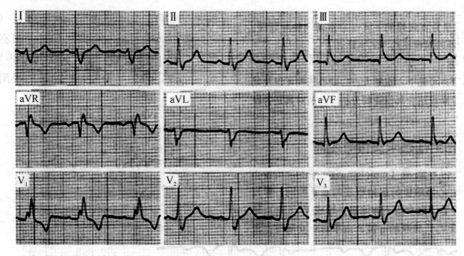

图 6-54　完全性右束支传导阻滞

（引自：卢喜烈，李中健，石亚君，等. 2005. 21世纪临床心电图教学图谱 [M]. 济南：山东科学技术出版社.）

　　2）不完全性右束支传导阻滞：心电图表现：① 有以上 QRS 波群的特点；② QRS 波群时限成人在 0.08～0.12s，小儿在 0.08～0.10s。

　　3）病因及临床意义：多见于风湿性心脏病、冠心病、高血压性心脏病、肺心病、心肌病及先天性心脏病等，偶可见于正常人。正常人出现右束支阻滞的图形，其发生机制多为右室圆锥部延缓除极的结果，并非右束支真正受累；也可能是局限性心肌病变后遗留瘢痕所致。40 岁以上出现右束支阻滞，应考虑冠状动脉粥样硬化性心脏病的可能；在年轻人，如过去心电图一直正常，突然出现右束支阻滞，则应视为异常。

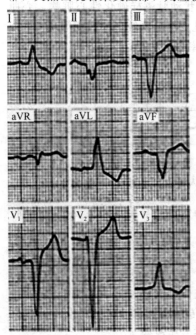

图 6-55　完全性左束支传导阻滞
（引自：党瑜华. 2005. 异常心电图图谱 [M]. 北京：人民卫生出版社.）

　　（2）左束支传导阻滞（left bundle branch block，LBBB）：左束支阻滞多由器质性病变引起。左束支阻滞时，由于初始室间隔除极变为右向左方向，从而使 I、V_5、V_6 导联正常室间隔除极波（q 波）消失；由于左室除极是通过心室肌缓慢传导，故除极时间明显延长。根据 QRS 波群的时限是否大于 0.12s 又分为完全性左束支阻滞和不完全性左束支阻滞。

　　1）完全性左束支传导阻滞：心电图表现（图 6-55）：① V_5、V_6 导联出现增宽顿挫的 R 波（M 形），其前无 q 波；② V_1、V_2 导联多呈 rS 或 QS 型，S 波宽大；③ I、aVL、V_5、V_6 导联 R 波宽大或有切迹；④ QRS≥0.12s；⑤ T 波与 QRS 波群主波方向相反。

　　2）不完全性左束支传导阻滞：心电图表现：① 有以上 QRS 波群的特点；② QRS 波群时限成人在 0.08～0.12s，小儿在 0.08～0.10s。图形与左室肥大相似，诊断较困难。

　　3）病因及临床意义：主要见于器质性心脏病，约 90% 以上为冠状动脉粥样硬化性心脏病、原发性高血压或主动脉瓣疾病所引起。左束支阻滞多为永久性。

　　（3）左前分支阻滞（left anterior fascicular block，LAFB）：左前分支阻滞时，左心室除极综合向量指向左、前、上，造成心电轴显著左偏。左前分支细长，由一侧冠状动脉分支供血，易发生传导阻滞。左前分支阻滞时，主要变化在前额面。

1）心电图表现（图 6-56）：①电轴左偏－30°～－90°；② I 、aVL 导联为 qR 型，$R_{aVL} > R_I$；③ II 、III 、aVF 导联为 rS 型，$S_{III} > S_{II}$ 导联；④ QRS 波时限正常或轻度延长（<0.12s）。

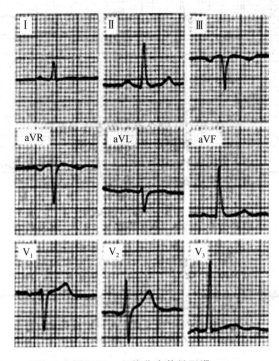

图 6-56　左前分支传导阻滞

（引自：陈文彬，潘祥林. 2005. 诊断学 ［M］. 北京：人民卫生出版社.）

2）病因及临床意义：主要见于为冠状动脉粥样硬化性心脏病、原发性高血压、心肌淀粉样变、心肌炎、心肌退行性变、法洛四联症等；也可见于高钾血症、肺梗死、冠状动脉造影、休克等引起的暂时性左前分支阻滞；偶可见于正常人。

（4）左后分支阻滞（left posterior fascicular block，LPFB）：较少见。心电图表现：①电轴右偏＋90°～＋180°；② QRS 形态在 I 、aVL 导联呈 rS 型，II 、III 、aVF 导联为 qR 型，$R_{III} > R_{II}$；③ QRS 波时限<0.12s。临床诊断左后分支阻滞应先排除引起心电轴右偏的其他原因，如慢性肺气肿、右心室肥厚、垂位心等。

（五）传导途径异常——预激综合征

预激综合征（pre-excitation syndrome）是一种常见的心律失常，当房室间解剖上存在异常旁路时，可使窦房结发出的激动在经由正常房室传导系统下传的同时，也通过旁路以短路传导的方式提前激动一部分心室肌，这种房室间传导加快引起的心电图特征，加上临床上与它有关的快速心律失常发作，就称为预激综合征。

1. 预激综合征的类型及其心电图特征

（1）WPW 综合征（Wolff-Parkinson-While syndrome）：又称经典型预激综合征，其解剖学基础为房室环存在直接连接心房与心室的一束纤维（Kent 束）。

心电图表现（图 6-57）：① P-R 间期<0.12s，P-J 间期正常；② QRS 波群间期>0.12s；③ QRS 波群起始部有挫折、模糊，称为预激波或 delta 波；④继发性 ST-T 改变。

（2）LGL 综合征（Lown-Ganong-Levine syndrome）：又称短 P-R 综合征。目前认为其解剖学基础为存在绕过房室结传导的旁路纤维 James 束，或房室结内存在一条传导异常快的通道。心电图表现（图 6-58）：P-R 间期<0.12s，但 QRS 波群起始部无预激波。

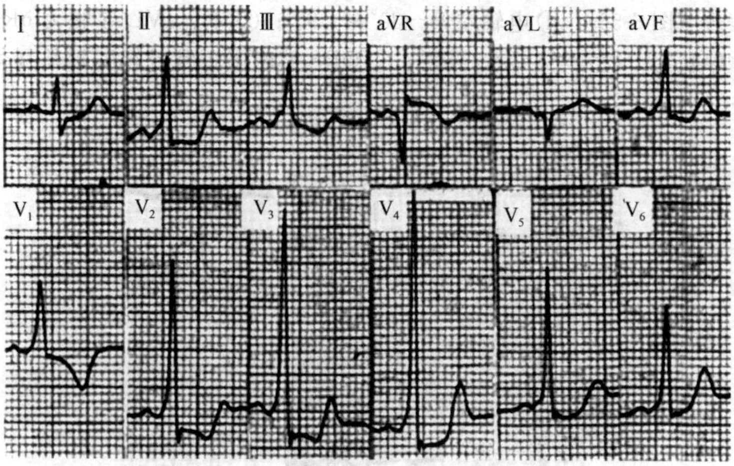

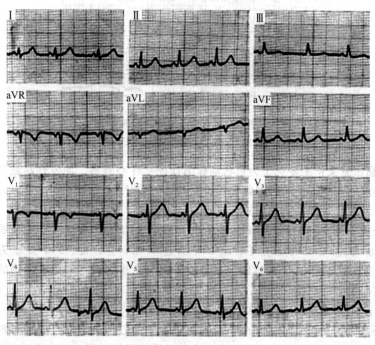

图 6-57 WPW 综合征

（引自：党瑜华. 2005. 异常心电图图谱［M］. 北京：人民卫生出版社.）

图 6-58 LGL 综合征

（引自：党瑜华. 2005. 异常心电图图谱［M］. 北京：人民卫生出版社.）

（3）Mahaim 型预激综合征：其解剖学基础为存在连接右心房与左束支远端或右心房与三尖瓣环下右心室的旁道，即 Mahaim 束。心电图表现为 P-R 间期正常或长于正常值，QRS 波群起始部可见预激波。

2. 病因及临床意义　预激综合征多见于健康人，可引发房室折返性心动过速。WPW 综合征如合并心房颤动，可引起快速心室率，甚至可发生心室颤动。

（六）药物及电解质紊乱对心电图的影响

1. 药物对心电图的影响　临床应用的某些药物可以影响心肌的除极及复极过程，从而引起心电图的改变。

（1）洋地黄制剂：治疗剂量和中毒剂量的洋地黄可引起不同的心电图变化。

1）洋地黄效应（digitalis effect）：治疗剂量的洋地黄产生洋地黄效应的改变。心电图表现（图 6-59）：①ST-T 段呈鱼钩状倾斜性降低；②T 波倒置、降低、双向以至于 ST-T 之间无明确界线；③Q-T 间期缩短。

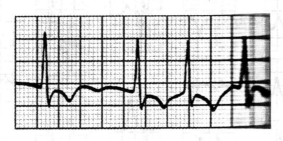

图 6-59　洋地黄效应

（引自：吕探云，孙玉梅. 2012. 健康评估［M］. 3 版. 北京：人民卫生出版社.）

2）洋地黄中毒（digitalis toxicity）：主要有房性心动过速合并房室传导阻滞、交界性心动过速伴不同程度的房室传导阻滞和室性心律失常，其中室性期前收缩最常见。

（2）奎尼丁：奎尼丁为 I 类抗心律失常药，其治疗剂量和中毒剂量均对心电图有较明显影响。

1）奎尼丁治疗剂量：心电图表现：①Q-T 间期延长；②T 波低平或倒置，或伴 U 波增高；③P 波稍宽可有切迹，P-R 间期延长。

2）奎尼丁中毒：心电图表现：①Q-T 间期明显延长；②ST 段下移及延长，T 波低平或倒置，或伴 U 波增高；③QRS 波群增宽；④出现心律失常，如房室传导阻滞、明显的窦性心动过缓、窦性静止，严重者可发生扭转型室性心动过速，甚至室颤。

（3）其他药物：如胺碘酮可使心电图 Q-T 间期延长，β-受体阻滞剂可使心电图出现窦性心动过缓、房室传导阻滞、窦性静止、窦房阻滞。

2. 电解质对心电图的影响　细胞内、外各种电解质（如 K^+、Ca^{2+}、Na^+、Mg^{2+} 等）的平衡对维持心脏的正常功能起到一定作用，而一旦发生电解质紊乱，则可影响心肌的除极和复极过程，并可反映在心电图上。在利用心电图诊断电解质紊乱时，需密切结合病史和临床表现进行判断。

（1）钾离子

1）低钾血症（hypokalemia）：血钾浓度过低早期可出现心率增快、房性或室性早搏，以后出现多源性或室性心动过速，严重者出现心室扑动、心室颤动，以致心搏骤停于收缩期。心电图特点（图 6-60）：①T 波低平而 U 波逐渐明显，T-U 融合，甚至 U 波振幅超过同导联的 T 波，呈驼峰状；②Q-T 间期不易测量。

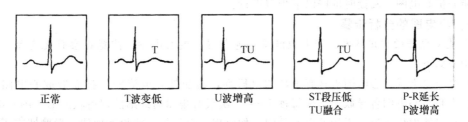

图 6-60　低钾血症：随血钾降低引起的心电图改变示意图

（引自：吕探云，孙玉梅. 2012. 健康评估［M］. 北京：人民卫生出版社.）

2）高钾血症（hyperkalemia）：血钾浓度增高对心肌有抑制作用，出现心律失常如室性早搏、房室传导阻滞、心室颤动以致心搏骤停于舒张期。心电图特点：早期（图 6-61）：①T 波高箦；②Q-T间期缩短。中晚期：①室内传导延缓，QRS波群均匀性增宽；②心房肌受抑制可无P波，称为"窦室传导"；③出现缓慢、规则、越来越宽大的QRS波群，甚至与T波融合，发生心脏停搏或室颤，Q-T间期可延长。

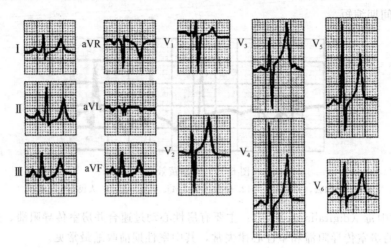

图 6-61　高钾血症（早期）

（引自：吕探云，孙玉梅. 2012. 健康评估［M］. 3版. 北京：人民卫生出版社.）

（2）钙离子

1）低钙血症：较少发生心律失常。心电图的特点：①Q-T间期延长；②ST段平坦，T波低平或倒置。

2）高钙血症：严重高钙血症可发生窦性静止、窦房阻滞、室性期前收缩、阵发性室性心动过速。心电图的特点：①Q-T间期缩短；②ST段缩短或消失，U波增高；③T波低平或倒置。

（郭丽梅）

第5节　心电图的临床应用与分析

一、心电图分析方法

在临床上心电图是重要的客观资料之一，不同业务水平的人对同一份心电图会做出不同的诊断。只要熟记正常心电图的标准范围及常见异常心电图的诊断标准，结合患者的实际情况，经过实践就能分析心电图。阅读时可按以下步骤进行：

（一）心电图的分析步骤

1. 检查心电图的描记技术　先大致浏览一遍各导联的心电图，注意观察有无伪差。常见的心电图伪差如下。

（1）交流电干扰：心电图机具有很高的灵敏性，易受外界电流的干扰而造成心电图上的伪差，其特点是在心电图各导联上出现每秒50～60次很有规律而纤细的锯齿状波形（图6-62），此时应将附近可能发生交流电干扰的电源关闭，如电扇、电灯等，或检查地线、导联线有无接触不良和断裂。

（2）肌肉震颤干扰：由于情绪紧张、寒冷或震颤麻痹等，在心电图上出现不规则的密集微小波（图6-63），有时很像心房颤动的f波，使心电图形失真，甚至无法辨认。嘱患者放松肢体，调整室温，必要时按下去肌颤滤波键可消除。

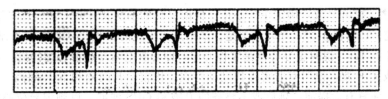

图 6-62　交流电干扰

（引自：吕探云，孙玉梅.2012.健康评估［M］.3 版.北京：人民卫生出版社.）

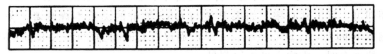

图 6-63　肌肉震颤干扰

（引自：吕探云，孙玉梅.2012.健康评估［M］.3 版.北京：人民卫生出版社.）

（3）基线不稳：由于患者身体移动、呼吸不平稳、电极板生锈或导线牵拉过紧等，使心电图基线不在水平线上，而是上下摆动或突然升降（图 6-63），影响对心电图各波、尤其是 ST-T 段的判断。

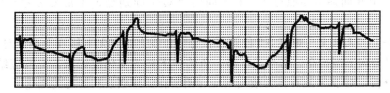

图 6-64　基线不稳心电图

（引自：吕探云，孙玉梅. 2012. 健康评估［M］. 3 版. 北京：人民卫生出版社.）

（4）导联线连接错误：在描记心电图时，可因一时匆忙或操作不熟练而将导联线接错，常见于左、右手互换，使描记出的 6 个肢体导联心电图图形酷似右位心，可使Ⅰ导联 P-QRS-T 波均呈倒置，Ⅱ和Ⅲ互换，aVR 与 aVL 导联互换，aVF 正常。

（5）导线松脱或断离：描记的心电图图形中突然波形消失，易被误诊为窦性停搏或窦性静止，仔细观察发现此段无任何电活动。

（6）定标电压因素：常规条件下外加 1mV 的电压，心电图笔恰好摆动 10mm。电压过大或过小，会使心电图笔摆动超过 10mm 或不足，从而造成心电图分析和判断上的误差。

（7）走纸速度因素：纸速过慢、过快或快慢不均，均可导致心电图波形失真、畸形。纸速过快的心电图易误诊为严重的心动过缓或心脏传导阻滞；纸速过慢易误诊为心动过速；纸速不均易被误诊成心律不齐。

（8）阻尼因素：阻尼是为了消除电流计的弦线或线圈在心电流中断后的连续震荡，从而防止心电波的变形失真。如阻尼适当，标准电压的方形波四角无圆钝、曲折；如阻尼不足，方形波的上升及降落开始处均有小的曲折，说明电流中断后电流计本身仍有连续的震荡运动；如阻尼过度，波形圆钝，上升及下降角均较迟钝。阻尼不足或过度均可造成心电图的失真（图 6-65）。

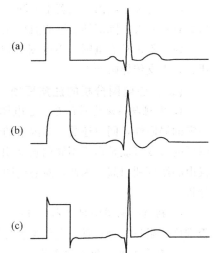

图 6-65　阻尼改变对心电图波的影响

(a) 阻尼正常；(b) 阻尼过度；(c) 阻尼不足

（引自：魏太兴，魏经汉. 1997. 临床心电图学及图谱［M］. 郑州：河南科学技术出版社.）

2. 判断心律　找出 P 波，确定主导心律。根据 P 波的形状及有无 P 波、P 波与 QRS 波群的时间关系来确定。P 波在 Ⅱ、V₁ 导联最清楚。如果规律出现的 P 波形态符合窦性基本特征，P-R 间期固定且大于 0.12s，说明主导心律是窦性心律，即心脏电激动起源于窦房结。如果 P 波不规律、形态异常或无 P 波，说明有非窦性搏动的存在。比较 P-P 间隔和 R-R 间隔，找出心房律与心室律的关系，注意有无提前、延后或不整齐的 P 波和 QRS 波群，以判定异位心律和心脏传导阻滞的部位。

3. 计算心率　测量 P-P 或 R-R 间期，计算心房率、心室率。心房、心室节律规则、一致者，测其中一个间期即可，算出其心率。如果 P 波与 QRS 波群的关系不规则者，分别测 P-P 间期，计算心房率，测 R-R 间期，计算心室率。无 P 波而仅有 QRS 波群的测 R-R 间期计算心室率。两种或两种以上心律并存时，应按主导心律测量。

4. 判断心电轴　通常采用目测法测定，必要时计算 Ⅰ、Ⅲ 导联的电压代数和做图或查表确定电轴，以此判断电轴是否偏移。

5. 观察各导联的 P 波、QRS 波群、S-T 段和 T 波的形态、方向、电压和时间是否正常

6. 测量 P-R 间期和 Q-T 间期　一般选有 Q 波的导联如 Ⅱ 或 V₁ 导联进行测量。P-R 间期不固定者选最短的 P-R 间期为参照标准。P-R 间期及 Q-T 间期是否正常要参考年龄和心率进行分析。

7. 判断 ST-T 有无改变　观察 ST 段是否在等电位线上，有无下移或上抬。对有诊断意义的形态改变，如弓背向上型抬高、水平型下移、鱼钩样下移的变化应记录。T 波应结合 QRS 波的主波方向进行分析，对于 T 波有异常改变的应注明所在的导联及其形态的变化。

8. 最后结合临床资料，做出心电图结论

（1）正常心电图：心电图各波 P 波、QRS 波群、ST 段和 T 波的形态、方向、振幅和时间均在正常范围；

（2）大致正常心电图：仅在个别导联上出现 QRS 波群钝挫、S-T 段轻微下移或 T 波稍低平者；

（3）可疑心电图：在若干导联上出现轻度异常改变，或有一项特殊改变而不能肯定异常者，如疑有左室大、陈旧性后壁心肌梗死等；

（4）不正常心电图：心电图肯定异常者，应写出具体诊断，如左室肥厚、急性前壁心肌梗死、右束支传导阻滞等。

（二）心电图分析的注意事项

1. 重视与临床资料结合　心电图记录的只是心肌激动的电学活动，其检测技术的本身具有一定的局限性，同时还受诸多因素的影响。许多心脏疾病的早期，心电图可以是正常的。同一种图形的改变可能是由于不同的疾病引起，如心肌病、脑血管意外等都会出现病理性 Q 波，并非仅由心肌梗死引起。因此，对心电图进行判断之前，应结合患者的病史、诊断及用药等资料进行分析。

2. 判断心电图描记技术　分析心电图时应注意心电图描记技术的指标，如定标电压数值是否准确、阻尼是否正常、走纸速度是否稳定等，否则影响心电图的判断。

3. 熟悉心电图的正常变异　由于心电图受诸多因素的影响，正常的心电图存在变异，如 P 波偏小常无意义；P 波在儿童偏尖；由于激动点和体位的关系，P 波在 Ⅲ、aVF 导联低平或轻度倒置时，只要在 Ⅰ 导联直立、在 aVR 导联倒置，也属正常。QRS 振幅随年龄增加而递减，儿童右室电位占优势；青年人 ST 段易出现轻度抬高；T 波受体位、情绪、饮食等影响出现振幅减低；儿童和妇女在 V₁～V₃ 导联 T 波倒置较多见。

二、心电图的临床应用价值

Einthoven 是最早提倡用临床心电图的学者之一，自从标准导联被确定以来，心电图广泛应用到临床已有百年历史，无论任何先进仪器检查仍代替不了心电图对心脏电活动反映的价值。心电图检查具有操作方便、判断及时、价格低廉等优点，且属于非创伤性的检查技术，因此，已成为临床各科室较为普遍使用的检查方法之一，并在急危重症的监护和抢救方面起重要作用。

（1）对心律失常和急性心肌梗死等心脏疾患具有决定性诊断价值，并对指导治疗、判断预后有重要意义。另外，也可协助对心脏肥大、心包炎、心肌炎、心绞痛（发作时）、血钾过高或过低以及洋地黄、奎尼丁药物中毒等疾病的诊断。

（2）对急性或慢性肺源性心脏病和慢性冠状动脉供血不足等疾病有一定的辅助诊断价值。

（3）心电图和心电监护广泛应用于手术麻醉及各种危重患者的病情监护。

（4）心电图对心脏病诊断的局限性

1）心电图主要反映心脏激动的电活动过程，不能反映心脏功能、瓣膜活动及心音的情况；

2）某些心脏病变（如瓣膜病变或双侧心室肥厚）的早期，心电图可以正常，因此，心电图正常并不能排除心脏病变的存在，需要结合临床和其他的检查综合判断；

3）心电图有些属非特异性改变，同样的心电图改变可见于多种心脏病。

总之，心电图在疾病的诊断上有一定价值，但也有局限性，在实际工作中，必须结合其他临床资料，方能做出比较正确的判断。

【**本章小结**】　心电图检查的主要目的是获取患者心脏电-机械活动的客观资料。本章阐述了心电图产生的原理、心电图机操作方法、正常心电图图形、常见异常心电图分析和诊断、心电图的临床应用和分析。重点应掌握正常心电图波形和正常值，常见异常心电图如房性早搏、室性早搏、心房颤动、心室颤动的特点，心肌梗死心电图的动态改变，危险心律失常识别及监护。心电图在心律失常的诊断上有重要临床价值。

（耿桂灵）

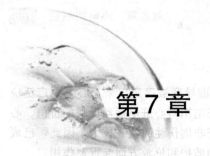

第7章

影像检查

【案例】 张大伯，今年 65 岁，昨日上午因"慢性咳嗽、咳痰 3 年，加重并伴呼吸困难 1 周"收入院。入院评估：体温：38.4℃，患者呈强迫体位（端坐呼吸），胸廓呈桶状，呼吸运动减弱，双肺触觉语颤减弱，两肺叩诊过清音，两肺底可闻及干、湿性啰音。白细胞：$11 \times 10^9 / L$。既往有慢性支气管炎病史。今日拟行 X 线胸片检查，请问检查前应做哪些准备工作？在 X 线胸片上可能出现哪些影像特征？

第1节 放射线检查

一、概述

1895 年德国物理学家伦琴发现 X 线以后，很快就被用于人体疾病诊断，形成了 X 线诊断学这一新学科，并为医学影像学（medical imaging）奠定了基础。随着医学影像学的飞速发展，相继出现超声成像（ultrasonography，USG）、计算机体层成像（computed tomography，CT）、磁共振成像（magnetic resonance imaging，MRI）、发射体层成像（emission computed tomography，ECT）和介入放射学（interventional radiology，IVR）等。目前，X 线诊断学仍是医学影像学中的主要内容，临床应用最为广泛。了解 X 线特点，熟悉 X 线检查方法，掌握临床常见病、多发病的 X 线诊断评估要点以及 X 线检查前的准备工作，是护理专业人员必备的基本条件。

（一）X 线的产生与特性

X 线是真空管内高速运行的电子群撞击钨靶时产生的，其产生必须具备 3 个条件：①自由运行的电子群；②电子群在高压电场作用下高速运行；③高速运行的电子群在运动中撞击钨靶而发生能量转换。因此 X 线发生装置主要包括 X 线管及支架、变压器、操作台 3 部分。

X 线特性：①穿透性：X 线是波长很短的电磁波，具有强穿透力，能穿透一般可见光不能穿透的物质（包括人体），这是 X 线成像的基础；②荧光效应：X 线能激发荧光物质，使波长短的 X 线转换成波长长的肉眼可见的荧光，这是 X 线透视检查的基础；③感光效应：X 线照射涂有溴化银的胶片后，可使其感光产生潜影，经显影、定影处理便形成了从黑至白不同灰度的影像，这是 X 线摄片的基础；④电离与生物效应：X 线进入任何物质都发生电离，进入人体可使细胞结构产生损伤，甚至坏死等生物学方面的改变，这是放射治疗和放射防护的基础。

（二）X 线成像的原理

由于 X 线具有穿透性、荧光效应和摄影效应的特性，同时人体组织存在有密度和厚度的差别，所以 X 线照射人体，能够使其组织或器官在荧光屏或胶片上显影成像。密度高、组织厚的部分吸收 X 线多，密度低、组织薄的部分吸收 X 线少，因此到达荧光屏或胶片上的 X 线量即有差异，从而形成黑白明暗对比不同的影像。按人体组织结构密度高低可分为高密度（骨骼和钙化）、中等密度（肌肉、实质器官、液体和软骨等）、低密度（气体和脂肪）3 类。

利用人体组织结构自然存在的密度差别，在荧光屏上或 X 线片上形成黑白明暗对比的影像，称为自然对比。对于缺乏自然对比影像的组织或器官，人为地导入一定量对比剂（造影剂），使之产生人工密度差，形成黑白对比影像，称为人工对比。

（三）X 线图像特点

X 线图像是 X 线束穿透人体某部位的不同密度和厚度组织结构的综合投影，是各层投影相互叠加在一起的影像，表现为从黑到白不同灰度的灰阶图像。由于 X 线束是从 X 线管向人体做锥形投射，所以被照物体的投影会出现放大或伴影，使影像的清晰度减低。

（四）X 线检查的基本方法

1. 普通检查

（1）透视（fluoroscopy）：透视是利用荧光屏显影进行直接观察的 X 线检查方法。优点是简单、易行，可随意转动患者的体位，多方位不同角度观察器官的动态和功能变化及病变的形态，并立即得出诊断结果。主要缺点是影像对比度和清晰度较差，不易发现细微病变，且不能留下永久的客观记录，不利于病例的随访与追踪观察等。现临床多用于胸部和胃肠道钡剂造影检查。

（2）摄片（photography）：摄片是利用透过人体的 X 线使胶片感光摄取影像的检查方法，所得照片称平片。摄片是临床应用最为广泛的 X 线检查方法，可以弥补透视的不足，但被检范围受胶片大小所限制，不能动态观察器官活动，不能从多角度观察病变的形态结构。

随着计算机和数字化的发展，近年来数字成像已由 CT 与 MRI 等扩展到数字 X 线成像（digital radiography，DR），即是将普通的 X 线装置同电子计算机结合起来，使 X 线成像由模拟图像转换成数字图像的成像技术。普通 X 线能成像的部位都可行数字成像，数字化图像对骨结构、软组织的显示和胃、肠黏膜皱襞的显示均优于传统的 X 线图像；对肺部结节性病变的检出率高于传统的 X 线图像；同时数字化图像信息还可光盘存储或远程传输。

2. 特殊检查 指利用特殊装置进行 X 线摄影，包括荧光摄影、软线摄影、高千伏摄影、体层摄影和放大摄影等。目前临床上述摄影逐渐被 CT 等现代成像技术取代，只有软线摄影临床还在应用。软线摄影（mammography）亦称钼靶 X 线摄影。软线是指 40kV 以下低能量的 X 线，易被软组织吸收，有利于观察软组织特别是乳房的形态变化以及肿瘤等疾病。

3. 造影检查（contrast examination） 造影检查是将对比剂引入缺乏自然对比影像的器官内或其周围间隙，使之产生人工密度差，形成黑白对比影像，以显示器官形态结构和功能的方法。

（1）对比剂（造影剂）：按影像密度高低分为两类，高密度（阳性）对比剂有钡剂和碘剂；低密度（阴性）对比剂为气体，现临床已少用。

钡剂为医用硫酸钡粉末，依检查的部位不同，加水和胶配成浓度不同的钡混悬液，主要用于消化道造影，并可用气钡双重造影，提高疾病诊断正确率。

碘剂分有机碘和无机碘制剂两类。有机碘制剂分两类：①离子型，如泛影葡胺（urografin），具有高渗性，可出现毒副作用；②非离子型，如碘普罗胺（iopromide）和碘帕醇（iopamidol）等，具有相对低渗性、低黏度和低毒性特点，减少了毒副作用的出现，主要用于心血管、尿路等造影检查和 CT 增强扫描。无机碘制剂有碘化油（lipoidol）等，主要用于支气管造影等，现基本不用。

（2）造影方法：依对比剂导入的途径不同分两种：①直接导入法：包括口服法、灌注法和穿刺法；②间接导入法：经静脉注入或口服的对比剂，选择体内某一器官排泄，使该器官显影。

（五）X 线检查前的准备

1. X 线普通检查前的准备 ①检查前向患者说明检查的目的、方法和注意事项，消除其紧张和恐惧心理；②指导患者充分暴露检查部位，并采取正确的体位与姿势；③协助患者去除身上的金属饰品、敷料、膏药、发卡等影响检查的物品。

2. X线造影检查前准备

（1）钡剂造影检查

1）上消化道造影：①检查前3天禁服不透X线（如钙剂、铁剂、铋剂等）和影响胃肠功能的药物；②检查前1天进食少渣易消化的食物，禁食、水12小时；③肌内注射抗胆碱药如山莨菪碱等，降低胃肠张力，以显示胃肠道黏膜皱襞微细结构及微小病变，但心动过速、青光眼、前列腺增生的患者禁用；④近期有上消化道大出血者，应在出血停止后10～15日方可进行检查；⑤疑有胃肠道穿孔、肠梗阻的患者，禁行检查。

2）结肠造影：①检查前2天无渣饮食，遵医嘱口服缓泻剂，如硫酸镁或甘露醇等清洁肠道；②检查前24小时内禁服影响肠道功能及X线显影的药物。

（2）碘剂造影检查

1）检查前准备：①检查前一定要充分了解患者有无药物过敏史和造影检查的禁忌证，向患者介绍检查的目的、方法、不良反应和注意事项，以取得充分合作；②使用碘对比剂前，患者或其监护人应签署"碘对比剂使用患者知情同意书"；③现一般不需要做碘过敏试验，除非产品说明书特别要求；④尽量选用非离子型对比剂，建议患者在使用前后摄入充分的水分；⑤常规配备抢救物品和药物，并建立相应的抢救机制。告知患者使用碘对比剂后，需留置观察至少30分钟。

2）不良反应的观察及处理：临床根据碘对比剂反应的程度将其分为轻度、中度和重度，轻度反应者表现为发热、恶心、皮肤瘙痒、皮疹等；中度反应者有寒战、高热、头疼、眩晕、胸闷、心悸、皮疹、呕吐等；重度反应者可出现胸闷、心悸、冷汗、面色苍白、意识丧失、血压下降等。对于轻度反应者可给予对症处理；对中、重度反应者在给予对症处理的同时必须立即终止检查，并及时给予抗过敏、扩容和吸氧等抗休克处理，呼吸困难应吸氧，周围循环衰竭应用去甲肾上腺素，心脏骤停应立即行胸外心脏按压。

（六）X线检查中的防护

X线检查照射人体产生一定的生物效应，过量照射会给人体带来辐射危害。因此必须做好工作人员和患者的防护工作，避免不必要的损害。防护原则：①时间防护：尽量缩短受照时间；②距离防护：增大人体与X线源的距离，采用各种远距离操作器械以减少受照量；③屏蔽防护：常用铅或含铅的物质作为屏障，以吸收不必要的X线。对于患者应选择恰当的X线检查方法和检查程序，放射工作者应遵照国家有关放射防护卫生标准的规定，正确进行X线检查操作，认真执行保健条例，加强自我防护意识并运用距离防护的原则。照射量在容许范围内，一般对人体很少产生影响。

二、呼吸系统

胸部具有良好的自然对比，X线检查对常见呼吸系统疾病的诊断、早期发现病变、随访复查及群体普查等都是不可缺少的检查方法。

（一）检查方法

1. 普通检查

（1）胸部透视：常取立位，必要时可取半卧位或卧位，应按一定的顺序对胸部组织和器官做全面、系统的观察，还可多体位、从不同角度观察病变和胸部各器官的形态及动态变化。但透视不易发现细小病变，不便于随访观察病变发展、愈合情况，对疾病诊断有一定局限性。

（2）胸部摄片：胸部摄片是检查胸部疾病最常用的首选方法，对早期发现病变和疾病诊断有很大价值，常用后前位（即正位）、侧位、斜位等。后前位时，患者取立位，前胸壁靠片，包括整个胸廓、两侧肺野、两侧肋膈角及下颈部；侧位时，患侧侧胸壁靠片，常用于确定病变位置，观察病变形态；斜位常用于观察腋段肋骨的病变；必要时还可用前后位，用于不能站立的患者。

2. 支气管造影检查 主要用于支气管扩张的明确诊断和范围确定；支气管的良、恶性肿瘤的诊断和鉴别诊断；观察不张肺叶支气管管腔的结构，确定不张的原因。造影前应做好准备工作和对比剂过敏试验。此种检查方法给患者造成一定的痛苦，不易被患者所接受，目前多数支气管造影的适应证已由应用广泛的 CT 检查代替。

（二）正常胸部的 X 线表现

正常胸部 X 线影像是胸腔内、外各种组织和器官的综合投影（图 7-1）。只有熟悉胸部各器官结构正常及异常的 X 线表现，才能对胸部疾病的各种异常影像加以识别，对疾病做出正确的判断。

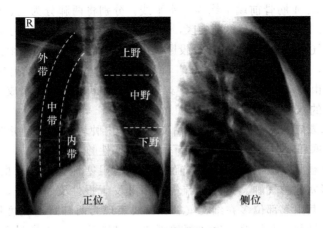

图 7-1　正、侧位胸片

1. 胸廓 包括软组织和骨骼，正常时两侧胸廓对称。

（1）软组织：X 线胸片上显示较清楚的软组织影有胸锁乳突肌及锁骨上皮肤皱褶影、胸大肌影、女性乳房和乳头影等。

（2）骨骼：骨性胸廓由胸骨、胸椎、肋骨、锁骨及肩胛骨组成。

X 线正位胸片上胸骨、胸椎均与纵隔影重叠；肋骨位于两侧，后段影呈近水平向外走行，前段从外上向内下走行形成肋弓，一般第 6 肋骨前端相当于第 10 肋骨后端的水平。第 1～10 肋骨前端为肋软骨与胸骨相连，软骨未钙化时不显影，钙化后形成斑点或斑片骨性致密影。肋骨及其间隙在临床常被用做胸部病变的定位标志；锁骨影位于第 1 肋骨前端水平；肩胛骨影的内缘不同程度与肺野外带重叠，易认为肺内和胸膜病变。所以胸部正位投影时，双臂尽可能内旋，使肩胛骨投影于肺野之外。

2. 纵隔 纵隔解剖位置于两肺之间，上自胸廓入口下至膈，胸骨之后，胸椎之前，其内包括心脏、大血管、气管、支气管、食管、淋巴组织、胸腺、神经及脂肪等器官和组织。胸片上除气管、支气管、食管可以分辨外，其余结构缺乏良好的自然对比，只能观察其与肺部相邻的外形轮廓。正常时纵隔影居中，受呼吸和体位的影响，卧位和呼气时短而觉，立位和吸气时窄而长。病理情况下，患侧胸腔压力增高，纵隔移向健侧；患侧胸腔压力降低，纵隔移向患侧；纵隔内病变，可致纵隔呈普遍性或局限性增宽。

3. 膈 膈影位于两侧肺野下缘呈圆顶状，左、右两叶。最高点在膈的中点偏内侧，称膈顶。

一般右膈顶在第5～6前肋间隙水平，右膈常较左膈高1～2cm。膈在外侧及前、后方分别与胸壁相交形成肋膈角，在内侧与心脏形成心膈角，其中后肋膈角为胸腔最低位置。两膈随呼吸上下对称运动，平静呼吸运动幅度为1～2.5cm，深呼吸可达3～6cm。正常时两侧膈面光滑，肋膈角锐利。病理情况下，胸、腹腔压力的改变而致膈位置发生相应改变。

4. 胸膜、肺叶和肺段　胸膜极薄，分脏层和壁层，一般在X线上不显影。右肺分上、中、下3叶；左肺分上、下两叶，各肺叶间有叶间胸膜间隔，可在X线胸片上形成细线状阴影，右肺门外水平裂胸膜影较常见。各肺叶在正位胸片上部分重叠，每个肺叶由2～5个肺段构成，X线胸片不能显示其界限，病理情况下，可见肺段的轮廓。

5. 气管、支气管　气管位于纵隔内，在正位胸片上呈柱状透亮影，在第5～6胸椎平面分为左、右主支气管，在高千伏胸片上可显影。

6. 肺野、肺门和肺纹理　充满空气的两肺在胸片上显示为均匀一致的透明区域，称肺野。正常时两侧肺野透明度相等。为了病变定位，人为分别将两侧肺野纵行分为3等份，分别称内、中、外带。在两侧第2、4肋骨前端下缘连一水平线，分别将两肺分为上、中、下3野（图7-1正位）。两侧第1肋骨下缘以上部分称肺尖区，锁骨以下至第2前肋下缘为锁骨下区。肺门影是肺动脉、肺静脉、支气管和淋巴组织的综合投影，主要是肺动、静脉的投影。肺门影在正位胸片上位于两肺中野内带，左侧比右侧高1～2cm。肺纹理是由肺门向肺野发出呈放射状分布由粗变细的树枝状影，主要由肺动、静脉分支组成，支气管和淋巴管也参与其组成。

（三）基本病变的X线表现

1. 支气管阻塞性表现　支气管阻塞主要由支气管腔内肿块、异物、炎性分泌物、水肿、痉挛等原因所致，依阻塞程度不同分为阻塞性肺气肿和阻塞性肺不张。

支气管不完全阻塞所致肺组织过度充气而膨胀引起阻塞性肺气肿。根据阻塞的部位又分为弥漫性及局限性阻塞性肺气肿。弥漫性肺气肿多继发于慢性支气管炎、支气管哮喘及尘肺等多种慢性肺疾病，其阻塞部位多在细支气管。X线表现为两肺野透亮度增加，可见肺大泡，肺纹理稀疏；胸廓呈桶状，肋间隙增宽；膈肌低平，纵隔狭长，心影呈垂位心型。局限性肺气肿常见于支气管异物、肿瘤和慢性炎症等疾病，其阻塞部位多在较大支气管。X线表现为局部肺野透亮度增加，肺纹理稀疏，一侧或一个肺叶的肺气肿还可出现纵隔向健侧移位和患侧横膈下降等改变。

支气管完全阻塞所致肺内气体减少、肺体积缩小引起阻塞性肺不张。因阻塞部位不同，X线征象也不同。其共同的X线表现为阻塞远端的肺组织密度均匀增高、肺体积缩小，相邻肺组织可有代偿性肺气肿。① 一侧性肺不张：由一侧主支气管完全阻塞所致，X线表现为患侧肺野均匀致密影，胸廓塌陷，肋间隙变窄，横膈升高，纵隔移向患侧，健侧肺出现代偿性肺气肿表现（图7-2）；② 肺叶不张：由肺叶支气管完全阻塞所致，X线表现为局部肺叶均匀致密影，叶间裂可向患部呈向心性移位，肺门可有不同程度的向患部移位，横膈和纵隔根据不张的范围可向患部移位也可无改变，邻近肺叶出现代偿性肺气肿表现。

2. 肺部病变

（1）渗出和实变影：急性炎症在肺实质内表现为渗出，肺泡腔内的气体被渗出的液体、蛋白和细胞所代替。X线表现为密度不太高较为均匀的小片云絮状阴影，边缘模糊（图7-3）。随着病情发展，渗出扩散至肺段及肺叶时则为大片实变影像。在大片实变区中可见管状透亮的支气管分支影，称支气管气像。常见于各种急性肺炎、渗出性肺结核、肺出血和肺水肿等。

（2）增殖性病变：肺内慢性炎症在肺组织内形成肉芽组织所致。病灶较小，X线表现为呈梅花瓣样或小点状的结节影，密度较高，边缘较清楚，无明显融合。常见于肺结核、各种慢性肺炎和肉芽肿等。

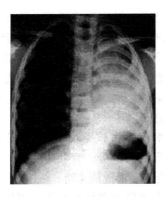

图 7-2　左侧肺不张

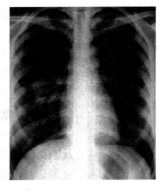

图 7-3　右肺渗出病变

（3）纤维化：从增殖性病变发展而来，主要由纤维组织构成。局限性纤维化 X 线表现为局限性索条状致密影，走行较直；如病灶较大，可呈斑片状、大片状致密影，边缘清楚，可引起周围结构向患部移位，常见于慢性肺炎、肺脓肿和肺结核等。弥漫性纤维化 X 线表现为广泛分布的索条状、网状或蜂窝状影，其内可见弥漫颗粒状或小结节状阴影。常见于弥漫性间质性肺炎、尘肺及放射性肺炎等。

（4）钙化：多发生在退行性变和坏死的肺组织内。X 线表现为大小不等、形态不一、边缘锐利的高密度影。常见于肺结核、淋巴结结核、错构瘤及矽肺等。

（5）结节与肿块：多为肿瘤或肿瘤样病变。X 线表现为圆形、类圆形或团块状影像，直径小于或等于 2cm 为结节，直径大于 2cm 为肿块。可单发或多发，常见于支气管肺癌、结核球、炎性假瘤及肺转移瘤等。肺良性肿瘤呈边缘光滑、锐利的球形块影；恶性肿瘤多呈浸润性生长，边缘不光整，常有分叶和短毛刺，靠近胸膜时可有胸膜凹陷征。

（6）空洞与空腔：空洞是肺内病变组织发生坏死、液化，经支气管引流排出形成含气腔隙。X 线表现为肺内出现大小不等、形态不同、有完整洞壁包绕的透明区。空洞壁可由肺内病理组织所形成，多见于肺结核、肺脓肿和肺癌等。空腔为肺内腔隙病理性扩大，X 线表现为肺内局限性、周围有完整壁的透明影像，壁薄而均匀，内、外缘光滑，周围无实变影，并发感染时，腔内可见液平面。肺大泡和含气肺囊肿均属空腔。

3. **胸膜病变**

（1）胸腔积液：多种疾病累及胸膜可产生胸腔积液。①少量胸腔积液：积液量达约 300ml 以上，表现为侧肋膈角变钝、变平，液体随呼吸和体位改变而移动；②中等量胸腔积液：液体上缘达第 4 前肋端以上，表现为患侧中、下肺野呈均匀致密影，其上缘呈外高内低的斜形弧线影，膈肌显示不清，肋膈角消失（图 7-4）；③大量胸腔积液：液体上缘达第 2 前肋端以上，表现为患侧肺野均匀致密影，仅见肺尖部透明，同侧肋间隙增宽，横膈下降，纵隔向健侧移位。

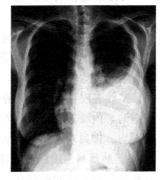

图 7-4　左侧中等量
胸腔积液

（2）气胸和液气胸：气体通过胸膜的裂口进入胸膜腔形成气胸。气胸的 X 线表现为肺体积缩小，被压缩的肺边缘呈纤细的线状致密影，与胸壁间呈无肺纹理的透明区。大量气胸时可将肺完全压缩，表现为肺门区密度均匀的软组织影，并可见患侧膈肌下降，肋间隙增宽，纵隔向健侧移位（图 7-5）。胸腔内液体和气体并存时称液气胸。X 线立位胸片可见气液平面，液面上方为气体和压缩的肺组织。

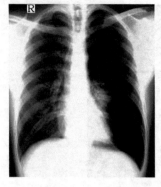

图 7-5　左侧气胸

（3）胸膜肥厚、粘连、钙化：轻度胸膜肥厚、粘连，X 线表现为患侧肋膈角变钝、变平，呼吸时膈肌活动受限。广泛胸膜肥厚、粘连，表现为沿胸廓内缘分布的带状致密影，患侧胸廓塌陷，肋间隙变窄，膈肌升高，纵隔向患侧移位。胸膜钙化表现为肺野边缘呈片状、不规则点状或条索状高密度影。

（四）常见疾病的 X 线表现

1. **大叶性肺炎**　大叶性肺炎多由肺炎双球菌感染引起，可以累及整个肺叶或某一肺段或肺段的一部分。青壮年好发。病理上分充血期、红色肝变期、灰色肝变期和消散期 4 期。

X 线表现：充血期可正常或仅出现病变区肺纹理增多，透明度略低或出现淡片状模糊阴影。实变期（包括红色肝变期和灰色肝变期）为片状或大片状均匀致密影，边缘模糊（图 7-6）；当累及至叶间裂时，病变边缘清楚；有时在实变的致密影中可见支气管气像。消散期为实变的致密影范围逐渐缩小，密度逐渐减低，为散在分布大小不等、密度不均的斑片状阴影。

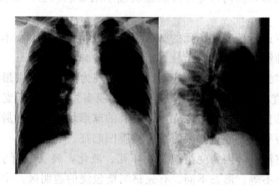

图 7-6　左肺下叶大叶性肺炎（正、侧位）

2. **支气管肺炎**　支气管肺炎又称小叶性肺炎，是发生在细支气管及肺小叶的炎症性改变，多见于婴幼儿、老年或为手术后并发症。

X 线表现：病变多见于两肺中、下野的内、中带。肺纹理增多、增粗且模糊，可见沿肺纹理分布的斑片状模糊致密影，密度不均，病灶可融合成大片状模糊阴影，并可见肺门影增大、模糊，并发肺气肿或肺不张时，可见其相应的 X 线征象。

3. **肺脓肿**　由金黄色葡萄球菌等致病菌引起的肺内化脓性炎症。病变早期为肺内化脓性炎症，继而发生坏死、液化，形成脓肿。

X 线表现：急性肺脓肿为肺内大片状均匀致密阴影，边缘模糊，其内可见含有气液平面的厚壁空洞，内缘多较光滑，外缘模糊，为渗出的实变影。慢性肺脓肿为炎症性渗出逐渐吸收，呈密度不均、排列紊乱的斑片状、条索状致密影，空洞壁逐渐变薄，洞腔逐渐缩小。

4. **肺结核**　由结核杆菌侵入人体后引起的肺部慢性传染性疾病。基本病理变化是渗出、增殖和纤维化，常同时存在或以一种病变为主。

（1）原发型肺结核（Ⅰ型）：为结核杆菌初次感染肺组织引起的结核病，多见于儿童和青少年。典型 X 线表现为原发综合征，即原发病灶、淋巴管炎和淋巴结炎同时出现。原发病灶多位于中、上肺野，为肺内局限性边缘模糊的斑片状阴影；淋巴管炎为从原发病灶引向肺门的条索状不规则阴影，一般不易见到；淋巴结炎为结核菌沿淋巴管引流至肺门和纵隔淋巴结，引起肺门和纵隔淋巴结肿大，表现为肺门影增大或纵隔边缘肿大的淋巴结突向肺野。

（2）血行播散型肺结核（Ⅱ型）：大量结核杆菌一次或在短时间内数次经血液循环播散致肺部所致的结核。急性血行播散型肺结核又称急性粟粒型肺结核，表现为两肺密集、分布均匀、大小均匀和密度均匀的粟粒样结节阴影，结节大小为 1～2mm，边缘清楚。亚急性或慢性血行播散型肺结核，是少量结核杆菌在较长时间内反复多次经血液循环播散至肺部，表现为两肺多发小结节状影，大小不等；病灶可融合，密度不均；可有增殖硬结和钙化灶，也可有纤维索条影，分布不均，多见于两肺中、上野。

（3）继发型肺结核（Ⅲ型）：机体再次感染结核杆菌而引起。

1）浸润型肺结核：为最常见的继发型肺结核，多为静止病灶复发或为再次感染所致。病变于肺尖或锁骨下区多见，可发生于一侧或两侧肺。X 线表现多种多样，可以一种性质病变为主，或多种性质的病变并存。可见斑片状边缘模糊阴影，密度较低；可见斑点状呈"梅花瓣"样边缘较清楚、密度较高的增殖性病灶；也可见空洞阴影，呈圆形或椭圆形，空洞壁薄，有时可见厚壁不规则空洞；病变内还可见密度较高的硬结及钙化灶。

2）结核球：为此型肺结核的特殊形态，由干酪坏死结核病灶被纤维组织包绕形成。呈圆形或椭圆形，一般 2～3cm 大小，密度较高，边缘光滑、清楚。病灶内部可有钙化和空洞形成，病灶周围常见散在斑点及条索状的纤维增殖灶，称"卫星灶"。

3）干酪性肺炎：可由大片渗出性结核病灶发生干酪坏死而形成，也可以由大量结核杆菌及干酪样物质从破溃的淋巴结经支气管播散至肺内而致。表现为占据肺叶或肺段的高密度实变阴影，其内可见多个大小不等、形态不一的空洞。

4）慢性纤维空洞型肺结核：属于继发性肺结核的晚期类型。由其他类型肺结核发展而来，表现为一侧或两侧中、上肺野出现不规则的纤维空洞影，壁较厚，其周围有大量渗出和干酪病变及广泛纤维索条影，病变侧肺组织收缩，肺门上移，中、下肺野肺纹理紊乱呈垂柳状，纵隔向患侧移位，其他肺野可见支气管播散病灶。常有胸膜增厚和粘连，同时未受累的肺部可出现代偿性肺气肿征象。

（4）结核性胸膜炎（Ⅳ型）：可单独发生或与肺结核同时出现，多见于儿童和青少年。结核性干性胸膜炎，仅有少量的纤维素渗出，可无异常表现，或仅表现为患侧膈肌活动受限，患侧肋膈角略钝。结核性渗出性胸膜炎，在胸腔内有一定量的浆液渗出，为不同程度的胸腔积液表现，临床多见。慢性者可见胸膜增厚、粘连和钙化。

5. **肺肿瘤**　包括原发性与继发性两类。原发性肿瘤又分为良性与恶性，肺良性肿瘤少见。

（1）支气管肺癌：肺部最常见的原发性恶性肿瘤。X 线按肺癌发生部位分为 3 型：① 中央型：肿瘤发生在肺段和肺段以上的较大支气管；② 周围型：肿瘤发生在肺段以下支气管；③ 弥漫型：肿瘤发生在细支气管或肺泡，少见。

1）中心型肺癌：肺门区肿块影为直接征象，但早期主要表现为肿瘤引起支气管不同程度狭窄而致的继发性改变，称为间接征象，包括局部阻塞性肺气肿、阻塞性肺炎（同一部位反复发作）和阻塞性肺不张，可见相应的 X 线征象。中、晚期可见肺门肿块影和阻塞性肺不张征象，右上肺中央型肺癌，可见右上叶肺不张影的下缘与肺门肿块影的下缘连在一起形成典型的"反 S 征"（图 7-7）。

2）周围型肺癌：早期表现为密度中等、边缘模糊的结节状影，有时呈小片状炎症浸润阴影。当瘤体直径大于 2cm 时，表现为孤立的分叶状肿块影，边缘毛糙，可见短细毛刺及与邻近胸膜形成线状或幕状的胸膜凹陷征（图 7-8）。生长快且较大的肿块可发生坏死而形成癌性空洞。

3）弥漫型肺癌：两肺多发小结节状或斑片状阴影，密度相似，可融合成大片癌性实变。

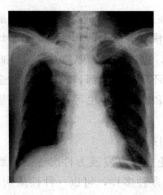
图 7-7　右上中心型肺癌"反 S 征"

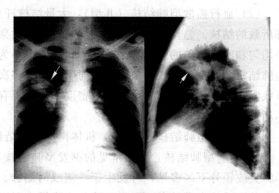
图 7-8　周围型肺癌

（2）肺转移瘤：人体许多部位的恶性肿瘤可经血行、淋巴或直接蔓延等途径转移至肺。临床多有原发肿瘤的表现，以及咳嗽、咯血、胸痛等呼吸系统症状。X 线表现：血行性肺转移瘤表现为单发或多发、大小不等、密度均匀的结节或肿块阴影，病变边缘清楚，以两肺中、下野多见，有时病灶内可见空洞影。小结节及粟粒样病变多见于甲状腺癌、胰腺癌、肝癌等转移；较大结节及肿块病变多见于肾癌、结肠癌、骨肉瘤等转移。

三、循环系统

普通的 X 线检查只显示心脏、大血管的边缘和轮廓，以判断心脏各房室是否增大并确定其位置，但也能显示肺循环的情况，早期发现肺水肿，及时做出左心功能不全的诊断，及早指导临床治疗，这是其他影像学检查所不能比拟的。

（一）检查方法

1. 普通检查

（1）透视：简单易行，便于观察心脏、大血管的搏动幅度和节律；可以转动体位，从不同角度观察心脏、大血管的轮廓，分析各房室增大情况，了解其功能变化。

（2）摄片：摄片常用的位置有后前位（正位）、左前斜位、右前斜位和左侧位。后前位是最基本的投照位置，便于心脏径线的测量和心血管的追踪观察；左前斜位主要观察心脏各房室及主动脉全貌；右前斜位主要观察左心房和右心室漏斗部，同时服用硫酸钡观察左心房与食管关系，以判断左心房增大的程度；左侧位片主要观察左心房和左心室、心胸的前后径、胸廓形状及纵隔肿瘤的鉴别等。

2. 造影检查　心血管造影是将对比剂经导管快速注入心脏和大血管腔内，使其显影以观察其内部的解剖结构、运动及血流动力学改变的一种创伤性的影像学检查方法。临床已多用数字减影血管造影（digital subtraction angiography，DSA），通过计算机处理数字影像信息，因其没有骨骼与软组织的重叠，可使血管和病变显示更清楚。

（二）正常心脏、大血管的 X 线表现

1. 心脏、大血管在各投影位置上的正常影像　心脏各房室和大血管在普通 X 线的投影相互重叠，需通过不同角度、多种投照位置进行观察，才能了解心脏各个房室及大血管较完整的形态。临床常用心脏三位像进行投照观察。正位投影见心脏左、右两个心缘（图 7-9），右前斜位和左前斜位均见心脏前、后两个心缘（图 7-10）。

2. 心脏大小　心脏后前位 X 线片上测量心胸比率是判断心脏有无增大最简单的方法。心胸比率是心影最大横径与胸廓最大横径之比。心胸比率＝ $(T_1+T_2)/T$，正常成人心胸比率≤0.5（图 7-11）。

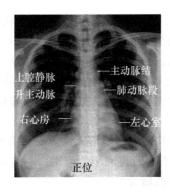
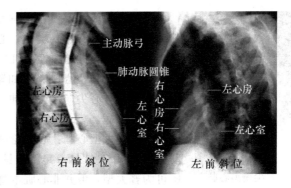

图 7-9　心脏、大血管正常投影（正位）

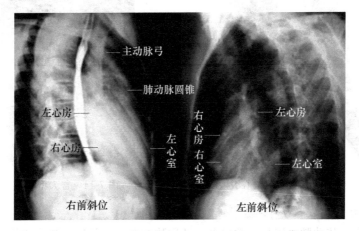

图 7-10　心脏、大血管正常投影（右前斜位、左前斜位）

3. 心脏形态　心脏后前位 X 线片上，正常心脏、大血管的形态可分为横位心、斜位心和垂位心。横位型心脏常见于矮胖体型者，心胸比率常大于 0.5；垂位型心脏常见于瘦长体型者，心胸比率小于 0.5，有时小于 0.4，此型较少见；斜位型心脏常见于匀称体型者，心胸比率在 0.4～0.5 之间，此型最多见，以青壮年常见。

正常心脏、大血管形态和大小的变化常受年龄、呼吸和体位等多因素影响。

（三）基本病变的 X 线表现

1. 心脏增大　心脏增大是心脏病的重要征象，包括心肌肥厚、心腔扩张或两者并存；可为一个或多个房室增大，也可为全心的增大。任何一种心脏疾病都可以造成心脏的增

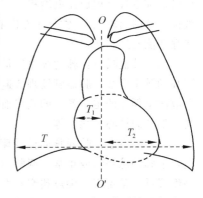

图 7-11　心胸比率测量示意图
（引自：吴恩惠 . 2003. 医学影像学 ［M］.
5 版 . 北京：人民卫生出版社 .）

大，根据常规的 X 线心脏三位像，可以看到不同心脏疾病所致各房室增大的相应影像表现。左心房增大常见于风湿性心脏病二尖瓣病变、左心衰竭、动脉导管未闭和室间隔缺损等，左心室增大常见于高血压性心脏病、主动脉瓣病变、二尖瓣关闭不全及动脉导管未闭等，右心室增大常见于二尖瓣狭窄、肺源性心脏病和房室间隔缺损等，右心房增大常见于二尖瓣关闭不全、右心衰竭、房间隔缺损等。

2. 心脏形态异常　心脏、大血管疾病致心脏房室增大时，心脏可失去正常形态，后前位观察可分为 3 种心型：

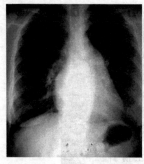

图 7-12　二尖瓣型心脏

（1）二尖瓣型心脏：又称梨形心，心脏呈梨形，主动脉结变小，肺动脉段凸出，右心室增大，心尖部圆钝、上翘（图 7-12）。常见于二尖瓣狭窄、慢性肺源性心脏病、心间隔缺损（房、室）等。

（2）主动脉型心脏：形如靴形，主动脉结凸出，肺动脉段凹陷，左心室增大，心尖向左下延伸（图 7-13）。常见于主动脉瓣病变和高血压性心脏病。

（3）普大型心脏：心脏轮廓均匀向两侧增大，肺动脉段平直，主动脉结多正常（图 7-14）。常见于心肌炎和全心衰竭。心包积液时心脏可为普大型，但并非心脏本身的增大。

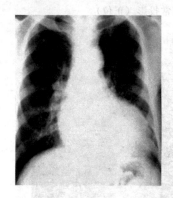

图 7-13　主动脉型心脏

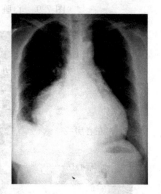

图 7-14　普大型心脏

3. 肺循环异常

（1）肺血增多：肺动脉血流量异常增多，又称肺充血。后前位见肺动脉段凸出，右下肺动脉扩张；肺血管纹理成比例增粗、增多，边缘清楚；肺野透亮度正常；肺门和肺动脉干搏动增强，被称为"肺门舞蹈"。常见于左向右分流的先天性心脏病（房、室间隔缺损和动脉导管未闭）、甲状腺功能亢进和贫血等。

（2）肺血减少：肺动脉血流量异常减少，又称肺缺血。后前位见肺门影缩小，搏动减弱；右下肺动脉干变细；肺血管纹理普遍变细、稀疏；肺野透亮度增加。严重的肺血减少时肺野内可见形成侧支循环的走行紊乱的网状血管影。常见于右心排血受阻（如肺动脉狭窄）、肺动脉阻力增高（如肺源性心脏病）等。

（3）肺淤血：肺静脉回流受阻而导致血液淤滞于肺内，肺静脉扩张。后前位见上肺静脉增粗，下肺静脉变细或正常；两肺门阴影增大、模糊；肺血管纹理增多、增粗，边缘模糊；肺野透亮度降低。常见于二尖瓣狭窄和左心衰竭等。

（4）肺水肿：肺水肿是指肺静脉压升高血浆外渗导致肺毛细血管内的大量液体渗入肺间质或肺泡内，是肺淤血的进一步发展，二者属同一病理过程的不同发展阶段。因渗入部位不同，肺水肿分为间质性和肺泡性肺水肿。

1）间质性肺水肿：除肺淤血的 X 线表现外，在肺野内有间隔线出现（克氏 B、A 和 C 线），为肺静脉压升高引起渗出液体留滞在小叶间隔内形成。B 线最常见，为在肋膈角区见到与侧胸壁垂直的长 2～3cm、宽 1～3mm 的水平线状影。常伴有胸腔少量积液。

2）肺泡性肺水肿：常与间质性肺水肿并存，但渗出液体主要存留在肺泡内。后前位见一侧或两侧肺野内中带广泛分布斑片状模糊阴影，可融合成大片，两侧肺受累可呈"蝶翼状"，为其典型表现。病变在短时间变化较大。常见于左心衰竭和尿毒症等。

（5）肺动脉高压：肺动脉收缩压＞4kPa（30mmHg）或平均压＞2.67kPa（20mmHg），由

肺血流量增加或肺循环阻力增高所致。后前位见肺动脉段明显凸出，右下肺动脉增粗；肺门动脉扩张、增粗，搏动增强。如果肺门动脉明显扩张、增粗，肺动脉外围分支纤细、稀疏，出现肺门"截断现象或残根征"，则为肺循环阻力增高所致，称阻塞性肺动脉高压。如果肺动脉成比例扩张，则为肺血流量增多所致，称高流量性肺动脉高压；还可有右心室不同程度扩大。

（四）常见疾病的 X 线表现

1. 风湿性心脏病　急性期以心肌炎为主，急性期过后常可遗留风湿性心瓣膜损害。受累的瓣膜以二尖瓣最多见，其次是主动脉瓣和三尖瓣，可致瓣膜狭窄或关闭不全。多发生于 20～40 岁的青壮年。

（1）二尖瓣狭窄：在风湿性心脏瓣膜病中最常见。X 线表现：心影呈二尖瓣型；左心房增大，是二尖瓣狭窄定性诊断的征象（图 7-15、图 7-16）；右心室增大；左心室及主动脉结缩小；可出现肺淤血，病情发展可出现间质性肺水肿，在肺野内有克氏 B 线出现。

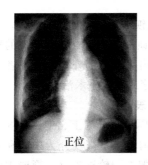

图 7-15　二尖瓣狭窄 X 线表现
（左房增大）正位

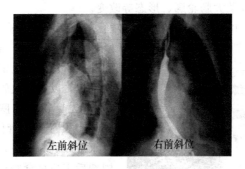

图 7-16　二尖瓣狭窄 X 线表现（左房增大）
左前斜位、右前斜位

（2）二尖瓣关闭不全：常继发于二尖瓣狭窄之后，并与之并存。X 线表现：心影为二尖瓣型；左心房和左心室增大明显；右心室亦可增大，但不如左心室增大明显；重者可出现肺淤血。

2. 慢性肺源性心脏病　慢性肺源性心脏病是长期肺实质或肺血管的原发病变和其他胸部病变所引起的心脏病。慢性支气管炎、阻塞性肺气肿、支气管哮喘、肺结核、广泛胸膜增厚、肺动脉血栓栓塞等是常见病因。X 线表现：慢性肺原发病变，有慢性支气管炎、阻塞性肺气肿等影像表现；心影呈二尖瓣型；可见肺动脉高压影像特征；右心房、右心室增大，以右心室为著；肺血增多，可见"肺门舞蹈"征。

3. 高血压性心脏病　高血压在临床为一种常见病、多发病，可分为原发性和继发性两类。长期动脉血压过高引起左心室肥大和心功能不全即为高血压性心脏病。X 线表现：早期左心室呈向心性肥厚，心影外形可无明显改变；持续血压增高可使左心室心肌肥厚，左心室增大；主动脉扩张、迂曲，主动脉结明显凸出，心影呈主动脉型；左心衰竭时左心室、左心房增大，可出现肺淤血改变，甚至出现肺水肿。

四、消化系统

消化系统的食管和胃肠道为软组织密度，与邻近的组织和器官缺乏良好的自然对比，因此造影检查在胃肠道 X 线检查中具有重要的价值，纤维内镜检查对胃肠道疾病早期诊断准确性很高，但较造影检查痛苦大。对肝、胆、胰及脾脏等实质脏器疾病的诊断临床主要应用超声、CT、MRI 等影像检查。

（一）检查方法

1. 普通检查　腹部透视和平片主要用于急腹症的诊断和不透 X 线的异物检查。

2. **钡剂造影检查**

（1）对比剂：胃肠道造影常用的对比剂为医用硫酸钡。

（2）检查范围：可分为：① 食管造影：主要检查食管和咽部病变；② 上消化道造影（简称钡餐）：主要检查食管、胃、十二指肠及上段空肠病变；③ 小肠造影：主要检查空、回肠及回盲部的病变；④ 结肠造影：多为钡剂灌肠造影，主要检查直肠、结肠和回盲部的病变。

（3）造影方法：气钡双重对比造影法简称双重造影，是目前临床常用的检查方法。上消化道造影先口服一定量的产气剂，使胃肠充气扩张，然后吞服少量的钡剂，使钡剂均匀涂在食管、胃肠道的黏膜表面，则形成明暗对比影像，以显示其黏膜表面的细微结构及微小病变；再吞服适量的钡剂充盈胃腔，获得充盈像，多角度、不同体位观察各部形态、结构、功能及其异常改变。结肠钡剂灌肠造影是经肛管先注入适量的一定浓度的钡剂，使其均匀涂布于大肠的黏膜皱襞上，然后注入适量的气体，使肠管扩张充气，形成明暗对比影像，以观察大肠黏膜皱襞的微细结构和微小病变以及大肠轮廓、形态等改变。

（4）检查前准备及注意事项：同前面放射线检查概述内钡剂造影检查前的准备。

3. **血管造影** 主要用于钡剂造影检查未能发现的胃肠道出血和肿瘤。对急性上消化道大出血和腹部外伤出血患者，可明确出血部位，以进行血管栓塞治疗或外科手术治疗。

（二）正常胃肠道 X 线表现

1. **食管** 食管位于后纵隔内，分为上、中、下 3 段，主动脉弓水平以上为上段，以第 8 胸椎水平高度分为中段和下段。口服钡剂后正位见食管位于中线偏左，轮廓光整，管壁柔软，食管充盈宽度为 2～3cm。右前斜位是观察食管的常用位置，其前缘可见 3 个压迹，由上至下分别为主动脉弓压迹、左主支气管压迹和左心房压迹（图 7-17）。食管的黏膜皱襞影为数条纵行、纤细且相互平行的条纹影，经过贲门与胃小弯的黏膜皱襞相连续。食管蠕动使食物由上至下运行，波形对称。

2. **胃** 贲门入口水平以上的胃腔称胃底，立位时含气体，又称胃泡。由贲门至幽门的内上缘称胃小弯，外下缘称胃大弯。胃小弯的弯曲处称角切迹，由贲门至角切迹的胃腔称胃体，角切迹与幽门之间的部分称胃窦。幽门为连接胃与十二指肠的短管，长 5～10mm，宽度随括约肌收缩而异。胃的位置和形状与体型、胃张力、体位和神经功能状态等因素有关，常分为牛角型、钩型、瀑布型和长型 4 种类型（图 7-18）。

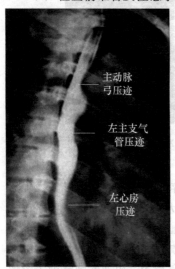

图 7-17 食管压迹

（图标注：主动脉弓压迹；左主支气管压迹；左心房压迹）

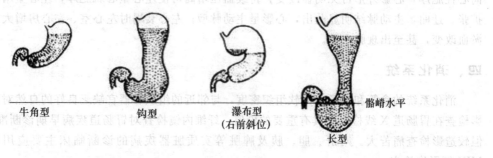

牛角型　　钩型　　瀑布型（右前斜位）　　长型　　髂嵴水平

图 7-18 胃的位置与形状

（引自：吴恩惠. 2003. 医学影像学 [M]. 5 版. 北京：人民卫生出版社.）

正常胃小弯和胃窦大弯侧轮廓光滑整齐，胃底和胃体大弯侧轮廓略不规则，常呈锯齿状。胃黏膜皱襞呈条纹状影，胃底部的黏膜皱襞较粗而弯曲，呈不规则网状。胃体部黏膜皱襞为纵行条纹影，胃小弯处平行整齐，向大弯处逐渐变粗为横行或斜行而呈锯齿状。胃窦部黏膜皱襞为胃体小弯侧黏膜皱襞的延续，可斜行或与胃小弯平行（图 7-19）。胃蠕动为胃的肌肉收缩，多由胃体上部开始，可同时见到 2～3 个蠕动波。胃窦部分是整体性向心性收缩，因而见不到蠕动波。一般胃的排空时间为 2～4 小时。

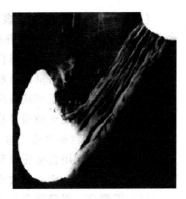

图 7-19　正常胃黏膜

3. **十二指肠**　十二指肠分为球部、降部、水平部和升部，全程呈 "C" 字形，将胰头包绕其中。球部呈近似等腰三角形或圆锥形，两缘对称，球底部中央为幽门管开口，尖端指向右后上方，称顶部，连接降部。十二指肠球部轮廓光整，黏膜皱襞像为纵行的条纹影集中于球顶部。降部以下肠管黏膜皱襞影与空肠相似，可呈纵行、横行的羽毛状影。十二指肠球部蠕动为整体性收缩，降部以后的蠕动多呈波浪状向前推进；正常时可见十二指肠逆蠕动。

4. **空肠和回肠**　空肠上接十二指肠，回肠经回盲瓣与结肠相连，空肠和回肠之间无明显分界。空肠主要位于左上、中腹部，黏膜皱襞较密集，呈环状条纹或羽毛状影，蠕动活跃。回肠位于右中、下腹和盆腔，肠腔变小，肠壁变薄，黏膜皱襞少而浅，蠕动慢而弱，回肠末段的黏膜皱襞常为纵向走行的条纹影。正常肠管柔软，移动性较大，轮廓规整。一般服钡剂后 2～6 小时钡先端可到达盲肠，小肠的排空时间为 7～9 小时。

5. **结肠**　包括盲肠、升结肠、横结肠、降结肠、乙状结肠和直肠。可见结肠袋呈基本对称的袋状凸出影，自降结肠以下结肠袋逐渐变浅，乙状结肠基本消失，直肠没有结肠袋。过度充盈钡剂可使结肠袋变浅或消失。结肠黏膜皱襞为纵、横、斜行相互交错的不规则条纹影。结肠蠕动主要为整体蠕动。一般大肠的排空时间为 24～48 小时。

（三）基本病变的 X 线表现

胃肠道炎症、溃疡、肿瘤等疾病均可造成形态（轮廓、黏膜皱襞、管腔大小等）和功能（张力、蠕动、排空及分泌功能）的改变。

1. **轮廓的改变**　可分为突向腔外、伸向腔内两种情况。

（1）充盈缺损：胃肠道内占位性病变形成局限性的肿块向腔内生长，占据一定的空间，不能被硫酸钡充填，切线位上表现为胃、肠轮廓某局部向腔内突入的密度减低区，称充盈缺损。多见于消化道肿瘤、肉芽肿和异物等。

（2）龛影：胃肠道壁上溃疡性病变形成局限性缺损被硫酸钡充填，X 线切线位上表现为胃肠轮廓某局部向腔外突出的含钡影像，称龛影。多见于溃疡，且为消化道溃疡的直接征象。胃肠道恶性肿瘤溃疡型也可见龛影征象，但溃疡型肿瘤所致龛影是由于肿瘤表面破溃造成肿瘤局限性缺损被硫酸钡充填，在切线位上表现为胃肠轮廓某局部向腔内突入的近似半月形不规则的含钡影像，且外缘平直，内缘不规整。见于溃疡型癌。

2. **黏膜皱襞的改变**　可有黏膜皱襞破坏中断或消失、黏膜皱襞集中、黏膜皱襞平坦以及黏膜皱襞的迂曲和增宽等改变。

3. **管腔大小的改变**　管腔狭窄常见于胃肠道炎症、肿瘤、粘连、痉挛、外在压迫或先天发育不良等，狭窄的边缘可整齐、对称或不规整。管腔扩张常见于管腔狭窄和梗阻的近侧，并伴有近段管腔内积气、积液和蠕动增强，梗阻时可见阶梯状气液平面。

4. **功能性改变**　包括张力、蠕动力、排空、分泌等功能性的改变。

（四）常见疾病的X线表现

1. **食管静脉曲张**　食管静脉曲张是门静脉高压的重要并发症，常见于肝硬化。

X线表现：食管钡剂造影检查是临床有效的主要诊断方法。早期表现为食管下段黏膜皱襞迂曲、增宽，食管边缘略呈锯齿状。随静脉曲张的加重而出现典型表现，为食管中、下段黏膜皱襞明显增宽、迂曲，呈蚯蚓状或串珠状充盈缺损，食管边缘不规则呈锯齿状，并可出现食管壁张力降低、管腔扩张、蠕动减弱及排空延迟。

2. **胃、十二指肠溃疡**　胃、十二指肠溃疡是消化道较常见的疾病。

X线表现：常用直接征象和间接征象来描述。直接征象为溃疡本身的形态改变；间接征象为溃疡所致的功能性和瘢痕性改变。

（1）胃溃疡：胃溃疡多见于小弯侧角切迹附近，直接征象是龛影。切线位龛影位于胃轮廓外，呈边缘光整、密度均匀的乳头状、锥状或其他形状钡影。溃疡口部可见由黏膜炎性水肿所致的透亮带影，是良性溃疡的特征（图7-20），切线位观为龛影口部呈带状透亮影，犹如一个项圈，称"项圈征"；龛影口部明显狭窄犹如狭长的颈状，称"狭颈征"。溃疡慢性愈合形成瘢痕收缩造成周围的黏膜皱襞呈放射状向龛影口部集中，并逐渐变窄，是良性溃疡的另一特征。

胃溃疡的主要间接征象：①痉挛性改变：表现为溃疡对应部位胃壁上的凹陷，如小弯侧溃疡时，大弯侧的相对部位出现深的胃壁凹陷，即为痉挛性切迹；②分泌增加：表现为空腹滞留液增多；③胃蠕动增强或减弱，张力增高或减低，排空加快或延迟；④瘢痕性改变：瘢痕收缩可造成胃腔的变形和狭窄。

（2）十二指肠溃疡：龛影是十二指肠溃疡的直接征象。十二指肠溃疡90%以上发生在球部，且大都在球部的前壁或后壁，因此常为正位加压观，表现为类圆形的边缘光整的钡斑影，周围可见黏膜炎性水肿形成的"月晕征"，周围黏膜因瘢痕收缩而呈放射状向龛影部位集中（图7-21）。

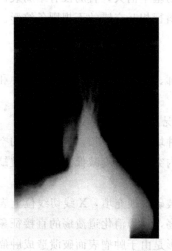

图7-20　胃小弯龛影（切线位）

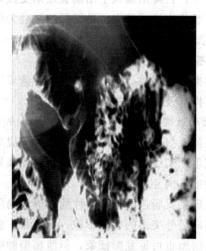

图7-21　十二指肠球部龛影（正位）

十二指肠溃疡的间接征象：①球部变形：由于十二指肠球部腔小壁薄，溃疡易致球部变形，可呈山字形、三叶形和葫芦形等；②球部激惹征：表现为钡剂不在球部停留，迅速排出；③幽门痉挛、排空延迟；④胃分泌液增多；⑤局部压痛。

3. **食管癌、胃癌和结肠癌**　早期癌瘤是指病变限于黏膜和黏膜下层，中晚期是指肿瘤侵及肌层及其以下者。大体病理形态分为增生型、浸润型和溃疡型。溃疡型癌又称恶性溃疡。

X线表现：①早期黏膜皱襞平坦、迂曲或僵直；中晚期黏膜皱襞破坏、中断或消失；②充盈缺损：钡剂充盈时为大小不等、形态不规整、向腔内突入的密度减低区；③管腔狭窄：由癌组织浸润、肿瘤腔内占位而致；④管壁僵硬：癌组织浸润管壁肌层而使其增厚，蠕动消失；⑤龛影：是溃疡型癌瘤的典型表现，龛影位于管腔轮廓之内且形态不规则，外缘平直，内缘有多个尖角，称"尖角征"；其周围呈宽窄不一的透亮带影，称"环堤征"；其中可见指压迹状的充盈缺损，称"指压征"；胃肠道腔内突入的龛影及其周围不规则的环堤，称为"半月综合征"（图7-22）。

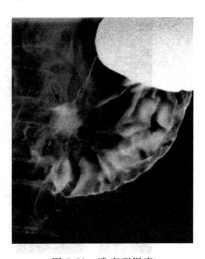

图 7-22　溃疡型胃癌

五、骨、关节系统

外伤、炎症、肿瘤和一些全身性疾病（如营养代谢性和内分泌）等均可引起骨骼的改变，X线能反映这些疾病的部分病理变化。

（一）检查方法

1. 普通检查　由于数字化成像技术（digital radiography, DR）的广泛应用，改善了X线照片的质量，有效提高了骨关节疾病诊断的准确性。

（1）透视：主要用于外伤性骨折、关节脱位的诊断与复位，不透X线异物的定位与摘除；

（2）摄片：摄片是骨、关节及软组织疾病首选的检查方法。摄片位置除了常规的正位、侧位两个投照位置外，某些部位（包括脊柱、头颅和手足等）还应加摄斜位、切线位和轴位等投照位置。

2. 造影检查

（1）关节造影：临床多用于膝关节造影，是将对比剂注入关节腔内，使X线平片不能显示的关节软骨、半月板、关节囊及韧带等结构通过人工对比得以观察，主要用于检查半月板的损伤。随着现代医学影像技术的应用，目前临床多用MRI取代。

（2）血管造影：多用于肢体动脉，主要用于良、恶性肿瘤的鉴别。

（二）正常骨、关节的X线表现

骨与软骨属结缔组织。软骨未钙化时，X线上不显影。骨在人体组织结构中密度最高，X线片上呈高密度影。人体骨骼因形状不同可分为长骨、短骨、扁骨和不规则骨4类。骨质按其结构分为密质骨和松质骨两种。长骨的骨皮质和扁骨的内、外板均为密质骨，主要由多数哈氏系统组成，含钙盐多，骨结构密实，X线片为均匀高密度影。松质骨由多数骨小梁组成，骨小梁自骨皮质向骨髓腔延伸并相互连接成网状，其间充以骨髓，X线片为密度低于密质骨的网状致密影。

1. 长骨

（1）小儿长骨：长骨一般有3个以上的骨化中心，一个在骨干，其余在骨端。小儿出生时，长骨骨干已大部分骨化，为原始骨化中心。骨干两端仍为软骨，为骺软骨。小儿出生后，随着骨发育，骨干两端软骨出现骨化，为继发或二次骨化中心，又称骺核。因此，小儿长骨的主要特点是：有骺软骨，且未完全骨化；可分为骨干、干骺端、骨骺和骨骺板等部分（图7-23）。

（2）成人长骨：成人长骨的外形与小儿长骨相似，但骨骺线完全消失，骨发育完全，可分为骨干和由松质骨构成的膨大的骨端两部分（图7-24）。骨端的顶有一薄层壳状骨板为骨性关节面，表面光整。其外力覆盖一层软骨，即关节软骨，X线片上不显影。

2. 四肢关节　关节由两骨或多骨组成，在解剖上主要包括关节骨端、关节腔和关节囊。X线片上主要显示关节骨端的骨性关节面，为边缘光滑、整齐的线状致密影；还可显示关节间隙，为两个骨性关节面之间的透亮区，包括关节软骨、关节腔和少量滑液的投影。关节间隙的宽度因部位和年龄而异。

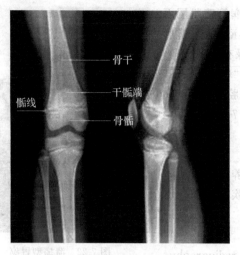
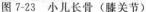
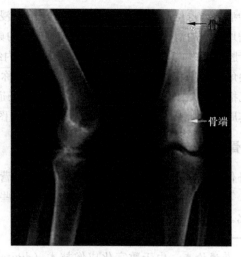

图 7-23　小儿长骨（膝关节）　　　　　　图 7-24　成人长骨（膝关节）

3. 脊柱　脊柱由脊椎和其间的椎间盘组成。除颈 1、颈 2 和骶、尾椎外，每个脊椎分椎体及椎弓两部分。X 线表现为椎体呈长方形，从上向下依次增大，主要由松质骨构成，周围是一层均匀、致密的骨皮质，边缘光整。椎间盘位于相邻椎体之间，为软组织密度，呈宽度均匀的横行带状透明影，称为椎间隙。椎体两侧有横突影，在其内侧可见椭圆形环状致密影，为椎弓根横断面，称椎弓环。在椎弓根的上、下方分别为上、下关节突的影像。椎弓板由椎弓根向后内延续，于中线联合成棘突，投影于椎体中央的偏下方，呈尖向上类似三角形的线状致密影，大小与形状可不同。椎体后缘与椎弓围成椎管，脊髓由此通过，在椎体后方呈纵行的半透明区。相邻椎弓、椎体、关节突及椎间盘构成椎间孔，呈类圆形半透明影，颈椎于斜位显示清楚，胸、腰椎于侧位显示清楚。

（三）基本病变的 X 线表现

1. 骨骼的基本病变

（1）骨质疏松：骨质疏松指一定单位体积内正常钙化的骨组织减少，即骨组织的有机成分和钙盐含量都减少，但二者比例正常。X 线表现主要为骨密度减低。在长骨见松质骨中骨小梁细少，间隙增宽，骨髓腔增宽，骨皮质出现分层和变薄现象。在脊椎见椎体内骨小梁呈纵形条纹，周围骨皮质变薄，严重时椎体内结构消失，椎体变扁，其上下缘内凹，椎间隙呈梭形增宽。疏松的骨骼易发生骨折，椎体可压缩成楔状。广泛性骨质疏松多见于老年人、绝经期后妇女、代谢或内分泌障碍等。局限性骨质疏松多见于骨折后、感染和恶性肿瘤等，属继发性骨质疏松。

（2）骨质软化：骨质软化指一定单位体积内骨组织有机成分正常，而矿物质减少。X 线表现为骨密度减低、骨小梁细少、骨皮质变薄等。与骨质疏松不同的是骨小梁和骨皮质粗糙、模糊，是因骨组织内含有大量未钙化的骨样组织所致。承重骨骼可发生变形，如膝内翻、骨盆内陷、椎体双凹变形等；可见假骨折线；还可出现佝偻病的表现。骨质软化发生于儿童骨生长发育期为维生素 D 缺乏性佝偻病，成年期为骨质软化症。

（3）骨质破坏：骨质破坏指局部正常骨质结构被病理组织（炎症、肉芽肿、结核、肿瘤或肿瘤样病变）所代替，形成局部骨组织缺失，可发生于骨皮质或骨松质。X 线表现为片状或斑片状局限性密度减低区，即骨质缺损区，边界可清楚、光整、模糊或毛糙。囊性、膨胀性的破坏可表现为局限性骨皮质变薄，缺损区边缘光整、清楚，范围局限，多见于良性病变。溶骨性、筛孔状或虫蚀状的破坏可表现为局限性骨质密度减低，进而呈局部骨质缺损区，边缘模糊，境界不清，多见于恶性病变。

（4）骨质增生硬化：指一定单位体积内骨量增多。X 线表现为骨质密度增高，骨小梁增粗、密集，骨皮质增厚、致密，骨髓腔变窄或消失，或骨骼粗大、变形。可见于慢性炎症、外伤、骨折和骨肿瘤、甲状旁腺功能低下等。

（5）骨膜增生：又称骨膜反应，是因骨膜受炎症、外伤、肿瘤等病理因素刺激，骨膜内层成骨细胞活动增加引起的。正常时骨膜不显影。骨膜增生 X 线表现为早期可见与骨皮质平行、长短不一的细线状致密影，与骨皮质间有 1～2mm 宽的透明间隙，继而骨膜新生骨逐渐增厚。由于新生骨小梁排列形式不同而 X 线表现各异，常见的有线状、层状、葱皮状、花边状、垂直状和放射状骨膜反应等。

（6）骨质坏死：骨组织局部血液供应中断，代谢停止。坏死的骨质称为死骨。骨质发生坏死后周围产生肉芽组织，不断将死骨吸收，继而产生新生骨。死骨 X 线表现为骨质局限性密度增高影，可为砂粒状、碎片状、长条状等，其周围呈低密度影。骨质坏死多见于化脓性骨髓炎、骨结核、骨缺血性坏死、外伤骨折后及服用大量激素、酒精中毒等。

2. 关节的基本病变

（1）关节肿胀：关节积液或关节囊及其周围软组织肿胀所致。X 线表现为关节周围软组织肿胀征象，大量关节积液可见关节间隙增宽。常见于关节炎症、外伤和出血性疾病。

（2）关节破坏：关节软骨及骨性关节面骨质被病理组织侵犯、代替所致。X 线表现为关节破坏仅累及关节软骨时，仅见关节间隙变窄；累及骨性关节面骨质时，则出现局部骨质破坏、缺损，关节面不规整；严重时可引起病理性关节脱位和关节变形等。

（3）关节退行性变：病变早期关节软骨变性、坏死和溶解，逐渐为纤维组织或纤维软骨所代替，广泛软骨坏死可致关节间隙狭窄，继而出现骨性关节面骨质增生硬化，在其边缘形成骨赘。关节退行性变早期 X 线表现为骨性关节面模糊、中断、消失，中晚期表现为关节间隙变窄或消失，软骨下骨质囊样变，骨性关节面不规整，边缘见骨赘形成。多见于老年人，以承重的脊柱、髋、膝关节明显；也常见于运动员和搬运工人，由于慢性创伤和长期承重所致。

（4）关节强直：多种疾病造成关节破坏后，组成关节的骨端由骨组织或纤维组织连接，导致关节运动功能丧失，前者称骨性关节强直，后者称纤维性关节强直。

骨性关节强直 X 线表现为关节间隙明显变窄或消失，并有骨小梁通过连接组成关节的两侧骨端，多见于急性化脓性关节炎愈合后。纤维性强直 X 线上仍可见狭窄的关节间隙，但无骨小梁通过，常见于关节结核。

（5）关节脱位：组成关节的骨端脱离、错位，失去正常解剖对应关系。X 线表现为构成关节的骨端间隙加大、分离或错位。外伤、炎症、肿瘤均可致关节脱位。

（四）常见疾病的 X 线表现

1. **骨关节外伤** 骨关节外伤主要引起骨折和关节脱位。X 线检查不仅可明确诊断，还可详细了解骨折和脱位情况以指导临床治疗，并观察复位、愈合情况。

（1）骨折：骨结构的完整性和连续性中断，以长骨骨折和脊椎骨折常见，临床常有明显的外伤史。

1）X 线表现：局部不规则的透明线，称骨折线，是骨折常见的基本 X 线征象。骨皮质显示清楚、整齐，松质骨则表现为骨小梁中断、扭曲、错位。有些骨折可看不到骨折线，如儿童青枝骨折、骨骺分离、嵌入性或压缩性骨折等。

2）骨折的移位：判断骨折移位，以骨折近端为准，确定骨折远端的移位方向和程度，可呈横向移位、纵向移位和成角移位等。

3）常见部位的骨折：①桡骨远端 Colles 骨折：又称伸展型桡骨远端骨折，为桡骨远端距关节面 2～3cm 内的横行骨折，骨折远端向背侧或桡侧移位，向掌侧成角畸形，可伴有尺骨茎突骨折；②肱骨髁上骨折：多见于儿童，骨折线横过喙突窝或鹰嘴窝，远侧端多移向背侧；③股骨

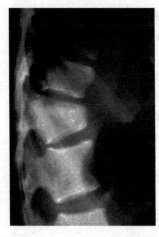

图 7-25　椎体压缩性骨折

颈骨折：多见于老年，骨折可发生在股骨头下、中部或基底部。股骨头下骨折在关节囊内，造成关节囊损伤，影响囊内血管对股骨头、颈部的血供，使骨折愈合缓慢，还可发生股骨头缺血性坏死；④脊椎骨折：突然暴力使脊柱过度弯曲，引起椎体压缩性骨折，多发生于活动度较大的胸椎下段和腰椎上段，单个椎体多见。X线表现为椎体压缩成前窄后宽楔形变，椎体中央可见横行不规则致密带影，病变处上、下椎间隙多正常（图 7-25）。严重时常并发脊椎后突畸形和向侧方移位，甚至发生椎体错位，压迫脊髓而导致截瘫。

（2）关节脱位：外伤性关节脱位多发生在活动范围大、关节囊和周围韧带不坚实、结构不稳定的关节，以肩、肘关节脱位常见。临床有明显的外伤史，多见于青壮年。

X线表现：①肩关节脱位：分前脱位和后脱位，多为前脱位。肱骨头前脱位时常向内下方移位，可伴有肱骨撕脱骨折；②肘关节脱位：好发于青少年，后脱位多见，表现为尺、桡骨向肱骨下端的后上方移位，严重者常伴有骨折以及血管和神经的损伤。

（3）椎间盘突出：椎间盘突出是相邻椎体的椎间盘病变的结果，包括髓核和纤维环病变，以下段腰椎多见。可有患部脊椎运动受限、疼痛和神经根受压症状，疼痛可呈放射性。椎间盘前突、侧突较少见。

X线表现：可见间接征象为椎间隙均匀或不对称性狭窄；椎体边缘，尤其是后缘骨质增生形成骨赘。髓核向椎体突出称 Schmorl 结节，可于椎体上或下面显示一圆形或半圆形凹陷区，边缘有硬化线。X线平片一般不能明确诊断，主要依靠临床表现、CT 和 MRI 检查进行诊断。

2. 骨、关节化脓性感染

（1）急性化脓性骨髓炎：常由金黄色葡萄球菌进入骨髓所致，多为血源性感染，好发于儿童。临床起病急，高热，局部可有红、肿、热、痛等炎性表现。病菌最先停留在血管丰富、血流缓慢的干骺端松质骨内，局部出现炎性充血、水肿，形成局部脓肿，引起骨质破坏。脓肿可局限成慢性骨脓肿，也可向周围蔓延。儿童期骺软骨对化脓性感染有一定的阻挡作用，感染不能穿过骺软骨而侵入关节。但在成年人，感染可直接侵入关节面形成化脓性关节炎。

X线表现：在发病2周内，临床表现明显，X线片无明显骨质改变，可见软组织层次模糊或消失。发病2周后可见骨骼改变：①干骺端松质骨内出现局限性骨质疏松，继而出现散在不规则的骨质破坏缺损区，其边缘模糊；②因骨膜下脓肿刺激骨膜，骨皮质周围出现骨膜增生，为与骨干平行的一层致密新生骨影，新生骨广泛则形成骨包壳，表现为骨干增粗；③因骨皮质血供发生障碍而出现骨质坏死，表现为小块状或长条状密度增高影，与周围骨质分界清楚；④可发生病理性骨折。

（2）慢性化脓性骨髓炎：急性化脓性骨髓炎未愈合的结果，临床以局部肿痛、窦道形成为主要表现。

X线表现：①骨质破坏区周围广泛骨质增生、硬化，骨膜的新生骨增厚，同骨皮质融合，致骨干增粗、轮廓不整；②骨内膜的增生，使骨密度增高，甚至使骨髓腔变窄或闭塞；③可见长轴与骨干平行的长条状死骨，周围为脓液或肉芽组织形成的透亮带包绕（图 7-26）。

（3）化脓性关节炎：化脓性细菌经多种途径侵犯关节而引起

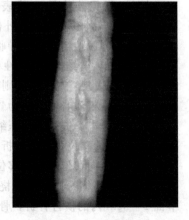

图 7-26　长条状死骨

的急性炎症，常由金黄色葡萄球菌经血源感染而致，多见于承重的髋和膝关节。

X线表现：急性期为关节肿胀和关节间隙增宽，可见局部骨质疏松。继而随着骨质的破坏出现关节间隙变窄，关节面骨质局限性缺损、中断，以承重部位明显。还可出现病理性脱位。随着病变的愈合出现骨质增生、硬化，可导致骨性关节强直。

3. 骨肿瘤　分为良性和恶性骨肿瘤。X线检查不仅能准确显示肿瘤发生的部位、大小和周围组织器官的改变，还常能初步判断肿瘤的良、恶性。

（1）骨软骨瘤：又称外生骨疣，是最常见的良性骨肿瘤。多为单发，多发者则认为有家族遗传性。多见于青少年，好发于长骨的干骺端，以胫骨上端、股骨下端多见。肿瘤生长缓慢，随着骨的发育成熟而停止生长。

X线表现：为长骨干骺端骨性突起，背向关节方向生长。以蒂或宽基底与局部骨相连，瘤体内松质骨与正常骨小梁相连续，其外缘骨皮质由骨干起始延续至肿瘤，顶部覆盖一层软骨，软骨钙化时，则为点状或斑片状不规则致密影。

（2）骨巨细胞瘤：一种破坏性较大、生长活跃的肿瘤，为常见的骨肿瘤，多为良性。多见于青壮年，好发于长骨的骨端，以胫骨上端、股骨下端和桡骨下端常见。病理可分为良性、生长活跃、恶性 3 级。

X线表现：为偏侧性、膨胀性骨质破坏，边界清楚，骨皮质变薄，可呈一薄层骨壳，其内见纤细骨嵴，呈大小不等分房状或皂泡状影。肿瘤周围多无骨膜增生。因骨皮质变薄，易发生病理性骨折。肿瘤破坏区骨壳不完整，于周围软组织中出现肿块影者表示肿瘤生长活跃。如肿瘤呈弥漫浸润性破坏，骨皮质或骨壳破坏、中断，周围软组织肿块影明显，出现明显的骨膜增生时，即为恶性骨巨细胞瘤。

（3）骨肉瘤：常见的原发性恶性骨肿瘤。多见于青少年，好发于长骨干骺端，以股骨下端、胫骨上端和肱骨上端多见。病程进展迅速，容易出现肺内转移。

X线表现：① 干骺端骨髓腔内不规则骨质破坏；② 不同形式（平行、层状或放射针状）骨膜增生，肿瘤破坏并吸收骨膜新生骨时，其两端残留的骨膜新生骨与骨皮质构成近似三角形状，称 Codman 三角；③ 肿瘤侵蚀周围软组织形成边界不清的软组织肿块影；④ 肿瘤破坏区有肿瘤新生骨形成，可呈象牙质样、棉絮样、针状和磨砂玻璃样瘤骨影像（图 7-27）。根据其瘤骨形成和骨质破坏的程度不同大致分为成骨型、溶骨型和混合型骨肉瘤，其 X 线表现也各有不同。

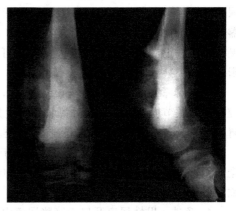

图 7-27　股骨下端成骨肉瘤（成骨型）

六、泌尿系统

（一）检查方法

泌尿系统检查常用的方法是腹部平片和尿路造影等。

1. 腹部平片　通过腹部平片可观察泌尿系统阳性结石和钙化，有时可显示肾轮廓。泌尿系统器官组织均为软组织影，缺乏自然对比，在腹部平片上显示不佳，因此腹部平片只能作为泌尿系统的初步检查。

2. 尿路造影　尿路造影是泌尿系统疾病常用检查方法之一，根据对比剂引入途径，分为排泄性尿路造影和逆行性尿路造影。

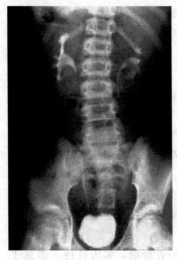

图 7-28 静脉肾盂造影

（1）排泄性尿路造影：即静脉肾盂造影（intravenous pyelography, IVP），是泌尿系统最常用和有效的方法。肾脏具有排泄含碘对比剂的能力，因此通过排泄性尿路造影，即将对比剂（有机碘剂）注入静脉后，经肾小球滤过、肾小管浓缩排入尿路，形成密度增高的影像，可以了解肾盂、肾盏、输尿管、膀胱等整个尿路的解剖形态，并可根据对比剂排入尿路的时间与量估计两肾脏分泌功能（图 7-28）。

（2）逆行性尿路造影：在膀胱镜检查下，将特制的导管插入两侧输尿管，注入对比剂而使肾盂、肾盏和输尿管显影，显示其内腔。适用于静脉尿路造影显影不清或不适用于做静脉尿路造影者。

（3）膀胱造影：将对比剂通过导尿管注入膀胱而使其显影，也可注入气体，或先注入碘制剂再注入气体形成双重对比。

（4）尿道造影：将导尿管插入前尿道或将注射器直接抵住尿道口注入对比剂，可显示男性尿道病变；或在充盈膀胱后排尿的同时摄片，观察尿道有无狭窄等异常改变。

（二）正常 X 线表现

1. 肾　在腹部平片上，可看到位于脊柱两侧的肾脏轮廓。正常肾边缘光滑、密度均匀，肾影长 12～13cm，宽 5～6cm，其上缘约在第 12 胸椎上缘，下缘相当于第 3 腰椎下缘水平，一般右肾略低于左肾。肾的长轴自内上斜向外下，肾与脊柱之间形成的角度称为肾脊角，正常为 15°～25°。尿路造影主要观察肾盏和肾盂。肾盏包括肾小盏和肾大盏。造影显示每侧肾脏有 6～14 个肾小盏，2～3 个肾小盏合为一个肾大盏，共有 2～4 个肾大盏，肾大盏汇合为肾盂。肾盂多位于第 2 腰椎水平，正常肾盂形态有很大变异，可呈三角形、壶腹状等，上缘隆凸，下缘微凹，边缘光滑、整齐。

2. 输尿管　正常输尿管全长约 25cm，上端与肾盂相连，在腹膜后沿脊柱旁向前下行，入盆腔在骶髂关节内侧走行，越过骶骨水平后先弯向外，再斜入膀胱。输尿管有 3 个生理狭窄，即与肾盂相连处、跨越骨盆缘处、膀胱入口处。输尿管边缘光滑，走行柔和，也可有折曲。

3. 膀胱　膀胱充盈时呈卵圆形，位于耻骨联合上方，边缘光滑、整齐，密度均匀，充盈不全时顶部可以下凹。膀胱容量为 200～350ml。两个输尿管开口之间有时可见一个横行透亮带为输尿管间嵴。

4. 尿道　男性尿道开口于膀胱尿道内口，止于阴茎头尿道外口，长为 13～17cm，可分为前列腺部、膜部和海绵体部。男性尿道有 3 个生理狭窄，分别位于尿道内口、膜部和尿道外口，以尿道外口最窄。女性尿道较宽、较直，长 3～5cm，形如倒置锥形。

（三）常见疾病的 X 线表现

1. 尿路结石　尿路结石是泌尿系统常见病之一，可发生在泌尿系统的任何部位。典型的临床症状为急性发作的肾绞痛、血尿、排尿困难与继发感染等。多数结石含钙，密度较高，能在 X 线片上显影，为阳性结石；少数含钙少，X 线平片上不能显影，称为阴性结石，需尿路造影诊断。

（1）肾结石：X 线平片显示多位于肾窦部，可为单个或多个、单侧或双侧，表现为肾区圆形、卵圆形、桑葚状或鹿角状高密度影，密度可以均匀、一致，也可浓淡不均或分层，边缘光滑或不光滑。结石充满肾盂或肾盏时其形态与肾盂或肾盏形态一致，呈珊瑚状或鹿角状，此为肾结石的特征性表现。尿路造影能确定结石是否在肾内，阴性结石在造影上可显示为充盈缺损。

（2）输尿管结石：多由肾脏结石下落而来，结石易停留在生理狭窄处。X线平片表现，阳性结石呈圆形或卵圆形致密影，长轴与输尿管走行一致，边缘欠光滑。不同时期复查，位置可有移动。静脉尿路造影检查可确定结石是否在输尿管内，可见结石嵌顿处密度稍低的长圆形或梭形阴影，其上方输尿管及肾盂、肾盏有不同程度扩张积水。逆行性肾盂造影时，对比剂在结石部位受阻。输尿管结石与腰椎横突或骶骨重叠时，易被漏诊。

（3）膀胱结石：可原发于膀胱或来源于上泌尿道，多为单发，亦可多发。多为阳性结石，位于骨盆中、下部，耻骨联合上方，呈圆形或卵圆形，密度均匀或呈分层状，边缘锐利、清晰，大小不一。可随体位改变而移动，但总处于膀胱最低处。

（4）尿道结石：多来自膀胱，常见于男性后尿道。正位常与耻骨联合重叠，斜位时常见黄豆粒大小阳性结石，位于耻骨联合稍后方。

2. 泌尿系统肿瘤

（1）肾癌：肾癌在肾恶性肿瘤中占85％，多发生于中老年人，男性多于女性，典型临床表现为无痛性血尿，肿瘤较大时可触及肿物。X线平片可见肾影增大，呈分叶状，或有局限性隆凸。少数肿瘤可出现钙化，呈斑点状或弧形致密影。尿路造影时由于肿瘤的压迫，可使肾伸长、狭窄和受压变形，肿瘤较大时压迫多个肾盏，可使各肾盏互相分离、移位，形成"手握球"或"蜘蛛足"样表现。肿瘤压迫和侵蚀肾盂时可造成肾盂变形出现充盈缺损，甚至移位。

（2）肾盂癌：好发于40岁以上的男性，典型临床表现为无痛性全程血尿。肾盂癌多靠尿路造影诊断，造影显示肾盂、肾盏内有固定不变的充盈缺损，形状不规则。肾盂、肾盏可有不同程度的扩张。当肿瘤侵犯到肾实质时，可使肾盏移位、变形。

（3）膀胱癌：主要为移行细胞癌。临床表现以血尿为主，可伴有尿痛、尿急及膀胱区疼痛。尿路造影表现为自膀胱壁突向腔内的结节状或菜花状充盈缺损，表面凹凸不平，轮廓多不规则，侵犯肌层时局部膀胱壁僵硬。

七、计算机体层成像

计算机体层摄影（computed tomography，CT）是20世纪70年代初发展起来的一门新的X线诊断技术。CT不同于普通X线成像，它是用X线束对人体层面进行扫描，获取信息，经计算机处理重建形成图像。CT图像在解剖层次及密度分辨力上明显优于传统X线图像，从而显著扩大了人体的检查范围，提高了病变的检出率和诊断的准确率。

（一）CT的成像原理

CT是用X线束对人体某部位一定厚度的层面进行多方向扫描，由探测器接收透过该层面的X射线并转变为强弱不等的光信号，由光电转换器转换为电信号，再经模拟-数字转换器转为数字，输入计算机处理。处理后的数字矩阵经数字-模拟转换器转变为由黑到白不等灰度的小方块，即像素，并按矩阵顺序排列，形成CT图像，可由荧光屏显示或拍成照片保存，也可录入光盘保存。

（二）CT设备

CT装置发展很快，性能不断提高，最初设计的CT设备，只能一个层面一个层面扫描，扫描时间长，图像质量差。1989年成功设计了螺旋CT（spiral CT，SCT），由层面扫描改为连续扫描，缩短了扫描时间，后发展为多层螺旋扫描，提高了CT的性能，同时在20世纪80年代还设计出电子束CT（electron beam CT，EBCT）。

1. 普通CT　主要有以下3部分：①信息采集部分：由X线管、探测器和扫描架组成，用于对受检部位进行扫描；②信息处理系统：将扫描收集到的人体断层信息数据进行存储运算；③图像显示和存储系统：将计算机处理、重建的图像显示在显示器上并用照相机将图像摄于照片上，数据也可存储于磁盘或光盘中。

2. 螺旋 CT　螺旋 CT 是在旋转式扫描基础上，通过滑环技术与扫描床连续平直移动而实现的。在扫描期间，床沿人体纵轴连续、匀速、平直移动。连续动床和连续管球旋转同时进行，使 X 线扫描在人体上描出螺旋状轨迹，故得名螺旋扫描。近年开发的多层螺旋 CT，进一步提高了螺旋 CT 的性能，扫描时间更短，扫描层厚更薄，扫描范围更大；容易完成不合作或难以控制的患者的扫描；一次完成胸、腹部和盆部的检查；有利于运动器官的成像和动态观察等。所得图像经计算机处理后，利用图像后处理技术，可得不同显示方式的图像。

3. 电子束 CT　其结构与普通 CT 和螺旋 CT 不同，不用 X 线管，而是用由电子枪发射电子束轰击 4 个环靶所产生的 X 线进行扫描。电子束 CT 对心脏大血管检查有独到之处，扫描时间短，有利于对小儿、老年人和急症患者的检查。但电子束 CT 昂贵，检查费用较高，限制了其广泛应用。

（三）CT 图像的特点

CT 图像是由一定数目从黑到白不同灰度的像素按矩阵排列所构成的灰阶图像。器官和组织对 X 线的吸收程度是以不同的灰度来表示。因此，与 X 线图像所示的黑白影像一样，黑影表示低吸收区，即低密度区；白影表示高吸收区，即高密度区。但是 CT 具有高的密度分辨力，因此，人体软组织的密度差别虽小（吸收系数多接近于水），也能形成对比而成像。另外，CT 图像是断层图像，常用的是横断面或称轴面，为了显示整个器官，需要多帧连续的断层图像。通过 CT 设备上图像重组程序的使用，可重组冠状面和矢状面的断层图像。

CT 图像不仅用不同灰度显示其密度的高低，还可用组织对 X 线的吸收系数说明其密度高低的程度，具有一个量的标准。但在工作中，不用吸收系数，而是把它换算成 CT 值，用 CT 值代表密度，单位为 HU（hounsfield unit）。人体中密度最高的骨皮质吸收系数最高，CT 值为 +1000HU，而空气密度最低，为 -1000HU。人体中密度不同的各种组织的 CT 值则居于 -1000 到 +1000HU 之间，如软组织的 CT 值一般在 20~50HU、脂肪 CT 值为 -70~-90HU。

（四）CT 检查技术

1. CT 检查基本要求　普通 CT 扫描可让患者卧于检查床上，摆好位置，选定层面厚度与扫描范围，并使受检部位伸入扫描孔内，即可进行扫描。大都用横断面扫描，层厚用 5mm 或 10mm，如需要可选用薄层，如 1mm 或 2mm。

2. CT 检查分类　CT 检查分平扫、对比增强扫描、造影扫描和 CT 灌注成像等。

（1）CT 平扫：不用任何对比剂，利用组织、器官或病变自然存在的密度差别的扫描方法。一般检查都先行平扫。

（2）对比增强扫描：经静脉注入水溶性有机碘剂后再进行扫描的方法，较常应用。可提高病变组织同正常组织间的密度差，显示平扫上未被显示或显示不清的病变，通过病变有无强化和强化类型，对病变组织类型做出判断。常用团注法，即在若干秒内将全部对比剂迅速注入。可经肘静脉或手背静脉注入对比剂，总量 80~100ml。目前多使用高压注射器注射对比剂，可根据需要选择其剂量和速度。

（3）造影扫描：先做器官和结构的造影，然后再进行扫描的方法，可更好地显示某一器官或结构，从而发现病变。常用的如脑池造影 CT、脊髓造影 CT、胆囊造影 CT 等，应用较少。

（4）CT 灌注成像：经静脉团注有机水溶性碘对比剂后，对特定器官（例如脑或心脏），在固定的层面行连续扫描，获得灌注参数图，分析这些参数与参数图可了解特定区毛细血管血流动力学，即血流灌注状态，是一种功能成像。目前主要用于急性或超急性脑局部缺血的诊断以及脑瘤新生血管的观察，以便区别脑胶质细胞瘤的恶性程度，也应用于急性心肌缺血的研究，其结果已接近 MR 灌注成像。

3. 图像后处理技术　多层螺旋 CT 扫描时间与成像时间短，扫描范围大，层厚较薄并可获得连续横断层面数据，经过计算机后处理，可重组冠状、矢状乃至任意方位的断层图像，并可得到其他显示方式的图像。包括：

（1）CT 三维立体图像：使被检查器官的影像有立体感，旋转图像可在不同方位上观察，多用于骨骼的显示和 CT 血管造影（CT angiography，CTA）。

（2）CT 血管造影：静脉注入对比剂后行血管造影 CT 扫描的图像重组技术，可立体地显示血管影像，如脑血管、肾动脉、肺动脉、冠状动脉和肢体血管等。

（3）仿真内镜：仿真技术是计算机与 CT 或 MRI 结合而开发出仿真内镜功能的技术，可模拟内镜检查的过程，使内腔显示更为逼真。有仿真血管镜、仿真支气管镜、仿真喉镜、仿真鼻窦镜、仿真胆管镜和仿真结肠镜等，仿真效果较好。目前几乎所有管腔器官都可行仿真内镜显示，无痛苦，易为患者所接受。仿真结肠镜可发现直径仅为 5mm 的息肉，尤其是带蒂息肉。不足是易受伪影的影响和不能进行活检。

（五）CT 检查前的准备工作

1. CT 平扫检查前的准备

（1）心理准备：检查前向患者解释检查的目的、方法，以消除患者的紧张和恐惧心理。

（2）去除异物：协助患者去除检查部位的金属物品或饰品。

（3）患者制动：在进行胸、腹部 CT 扫描时，指导患者进行吸气与屏气训练。

（4）镇静：不能配合 CT 检查的婴幼儿，可采用镇静措施后再检查。

（5）胃肠道准备：腹部 CT 检查前 1 周内不能进行消化道钡剂造影检查；检查前禁食 4～8 小时；检查前 30 分钟口服碘对比剂 300～600ml，检查时再追加 200ml，使对比剂充盈胃、十二指肠及近端小肠。

（6）充盈膀胱：盆腔 CT 检查前嘱患者饮水，膀胱充盈尿液时再行扫描。

2. 造影增强扫描检查前准备　进行 CT 对比剂增强扫描时，除做好平扫检查前患者的准备之外，还应注意做好要做好碘对比剂检查的相应准备与处理。

（六）CT 诊断的临床应用

1. 头颅　头颅与中枢神经系统疾病的诊断中，CT 是首选的检查方法，完全取代了头颅平片、脑室造影和脑池造影。适用于脑梗死（图 7-29）、脑出血（图 7-30）等脑血管疾病和脑肿瘤、外伤血肿、脑损伤、寄生虫病及大部分先天性畸形的定位、定性与定量诊断。CT 血管成像技术可以在注射对比剂后三维显示颅内的血管系统，可以取代部分 DSA 检查。

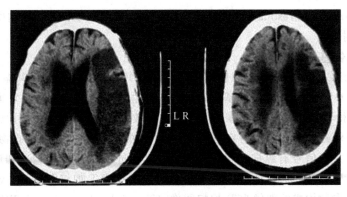

图 7-29　脑梗死

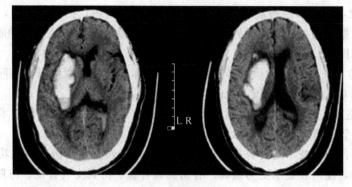

图 7-30　脑出血

2. 胸部　胸部 CT 多用于鉴别诊断，如肿块的性质、病灶的数目、气管及支气管有无梗阻、纵隔内外病变以及 X 线胸片诊断困难的疾病。多层螺旋 CT 已经成为肺部疾病，特别是肿瘤的重要诊断方法。

3. 心脏、大血管　多层螺旋 CT 可以很好地显示心包疾病、冠状动脉和心瓣膜的钙化、血管壁的钙化、斑块及血栓等；经静脉血管注入碘对比剂，行 CT 血管造影，可以清晰地显示冠心病、先天性心脏病的心内、外畸形及侧支血管。电子束 CT（超高速 CT）可以显示心腔、心壁及冠状动脉的形态学改变。

4. 腹部　腹部及盆腔疾病的 CT 检查应用较广泛，主要用于肝、胆、胰、脾、腹膜腔及腹膜后间隙以及泌尿和生殖系统的疾病诊断，尤其是占位性、炎症性和外伤性疾病等。CT 血管成像技术不仅可以直接显示腹主动脉及其主要分支的形态学改变，还可以很好地显示门静脉、腔静脉、肠系膜静脉。CT 模拟仿真内镜技术可以用于整个胃肠道内部结构的观察，在病变部位可以立即获得与相应节段胃肠道垂直显示的影像，以同时观察管腔内、外的结构。

5. 脊柱　CT 检查对椎管肿瘤、椎间盘突出和椎管狭窄等疾病有较高诊断价值。螺旋 CT 三维表面重建（SSD）可以形成与骨骼标本外观极为相似的三维 CT 图像，对肿瘤侵犯骨质情况的观察可以从多方向判断骨质破坏程度，对复杂部位的骨折可准确显示骨折部位的解剖结构关系，有利于发现骨骼、椎体的畸形以及矫形、植骨手术计划的制订。同时多层螺旋 CT 已经是重度的创伤患者的首选的检查方法，可以挽救更危重患者的生命。

八、磁共振成像

磁共振成像（magnetic resonance imaging，MRI）是利用原子核在磁场内所产生的信号经重建成像的一种影像技术。

（一）MRI 成像基本原理

人体各器官、组织的磁共振信号强度不同，正常组织与病变产生的磁共振信号强度也不同，这种信号强度上的差别是 MRI 成像的基础。对人体产生的磁共振信号进行采集、空间编码和图像重建处理，可获得 MRI 图像。人体氢核丰富，成像效果好，因此，MRI 用氢核成像。

将人体置于强外磁场中，施加特定频率的射频脉冲，将发生一系列的物理学现象，并产生磁共振信号。磁共振信号有纵向弛豫时间（T_1）、横向弛豫时间（T_2）和质子密度等参数，并由这些参数构成 MRI 的图像。主要以 T_1 参数构成的图像为 T_1 加权图像（T_1 weighted imaging，T_1 WI），主要以 T_2 参数构成的图像为 T_2 加权图像（T_2 weighted imaging，T_2 WI），主要由组织内质子密度构成的图像为质子密度加权像（proton density weighted imaging，PDWI）。人体不同器官的正常组织与病理组织的 T_1、T_2 和质子密度是相对固定的，而且它们之间有一定的差别，

MRI 就是利用这种差别来鉴别组织器官和诊断疾病。

（二）MRI 设备

磁共振成像设备包括磁体系统、梯度系统、射频系统、计算机及数据处理系统以及显示、储存系统。MRI 的成像系统包括 MR 信号产生、数据采集处理、图像显示 3 部分。信号产生来自 MR 波谱仪，数据处理及图像显示部分与 CT 装置相似。

（三）MRI 图像特点

MRI 图像同 CT 一样，也是重建的灰阶成像，但其反映的是 MRI 信号强度的高低或弛豫时间 T_1 与 T_2 的长短，而 CT 图像，灰度反映的是组织密度。一般而言，组织信号越强，MRI 图像所相应的部分就越亮，组织信号越弱，MRI 图像所相应的部分就越暗。由组织反映出的不同的信号强度变化，就构成组织器官之间、正常组织和病理组织之间图像明暗的对比。

CT 成像只有密度一个参数，MRI 是多参数成像，因此，在 MRI 成像技术中，采用不同的扫描序列和成像参数。在 T_1WI 上，脂肪的 MR 信号强，图像亮；脑和肌肉信号居中，图像灰；脑脊液、骨与空气信号弱，图像黑（图 7-31）。在 T_2WI 上，则与 T_1WI 不同，如脑脊液 MR 信号强，图像呈白影（图 7-32）。T_1WI 有利于观察解剖结构，T_2WI 对显示病变组织较好。质子密度加权像（PDWI）主要依赖于组织的质子密度而形成对比。心血管内的血液由于流动迅速，所以测不到 MR 信号呈低信号，这就是流空效应。这一效应使心腔和血管不注入对比剂就可显示。

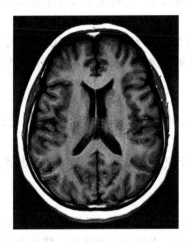 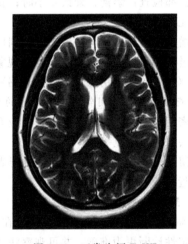

图 7-31　正常头颅 T_1WI　　　　　　　　　图 7-32　正常头颅 T_2WI

（四）MRI 检查技术

1. **序列技术**　MRI 成像的高敏感性基于正常组织与病理组织弛豫时间 T_1 及 T_2 的不同，并受质子密度、脉冲序列的影响，自旋回波（SE）序列是最基本、最常用的成像序列。

2. **脂肪抑制**　将图像上由脂肪成分形成的高信号抑制下去，使其信号强度减低，而非脂肪成分的高信号不被抑制，保持不变，有助于出血、肿瘤和炎症等疾病的鉴别诊断。

3. **对比增强检查技术**　静脉内注入能使质子弛豫时间缩短的顺磁性物质作为对比剂，如钆-二乙三胺五乙酸（Gadolinium-DTPA，Gd-DTPA），可克服普通成像序列的限制，它能改变组织和病变的弛豫时间，从而提高正常组织与病变间的对比。

4. **磁共振血管成像**（magnetic resonance angiography，MRA）　MRA 是利用血液流动效应使血管内腔成像的技术，不需要使用对比剂，安全、无创。流动的血液常呈低信号，使其与相邻组织间形成显著对比，可应用于大、中血管病变的诊断，对小血管、小病变的显示尚不满意。还可血管内注射钆对比剂，行 MRA 血管造影，适用范围广，实用性强。

5. MR 水成像（MR hydrography） 主要是利用静态液体具有长 T_2 弛豫时间的特点，在使用重 T_2 加权成像技术时，使胆汁、胰液、尿液、脑脊液、内耳淋巴液、唾液、泪液等流动缓慢或相对静止的液体均呈高信号，而 T_2 较短的实质器官及流动血液则表现为低信号，从而使含液体的器官显影。不需要使用对比剂，安全、无创。MR 水成像技术包括 MR 胰胆管成像（MRCP）、MR 泌尿统系成像（MRU）、MR 椎管成像（MRM）等。

6. 脑功能成像 脑功能性磁共振成像（functional MRI，fMRI）可提供人脑部的功能信息，它包括扩散成像（diffusion imaging，DI）、灌注成像（perfusion imaging，PI）和脑活动功能成像。

（五）磁共振成像检查前的准备与检查后的处理

1. 检查前准备

（1）心理准备：检查前向患者解释检查时间较长，以消除患者的紧张和恐惧心理，并配合检查。

（2）去除异物：协助患者去除影响检查的各种金属物品。

（3）禁忌证：幽闭恐惧症、早期妊娠、需要使用生命支持系统的危重患者、癫痫患者等不能进行检查；体内有金属植入物的患者（如心脏起搏器、金属人工瓣膜、胰岛素泵等）不能进行检查。

（4）腹部检查：禁食、禁饮 4 小时；胰胆管成像（MRCP）检查前禁饮 6 小时以上；盆腔检查膀胱须充盈尿液。

（5）增强检查：应询问患者钆对比剂的过敏史；告知对比剂注射部位可出现短暂温热和疼痛，注射过程中也可能出现渗漏血管外现象；严重肾功能不全、肾移植及孕妇慎用钆对比剂；检查前签署《钆对比剂使用患者知情同意书》。

2. 检查后处理（使用钆对比剂患者的处理）

（1）密切观察：钆对比剂的不良反应有头痛、恶心、发热等，重者可出现寒战、惊厥、血压降低、喉头水肿、休克等；

（2）留观、随诊：使用钆对比剂的患者应留观 30 分钟后再离开。同时，告知患者若有不适请速到就近医院就诊。

（六）MRI 诊断的临床应用

1. 中枢神经系统疾病的诊断 MRI 在神经系统的应用较为成熟，三维成像和流空效应使病变定位、定性诊断更为准确，并可观察病变与血管的关系，对脑干、幕下区、枕骨大孔区、脊髓与椎间盘的显示明显优于 CT，对脑脱髓鞘病变、多发性硬化、脑梗死、脑与脊髓肿瘤、出血、先天性异常与脊髓空洞症的诊断有较高的价值。

2. 纵隔、肺部病变的诊断 MRI 对纵隔肿瘤性病变、血管性病变以及肺肿瘤纵隔淋巴结转移的诊断与鉴别诊断有明显的优势，对肺脏疾病的显示效果较差。

3. 对心脏、大血管病变的诊断 MRI 能够清晰显示心脏、大血管的结构，对先天性心脏病、冠心病急性缺血期、心肌梗死后心腔扩大或室壁瘤的形成、心脏瓣膜病变及心肌病均有较好的显示；此外还可以显示血流改变，对主动脉瘤和主动脉夹层有较高的诊断价值。

4. 腹部疾病的诊断 MRI 能够清晰显示肝、胆、胰及脾脏的组织结构，在肝、胆、胰及脾脏疾病的诊断中广泛应用，对肝硬化、肝海绵状血管瘤、肝细胞癌、先天性胆管囊状扩张、胆系结石、急性胰腺炎等疾病有较好的显示；MR 胰胆管造影（MRCP）对胰胆管病变的显示有独特优势，对胃肠道肿瘤病变的范围、与周围组织的关系、分期和术后复发的诊断有一定的帮助。

5. **泌尿系统疾病的诊断**　MRI 能够清晰显示肾脏、输尿管及膀胱的组织结构，在肾脏和膀胱恶性肿瘤病变的部位、范围、邻近脏器侵犯及转移的观察及诊断有其一定的优势。MR 尿路造影（MRU）可直接显示尿路，对输尿管狭窄与梗阻有重要诊断价值。泌尿系统结石一般不能显示。

6. **生殖系统疾病的诊断**　MRI 对前列腺增生、前列腺癌、子宫肌瘤等疾病均有良好的显示，对于子宫内膜癌及子宫颈癌的诊断、分期具有较高的价值。

7. **骨、关节疾病的诊断**　MRI 对四肢骨骨髓炎、四肢软组织内肿瘤及血管畸形有较好的显示效果，可清晰显示软骨、关节囊、关节液及关节韧带，对关节软骨损伤、韧带损伤、关节积液等病变，对其诊断具有其他影像学检查所无法比拟的价值，在关节软骨的变性与坏死诊断中，早于其他影像学方法。

第2节　超声检查

一、概述

超声检查是利用超声波的物理特性和人体器官、组织声学特性相互作用后产生的信息，并将信息接收、放大和处理后形成图形、曲线或其他数据，借此进行疾病诊断的检查方法。

（一）超声检查的基本原理

1. **超声波**　超声波是指振动频率在 20000Hz（赫兹）以上的机械波，波长短，频率高，人耳听不到。

2. **超声波传播的特点**　①束射性或指向性；②反射、折射和散射；③吸收与衰减；④多普勒效应：超声束在传播中遇到运动的反射界面时，其反射波的频率将发生改变，为多普勒频移，这种现象称超声波多普勒（doppler）效应。利用频移可探测血流速度和血流方向。

3. **超声波的产生和接收**　超声波属于机械波，由物体机械振动产生。医学诊断用超声波仪器含有换能器（探头）、信号处理系统（主机）和显示器。换能器由压电晶体组成，用来产生和接收超声波。压电晶体具有两种可逆的能量转变效应，在逆压电效应中，压电晶体成为超声发生器；在正压电效应中，压电晶体成为超声接收器。

4. **超声成像的基本原理**　含有压电晶体的换能器发射一定频率的超声波，在人体组织中传播时，常可穿透多层界面，在每一层界面上均可发生不同程度的反射和（或）散射，这些反射和散射声波含有超声波传播途中所经过的不同组织的声学信息，被换能器接收并经过仪器的信号处理系统的一系列处理，在显示器上以不同的形式显示为波形或图像，形成声像图。人体不同组织的衰减程度不同，明显衰减时，其后方回声消失而出现声影。

（二）超声检查的设备

1. **A 型（amplitude mode）诊断法**　又称幅度调制型，是以波幅的高低代表界面反射信号的强弱，已被 B 型超声所取代。

2. **B 型（brightness mode）诊断法**　又称辉度调制型。此法是以不同亮度的光点表示界面反射信号的强弱，反射强则亮，反射弱则暗，成灰阶成像。B 型诊断法可清晰显示脏器外形与毗邻关系及软组织的内部回声、内部结构、血管等分布情况，因此，本法是目前临床使用最为广泛、最重要、最基本的一种超声诊断法。

3. **M 型（motion mode）诊断法**　此法系将单声束超声波所经过的人体各层解剖结构的回声以运动曲线的形式显示的一种超声诊断法。其图像纵轴代表回声界面至探头的距离即人体组织深度，横轴代表扫描时间，实际上属于辉度调制型。此法主要用于探测心脏，称 M 型超声心动图。

4. D 型（doppler mode）诊断法　利用多普勒效应对心脏血管内血流方向、速度和状态进行显示的方式称为多普勒显示法，此类仪器称为多普勒超声仪。根据其仪器性能及显示方式，大致可分为两类。

(1) 频谱型多普勒：将朝向换能器流动的血流多普勒频移信号显示在频谱图基线上方，背向换能器流动的血流多普勒频移信号显示在频谱图基线下方，频谱图的横轴和纵轴分别代表时间和频移的大小。

(2) 彩色多普勒血流显像（color Doppler flow imaging，CDFI）：在二维显像的基础上，以实时彩色编码红、蓝、绿显示血流的方法。朝向探头的血流以红色代表；背离探头的血流以蓝色代表；湍流方向复杂多变，以绿色代表。速度越快者彩色越鲜亮，速度缓慢者彩色较暗淡。彩色多普勒血流显像不仅能清楚显示心脏、大血管的形态、结构与活动情况，而且能直观和形象地显示心内血流的方向、速度、范围、有无血流紊乱及异常通路等。

目前一台彩色多普勒显像仪已包括 B 型超声显像、M 型超声显像、频谱多普勒显示和彩色多普勒血流显像。

(三) 超声图像特点

超声图像是根据探头所扫查的部位构成的断层图像，改变探头位置可获得任意方位的图像。以解剖形态为基础，依据各种组织结构间的声阻抗差的大小以明暗之间不同的灰度来反映回声的有无和强弱，无回声为暗区，强回声则为亮区，从而分辨解剖结构的层次，显示脏器组织和病变的形态、轮廓和大小以及某些结构的物理性质。

根据组织内部声阻抗及声阻抗差的大小，将人体组织器官分为 4 种声学类型：① 无回声型（无反射型）：均匀的液性物质，B 型超声表现为液性暗区；② 低回声型（少反射型）：实质性脏器如肝脏、脾脏、肾实质等，B 型超声表现为均匀、细小的弱回声光点；③ 强回声型（多反射型）：乳腺、心内膜、大血管壁等，B 型超声表现为粗大、不均匀的强回声光点；④ 含气型（全反射型）：肺、胃肠等，B 型超声表现为高回声区，后方伴声影。

(四) 超声检查的方法

1. 二维超声检查　能清晰地、直观地实时显示各脏器的形态结构、空间位置、连续关系等，并可区分实质性、液性或含气性组织，为超声检查的基础。目前已广泛应用于全身各部位检查，能够实时地观察心脏的运动功能、胎心搏动以及胃肠蠕动等。

2. 频谱型多普勒超声检查　包括脉冲波多普勒超声和连续波多普勒超声两种。脉冲波多普勒超声能对心血管内某一点处的血流方向、速度及性质进行细致的定量分析，具有很高的距离分辨力。连续波多普勒血流检查能对心血管内声束一条线上的血流方向、速度及性质进行细致的定量分析，具有很高的速度分辨力，可检测到高速的血流。

3. 彩色多普勒血流显像　能显示心血管内某一断面的血流信号，属于实时二维血流成像技术，可与二维图像相互结合、同时显示。

4. 超声诊断新技术　包括三维超声成像、二次谐波成像、组织多普勒成像和介入超声等。

(五) 超声检查前的准备工作

1. 消除患者紧张心理　检查前向患者说明检查的目的和意义、检查的安全性、检查方法等，以消除患者的紧张心理。

2. 体位　超声探测时常规采取仰卧位，也可根据需要取侧卧位、俯卧位、半卧位或站立位。

3. 腹部检查　常规肝、胆囊、胆管及胰腺检查，通常需空腹 8 小时，必要时饮水 400～500ml，使胃充盈作为声窗，以利于胃后方的胰腺及腹部血管等结构充分显示。胃的检查需饮水并服胃对比剂，以显示胃黏膜及胃腔。

4. 泌尿、生殖系统检查　早孕、妇科、膀胱及前列腺常规检查的患者于检查前 2 小时饮水 400～500ml 以充盈膀胱。女性阴道超声不需要充盈膀胱。

5. 心脏、大血管及外周血管、浅表器官及组织、颅脑检查　一般不需特殊准备。

6. 婴幼儿及检查不合作者　可予水合氯醛灌肠，待安静入睡后再行检查。

二、超声检查的临床应用

(一) 肝声像图

1. **正常肝脏声像图**　肝脏切面轮廓规则，被膜呈线状，光滑、完整。肝实质呈均匀、细小的点状中等度回声（图 7-33）。肝血管管壁回声较强，血管腔无回声。门静脉、肝静脉及其分支均可显示，门静脉管壁较厚，回声较强；肝静脉壁较薄，回声较低。

2. **原发性肝癌声像图**　肝实质内出现单发、多发的圆形或椭圆形实质性回声，其回声强度和分布与癌肿病理组织学改变密切相关，可为均匀或不均匀的弱回声、强回声和混杂回声。一般肿块与正常肝组织边界模糊，且多不规则，肿瘤周围可见完整或不完整的低回声包膜，在侧后方出现侧后声影。

3. **继发性肝癌声像图**　表现为在肝内出现多发的、大小及形态特征相似的强或弱回声结节。乳腺癌、肺癌转移瘤呈"牛眼征"或"声晕样"声像图；结肠癌、胃癌、食管癌及泌尿系统癌肿肝转移灶多为高回声结节。

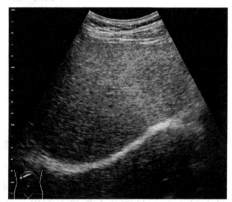

图 7-33　正常肝脏声像图

4. **肝硬化声像图**　表现为：①肝形态、大小失常，肝各叶比例失调，少数出现全肝萎缩；肝表面高低不平，呈波浪状；②肝实质回声不均匀增强；③肝内门静脉变细、扭曲，并模糊不清。

5. **脂肪肝声像图**　表现为肝脏增大，肝实质呈"光亮肝"，肝轮廓不清，肝角变圆钝。肝内血管与肝实质回声水平接近，回声反差消失，致使肝内血管结构不清。

(二) 胆管系统声像图

1. **正常胆囊与胆管声像图**　正常胆囊切面呈梨形或椭圆形，向颈部移行逐渐变细，胆囊壁薄，光滑、清晰，厚度不超过 0.3cm，胆囊内为无回声区（图 7-34），后壁回声增强。肝外胆管位于门静脉前方，管壁为强回声，光滑、整齐，纵切面呈无回声长管状影，横切面呈小圆形无回声影。

2. **胆囊炎声像图**　单纯性胆囊炎胆囊稍大，囊壁稍厚而粗糙。化脓性胆囊炎可见胆囊增大，胆囊轮廓线模糊，厚度超过 0.3cm，增厚胆囊壁呈强回声带，中间出现弱回声，呈现"双边影"。若胆囊内出现弥散分布的云雾状、斑点状回声，透声度降低，多伴有胆囊结石。慢性胆囊炎典型者可见胆囊增大，胆囊壁增厚，回声增强；胆囊轮廓回声模糊；腔内可见结石或由组织碎屑所致的沉积性回声图像；胆囊收缩功能减弱。

3. **胆囊结石声像图**　胆囊腔内有一个或数个形态稳定的新月形或不规则形强回声团，在强回声团后方伴有声影（图 7-35），该强回声团可随体位变动而移动；有时可出现增厚胆囊壁环绕强回声结石，提示合并有胆囊炎。泥沙样结石表现为强回声，但声影不明显，变动体位可见强回声移动。

(三) 肾、膀胱、前列腺声像图

1. **正常肾声像图**　肾的被膜轮廓清晰、光滑，呈较强回声线。肾中央偏内侧为肾窦区（包括肾盂、肾内血管及脂肪），呈不规则密集的强回声区。肾被膜与肾窦之间为肾实质，呈均匀低

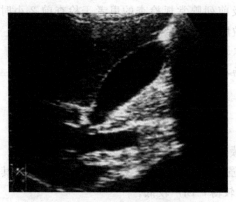

图 7-34 正常胆囊声像

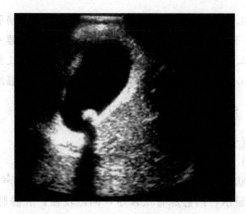

图 7-35 胆囊结石声像

回声区。

2. **正常膀胱声像图**　膀胱充盈时，横切面呈圆形、椭圆形或类方形，纵切面呈边缘圆钝的三角形。膀胱壁呈强回声带，一般厚为 1～3mm，充盈时较薄且光滑、整齐。膀胱内呈液性无回声暗区。

3. **正常前列腺声像图**　可经腹壁、直肠或会阴部探查。经腹壁横向探查时，前列腺呈三角形或栗子形，边缘圆钝，前列腺包膜整齐而明亮，实质呈略低回声，内有均匀分布的细小光点回声。

4. **泌尿系统结石声像图**　肾结石表现为肾窦区内出现单发或多发点状或团块状强回声，直径大于 0.3cm 结石后方常伴有声影。膀胱结石表现为膀胱无回声区内出现点状或团块状强回声，其后伴有声影，强回声团可随体位改变而移动。

5. **肾癌声像图**　肾形态失常，表面隆起，肿块边缘不光整。小肾癌多呈高回声；大肾癌内由于出血、坏死、囊变钙化，多呈混杂回声或液性无回声区。如血管内有瘤栓，可见腔内有散在或稀疏回声；淋巴结转移时在肾动脉和主动脉周围出现低回声结节。

6. **前列腺增生症**　前列腺径线超过正常值，以前后径增大为主，严重者增生的前列腺可突入膀胱腔内。大多数患者前列腺外形规整，左右对称，也可呈分叶状，其包膜完整、光滑，无中断现象，但可增厚。多数增生的前列腺内部回声均匀，少数回声增强。

（四）女性生殖系统声像图

1. **正常盆腔声像图**　子宫位于充盈的膀胱后方，多为前倾位，居中，纵切面一般呈倒置的梨形，横切面子宫底部呈三角形，体部呈椭圆形，轮廓清晰，被膜光滑。子宫肌层呈均匀中等回声，宫腔呈线状强回声；周围内膜为低回声或较强回声，其回声强度和厚度与月经周期有关。宫颈回声较宫体回声稍强且致密，其内可见带状强回声的宫颈管。正常子宫大小因不同的生理阶段而有差异性，经产妇大于未产妇，绝经期后子宫萎缩。卵巢在子宫横切面上位于子宫两侧外上方，断面呈圆形或卵圆形，内部回声均匀，强度略高于子宫。

2. **正常妊娠子宫声像图**　早孕 5 周时可显示妊娠囊，为增大的子宫内圆形或椭圆形的光环；中、晚期妊娠时主要发现妊娠有无异常，评定胎儿生长发育情况、进行孕龄估计或胎儿生理功能的观察。

3. **子宫肌瘤**　子宫肌瘤是子宫最常见的良性肿瘤，其声像图示子宫增大，形态不规则；肌瘤结节呈圆形低回声或等回声，周边有假性包膜形成的低回声晕；壁间肌瘤子宫内膜移向对侧且发生变形，黏膜下肌瘤内膜显示增宽、增强或显示出瘤体。肌瘤钙化时，其内出现点状、团状或带状强回声，后方伴声影。

【本章小结】　医学影像学飞速发展，不同的成像技术有着不同的成像原理和图像特点，但 X 线检查仍是影像学检查最基本、最常用的方法。胸部组织和器官存在良好的自然密度差，所以胸部常见病、多发病通过普通 X 线检查即可做出初步诊断。任何一种心脏病都可造成心脏大小和外形的改变，X 线检查既可观察其变化同时又可以观察肺血的情况，这是其他影像学无法比拟的，对指导临床治疗有重要意义。胃肠道常见疾病首选胃肠道造影 X 线检查，而腹部实质性脏器首选 B 超和 CT 检查；骨关节常见疾病（四肢骨折、骨肿瘤等）用普通 X 线检查即可做出初步诊断；对于中枢神经系统疾病和肺部细小的病变选用 CT 或 MRI 检查；对肝脏结节的鉴别诊断 MRI 优于 CT。

各种不同影像技术的检查前准备工作和处理，也是护理人员需要掌握的内容。首先要做好心理准备，消除患者的紧张与恐惧心理。其次是身体准备：① 协助去除患者身上的金属饰品、敷料、膏药、发卡等影响检查的物品；② 腹部检查常规需要禁食、禁水 4～8 小时；③ 盆腔检查前需充盈膀胱。再者是造影检查前准备和处理：① 胃肠道穿孔、肠梗阻的患者禁行钡餐造影检查；② 应用碘或钆对比剂要注意观察其不良反应并给予及时处理，同时患者留观 30 分钟后再离开。

（佟玉荣）

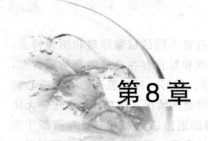

第8章

实验室检查

实验室检查是临床一项重要的辅助项目，它运用物理学、化学、生物学等学科的实验技术，对患者的血液、尿液、粪便以及其他排泄物、分泌物、脱落物、穿刺物等标本进行检测，直接或间接反映机体功能状态或病理变化，不但为诊断、治疗疾病提供依据，而且为护士观察、判断病情，做出护理诊断提供客观资料。同时，在临床工作当中由于大部分的实验室检查标本需要护士采集，因此，护生学习实验室检查知识尤为重要。

第1节　血液检查

【案例】　患者，男，46岁。因头晕、乏力11余年入院。11年前无明显诱因缓起头晕、乏力，伴面色苍白，反复解浓茶样小便，量如常，小便以后头晕、乏力症状加重，且伴有皮肤、巩膜黄染，腰背酸痛。血红蛋白波动在28～100g/L之间。有安乃近过敏史，最后一次输血是8个月前。

体格检查：慢性病容，贫血貌，全身皮肤、巩膜轻度黄染，口唇苍白；肝肋下4指可扪及，质中，无压痛；脾肋下2指可扪及，质硬，无压痛。

实验室检查：白细胞 7.33×10^9/L，红细胞 1.12×10^{12}/L，血红蛋白 32g/L，血细胞比容 11.9%，平均红细胞容积 106.3fL，平均红细胞血红蛋白浓度 26.6%，血小板 506×10^9/L，肝功能总胆红素 31.1μmol/L，非结合胆红素 7.0μmol/L；尿常规：潜血＋＋。

问题：

1. 对此患者的初步诊断是什么？

2. 初步诊断的依据有哪些？

一、血液常规检查

传统的血液常规检测（blood routine test）包括血红蛋白（hemoglobin，Hb）测定、红细胞（red blood cells，RBC）计数、白细胞（white blood cells，WBC）计数及白细胞分类计数（differential count，DC），是临床应用最广泛的检验项目之一。近年来由于广泛应用血液学分析仪器，血液常规检查的项目增多，包括红细胞计数、血红蛋白测定、红细胞平均值测定及红细胞形态检测；白细胞计数及其分类计数；血小板计数、血小板平均值测定和血小板形态检测。

（一）红细胞计数和血红蛋白测定

【标本采集方法】　乙二胺四乙酸二钾（EDTA-K$_2$）或乙二胺四乙酸三钾（EDTA-K$_3$）抗凝静脉血 1ml。

【参考值】　健康人群血红蛋白和红细胞数参考值见表8-1。

表 8-1　健康人群血红蛋白和红细胞数参考值

健康人	红细胞计数（$\times 10^{12}$/L）	血红蛋白（g/L）
成年男性	4.3～5.8	130～175
成年女性	3.8～5.1	115～150
新生儿	6.0～7.0	170～200

【注意事项】　静脉采血时，止血带使用时间要短，否则红细胞计数和血红蛋白浓度可增高。

【临床意义】

（1）红细胞和血红蛋白增多：单位容积血液中血红蛋白量及红细胞数高于参考值上限，可分为相对性增多和绝对性增多两类。

1）相对性增多：由于血液浓缩使红细胞容积和血红蛋白相对增多，见于严重呕吐、腹泻、大面积烧伤、出汗过多、慢性肾功能减退、尿崩症等。

2）绝对性增多：生理性增多见于红细胞生成素代偿性增多，如新生儿、高原居民或剧烈运动等；病理性增多见于严重的慢性心、肺疾病（如发绀型先天性心脏病、阻塞性肺气肿、肺源性心脏病）、真性红细胞增多症等。

（2）红细胞和血红蛋白减少：单位容积血液中红细胞数及血红蛋白含量低于正常值。

1）生理性减少：婴幼儿及 15 岁以前的儿童（红细胞及血红蛋白一般比正常成人低 10%～20%），妊娠中、晚期和部分老年人。

2）病理性减少：可由造血原料不足、造血功能障碍及红细胞丢失、破坏过多等原因引起，见于各种原因所致的贫血如缺铁性贫血、再生障碍性贫血、溶血性贫血和失血性贫血等。

（二）外周血红细胞形态改变

【标本采集方法】　乙二胺四乙酸（EDTA）抗凝全血或毛细血管采血。

【参考值】　正常红细胞为双凹圆盘形，大小较一致，平均直径 $7.5\mu m$ 左右，中央淡染区占红细胞直径的 1/3～2/5。红细胞的厚度边缘约 $2\mu m$，中央约 $1\mu m$。除见于正常人外，形态正常的红细胞也见于再生障碍性贫血、溶血性贫血和急性失血性贫血的患者。

【临床意义】

（1）红细胞大小和染色反应的异常

1）小红细胞（microcyte）：红细胞直径小于 $6\mu m$，细胞体积可变小，中央淡染区扩大，红细胞呈小细胞低色素性。常见于缺铁性贫血及珠蛋白生成障碍性贫血。

2）大红细胞（macrocyte）：红细胞直径＞$10\mu m$，见于急性溶血性贫血、急性失血性贫血及巨幼细胞贫血。红细胞直径＞$15\mu m$ 者为巨红细胞（megalocyte），最常见于叶酸和（或）维生素 B_{12} 缺乏所致的巨幼细胞贫血。

3）红细胞大小不均（anisocytosis）：红细胞大小悬殊，直径相差超过 1 倍以上。这种现象见于病理造血，反映骨髓中红细胞增生明显旺盛。在增生性贫血如缺铁性贫血、溶血性贫血、失血性贫血等达中度以上时，均可见某种程度的红细胞大小不均，而在巨幼细胞贫血时尤为明显。

4）嗜多色性（polychromatic）：嗜多色性红细胞是一种刚脱核的红细胞，红细胞胞体较大，呈灰蓝色或紫灰色，其增多反映骨髓造血功能活跃，红细胞系增生旺盛。见于各种增生性贫血，尤以急性溶血性贫血多见。

（2）红细胞形态异常

1）球形红细胞（spherocyte）：球形红细胞直径小于 $6\mu m$，厚度大于 $2.9\mu m$，中央淡染区消失，主要见于遗传性球形细胞增多症。涂片中此种细胞占 20% 以上时才有诊断价值。

2）椭圆形红细胞（elliptocyte）：红细胞常呈卵圆形或两端钝圆的长柱状等，正常人低于 1%，遗传性椭圆形细胞增多症患者有严重贫血时可达 15% 以上，一般超过 25%～50% 才有诊断价值，也可见于严重贫血，最常见于巨幼细胞贫血。

3）靶形细胞（target cell）：红细胞内血红蛋白染色分布似射击靶，正常 1%～2%，增多见于异常血红蛋白病、珠蛋白生成障碍性贫血，靶形细胞常占 20% 以上，也可见于缺铁性贫血、溶血性贫血、阻塞性黄疸等。

4）镰形细胞（sickle cell）：红细胞形状如镰刀，见于镰形细胞性贫血（HbS 病）。

5）泪滴形红细胞（dacryocyte，teardrop cell）：红细胞形似泪滴状，增多见于骨髓纤维化以及溶血性贫血、珠蛋白生成障碍性贫血等。

6）裂细胞（schistocyte）：又称红细胞形态不整、红细胞异形症。红细胞呈梨形、泪滴形、长圆形、新月形、哑铃形、盔形等不规则形态。见于微血管病性溶血性贫血如弥散性血管内凝血、血栓性血小板减少性紫癜、恶性高血压、心血管创伤性溶血性贫血等，也可见于严重烧伤患者。

7）红细胞缗钱状形成（rouleaux formation）：红细胞聚集呈串状叠连成缗钱状，见于多发性骨髓瘤、原发性巨球蛋白症等。

（3）红细胞结构异常

1）嗜碱性点彩（basophilic stippling）：红细胞内可见由变性的核糖体凝集成的细小嗜碱性点状物质。多见于铅中毒，也可见于骨髓增生旺盛的其他贫血如巨幼细胞贫血。

2）染色质小体（Howell-Jolly body）：红细胞内含有一个或数个、直径 $0.5～1\mu m$ 圆形紫红色小体，是核的残余物质。多见于增生性贫血、红白血病。

3）卡波环（Cabot ring）：红细胞内出现一条很细的淡紫红色圆形或 8 字形线状环，可能是纺锤体的残余物或是胞质中脂蛋白变性所致，提示严重贫血、溶血性贫血、巨幼细胞贫血、铅中毒及白血病等。

4）有核红细胞（nucleated erythrocyte）：除新生儿外，正常成人外周血涂片中无有核红细胞，如出现均属病理现象。主要见于各种溶血性贫血、红白血病、髓外造血、骨髓转移癌、严重缺氧等。

（三）白细胞计数及分类

【标本采集方法】 同红细胞计数。

【参考值】

（1）白细胞计数：成人 $(3.5～9.5)\times10^9/L$；新生儿 $(15～20)\times10^9/L$；6 个月～2 岁 $(11～12)\times10^9/L$。

（2）白细胞分类计数：白细胞可分为 5 种类型，即中性粒细胞、嗜酸性粒细胞、嗜碱性粒细胞、淋巴细胞和单核细胞，各种类型白细胞正常百分数和绝对值见表 8-2。

表 8-2　5 种白细胞正常百分数和绝对值

细胞类型	绝对值（$\times10^9/L$）	百分数（%）
中性粒细胞（N）	1.8～6.3	40～75
嗜酸性粒细胞（E）	0.02～0.52	0.4～8
嗜碱性粒细胞（B）	0～0.06	0～1
淋巴细胞（L）	1.1～3.2	20～50
单核细胞（M）	0.1～0.6	3～10

【注意事项】 由于肝素抗凝剂可引起白细胞聚集，在采集血液时应避免使用。

【临床意义】 成人白细胞总数高于 $9.5 \times 10^9 /L$，称白细胞增多；低于 $3.5 \times 10^9 /L$，称白细胞减少。由于中性粒细胞的百分率占 $40\% \sim 75\%$，故白细胞增多或减少主要受中性粒细胞数量的影响。

(1) 中性粒细胞（neutrophil，N）：在外周血中中性粒细胞可分为中性杆状核粒细胞和中性分叶核粒细胞两类，胞质丰富，染色呈粉红色，含较多细小、均匀的淡粉色中性颗粒；胞核为深紫红色，染色质紧密成块状。核弯曲呈杆状者称杆状核；核呈分叶状称分叶核，通常为 $2 \sim 5$ 叶，叶与叶之间经细丝相连。

1) 中性粒细胞增多（neutrophilia）：在生理情况下，妊娠后期及分娩时、寒冷、饱餐、剧烈运动后等均可使其暂时性增高；一天内下午较早晨为高。

病理性增多见于：①急性感染，特别是化脓性球菌（如金黄色葡萄球菌、溶血性链球菌等）感染最为常见；②严重组织损伤或坏死，如大手术后、严重外伤、大面积烧伤以及急性心肌梗死及严重的血管内溶血 $12 \sim 36$ 小时内；③急性大出血 $1 \sim 2$ 小时内；④急性中毒，化学物质或药物（如铅、汞、安眠药等）中毒，尿毒症、糖尿病酮症酸中毒，生物性中毒如昆虫、蛇毒等；⑤非造血系统恶性肿瘤、白血病等。

2) 中性粒细胞减少（neutropenia）：中性粒细胞的绝对值低于 $1.8 \times 10^9 /L$ 称为粒细胞减少症，低于 $0.5 \times 10^9 /L$ 称为粒细胞缺乏症。引起中性粒细胞减少的原因：①感染性疾病：病毒性感染，如病毒性肝炎、流感、风疹、巨细胞病毒等感染；细菌感染如伤寒、副伤寒杆菌感染等；②血液系统疾病：常见于再生障碍性贫血、粒细胞缺乏症、非白血性白血病、恶性组织细胞病、严重缺铁性贫血、阵发性睡眠性血红蛋白尿以及骨髓转移癌等，常同时伴有血小板及红细胞减少；③化学因素和物理因素：化学因素如苯、铅、汞等；药物因素如使用抗肿瘤、抗甲状腺药物、氯霉素、免疫抑制剂等；物理因素如放射线损害等，此类因素是引起白细胞减少的常见原因；④脾功能亢进、淋巴瘤及某些自身免疫性疾病如系统性红斑狼疮等。

3) 中性粒细胞的核象变化：核象标志着粒细胞的成熟程度，主要是指粒细胞的分叶状况。正常周围血液中的中性粒细胞以 3 叶的分叶核占多数，有少量杆状核，杆状核与分叶核的正常比值为 $1 : 13$。病理情况下，中性粒细胞核象可发生变化，出现核左移或右移现象。①核左移：周围血中出现不分叶核粒细胞（包括杆状核粒细胞及幼稚阶段的粒细胞）的百分数超过 5% 时，称为核左移。常见于急性化脓性细菌所致的感染、急性失血、急性中毒及急性溶血反应等。中性粒细胞增多，伴核轻度左移，提示感染轻或者处于感染早期；伴核明显左移，表示感染加重；核显著左移但中性粒细胞不增高或减低，常提示感染极为严重。②周围血液中 5 叶以上的粒细胞百分数超过 3% 时称核右移。主要见于造血功能衰退、巨幼细胞贫血，也可见于应用抗代谢药物等。在炎症的恢复期，可出现一过性核右移。如在疾病进展期突然出现核右移的变化，则表示预后不良。

4) 中性粒细胞形态异常：①中性粒细胞的中毒性改变：在严重传染性疾病、各种化脓性感染、恶性肿瘤、中毒及大面积烧伤等病理情况下出现细胞大小不均、中毒颗粒、空泡形成、杜勒小体、核变性等变化，可单独出现，也可同时出现；②巨多叶核中性粒细胞：多见于巨幼细胞贫血或应用抗代谢药物治疗后，细胞胞体较大，核染色疏松，核分叶过多，常超过 5 叶以上，甚至 10 叶以上；③棒状小体：为在白细胞的胞质中出现一个或数个，长 $1 \sim 6\mu m$ 的红色细杆状物质，一旦出现，即可拟诊断为急性白血病。

(2) 嗜酸性粒细胞（eosinophil，E）：直径 $13 \sim 15\mu m$ 的圆形细胞，胞质内充满粗大、整齐、均匀、紧密排列的砖红色或鲜红色嗜酸性颗粒，折光性强；胞核多为两叶，呈眼镜状，深紫色。

1）嗜酸性粒细胞增多（eosinophilia）：见于变态反应性疾病如支气管哮喘、药物过敏反应、荨麻疹等；寄生虫病如血吸虫病、蛔虫病等；皮肤病如湿疹、牛皮癣等；血液病如淋巴瘤、慢性粒细胞白血病等。

2）嗜酸性粒细胞减少（eosinopenia）：见于伤寒、副伤寒及长期应用肾上腺皮质激素后。

（3）嗜碱性粒细胞（basophil，B）：直径10～12μm的圆形细胞，胞质紫红色内有少量粗大但大小不均、排列不规则的黑蓝色嗜碱性颗粒；胞核一般为2～3叶，因被颗粒遮盖，核着色较浅，而使分叶有模糊不清感。

1）嗜碱性粒细胞增多（basophilia）：见于慢性粒细胞性白血病、嗜碱性粒细胞白血病、骨髓纤维化等，还见于药物、食物所致超敏反应等；

2）嗜碱性粒细胞减少（basophil）：无临床意义。

（4）淋巴细胞（lymphocyte，L）：可分为大淋巴细胞和小淋巴细胞两种。胞体呈圆形或椭圆形。大淋巴细胞的胞质丰富，呈蔚蓝色，内含少量紫红色嗜天青颗粒，直径为10～15μm，占10%；小淋巴细胞胞质很少，甚至完全看不见，呈深蓝色，直径为6～10μm，占90%；两者的胞核均呈圆形或椭圆形，偶见凹陷，深紫色，染色质聚集成块状。

1）淋巴细胞增多（lymphocytosis）：生理性增多见于出生1周后的婴儿，可持续到6～7岁，其淋巴细胞的百分数较成人为高。病理性增多见于病毒、结核、传染性单核细胞增多症等感染性疾病及淋巴细胞性白血病、淋巴瘤、自身免疫性疾病、移植物抗宿主反应或移植物抗宿主病等。

2）淋巴细胞减少（lymphocytopenia）：见于放射病、先天性或获得性免疫缺陷综合征、应用烷化剂及长期应用肾上腺皮质激素等。

（5）单核细胞（monocyte，M）：胞体大，直径为14～20μm，呈圆形或不规则形。胞质较多，染淡蓝色或灰蓝色，内含较多的细小、灰尘样的紫红色颗粒。细胞核大，核形不规则，淡紫红色，染色质细致、疏松如网状。

1）单核细胞增多（monocytosis）：单核细胞生理性增多，见于婴幼儿及儿童；病理性增多，见于疟疾、活动性肺结核、单核细胞性白血病、淋巴瘤、急性感染恢复期等。

2）单核细胞减少（monocytopenia）：一般无临床意义。

二、血液的其他检验

（一）贫血性疾病常用的检查

1. 血细胞比容（hematocrit，HCT）测定　HCT测定又称血细胞压积测定，是指抗凝全血经离心沉淀后，每升血液中红细胞所占的容积百分比。

【标本采集方法】　血液分析仪法：EDTA抗凝血。

【参考值】　血液分析仪法：男0.40～0.50L/L；女0.35～0.45L/L。

【注意事项】　采血时，止血带使用超过1分钟，血细胞比容可增加2%～5%；抗凝剂应用不合适、标本溶血、大量输液后立即测定，均可影响测定结果。

【临床意义】　血细胞比容测定反应红细胞的增多或减少，但易受血浆容量改变的影响，同时也受红细胞体积大小的影响。

（1）血细胞比容增高：相对性增高见于各种原因引起的血液浓缩状态，如严重呕吐、腹泻、烧伤等，临床上测定脱水患者的血细胞比容，作为计算静脉输液量的参考依据。红细胞绝对性增多见于真性红细胞增多症。

（2）血细胞比容减低：主要见于各种原因所致的贫血。由于贫血类型不同，红细胞体积也不同，红细胞比容的减少与红细胞数减少不一定成正比，因此需将红细胞计数、血红蛋白量和红细胞比容 3 者结合起来计算红细胞各项平均值才有参考意义。

2. **红细胞平均值** 常用的红细胞平均值：①红细胞平均容积（mean corpuscular volume，MCV）：指全血中每个红细胞的平均体积，以飞升（femtolitre，fl）为单位；②红细胞平均血红蛋白量（mean corpuscular hemoglobin，MCH）：指全血中每个红细胞内所含血红蛋白的平均量，以皮克（picogram，pg）为单位；③红细胞平均血红蛋白浓度（mean corpuscular hemoglobin concentration，MCHC）：指全血中每升血液中平均所含血红蛋白浓度，以 g/L 表示。MCV、MCH、MCHC 互为关联，常一起测定。

【标本采集方法】 EDTA 抗凝全血（血液分析仪法）；MCV 由仪器直接测出，MCH 和 MCHC 由仪器计算得出。

【参考值】 红细胞平均容积（MCV）82～100fl；红细胞平均血红蛋白量（MCH）27～34pg；红细胞平均血红蛋白浓度（MCHC）316～354g/L（32%～35%）。

【临床意义】 主要用于贫血形态学分类，见表 8-3。由于红细胞 3 个平均值密切相关，它们的测定结果应做相互比较，进行贫血的形态学分类。

表 8-3 贫血的细胞形态学分类

形态学分类	MCV（82～100 fl）	MCH（27～34pg）	MCHC（32%～35%）	病因
大细胞性贫血	>100	>34	32～35	叶酸及维生素 B_{12} 缺乏所引起的巨幼细胞贫血
正常细胞性贫血	82～100	27～34	32～35	再生障碍性贫血、急性失血性贫血、溶血性贫血、骨髓病性贫血
单纯小细胞性贫血	<82	<27	32～35	慢性炎症性贫血、肾性贫血
小细胞低色素性贫血	<82	<27	<32	缺铁性贫血、铁粒幼细胞性贫血、珠蛋白生成障碍性贫血、慢性失血性贫血

3. **红细胞体积分布宽度** 红细胞容积分布宽度（red blood cell volume distribution width，RDW）是经血液分析仪测定获得的红细胞参数，反映外周血红细胞大小异质性的程度，常用所测全体红细胞容积大小的变异系数即 RDW-CV 来表示。

【标本采集方法】 同红细胞计数（血液分析仪法）。

【参考值】 RDW-CV：11.5%～14.5%。

【临床意义】

（1）用于缺铁性贫血的诊断和鉴别诊断：缺铁性贫血与轻型 β-珠蛋白生成障碍性贫血两者红细胞形态均呈小细胞低色素，但缺铁性贫血患者 RDW 明显增高，而 β-珠蛋白生成障碍性贫血患者 RDW 基本正常。在缺铁性贫血早期，RDW 就可增高，而 MCV、MCH 等仍可正常；治疗后，如 RDW 仍未降至正常水平，可反映体内储存铁尚未完全补足。所以 RDW 对缺铁性贫血治疗中的动态监测可能有一定的价值。

（2）用于贫血的形态学分类：按 RDW、MCV 两项参数对贫血进行形态学新的分类，可将贫血分为 6 类，见表 8-4。

表 8-4　MCV、RDW 贫血形态学分类

RDW	MCV	常见贫血
正常	正常	失血性贫血、某些慢性疾病性贫血等
增高	正常	早期缺铁性贫血、铁粒幼细胞贫血、血红蛋白性贫血、骨髓纤维化
正常	增高	再生障碍性贫血、骨髓增生异常综合征
增高	增高	巨幼细胞贫血、冷凝集素综合征等
正常	低	慢性疾病贫血、珠蛋白生成障碍性贫血
增高	低	缺铁性贫血、HbH 病

4. 网织红细胞计数　网织红细胞（reticulocyte，Ret）是晚幼红细胞脱核后到完全成熟的红细胞之间的过渡型细胞，在胞质内除已合成丰富的血红蛋白外，还残存核糖体、核糖核酸等嗜碱性物质。煌焦油或新亚甲蓝染色，细胞呈现浅蓝色或深蓝色网织状。

【标本采集方法】　EDTA 抗凝全血或毛细血管采血。

【参考值】　成人：$0.005 \sim 0.015$；新生儿：$0.03 \sim 0.07$；绝对值：$(24 \sim 84) \times 10^9/L$

【临床意义】

（1）网织红细胞增多：提示骨髓红细胞系增生旺盛，见于急性溶血性贫血、急性失血性贫血。缺铁性贫血和巨幼红细胞性贫血治疗有效时，如补充铁或 VitB$_{12}$ 及叶酸后，网织红细胞可迅速增多，为判断贫血疗效的指标。

（2）网织红细胞减少：提示骨髓造血功能低下，见于再生障碍性贫血。在骨髓病性贫血（如急性白血病等）时，骨髓中异常细胞大量浸润，使红细胞增生受到抑制，网织红细胞也减少。

5. ^{51}Cr 标记红细胞寿命测定　用 ^{51}Cr（chromium）标记红细胞测定红细胞寿命。

【参考值】　半寿期：$25 \sim 32$ 天。

【临床意义】　由于溶血性贫血时红细胞寿命常少于 15 天，因此红细胞寿命测定可作为诊断溶血的可靠参数。

6. 血浆游离血红蛋白检测

【标本采集方法及注意事项】　抗凝静脉血 2ml。防止标本溶血。

【参考值】　$<50mg/L$（$1 \sim 5mg/dl$）。

【临床意义】　血浆游离血红蛋白增高是血管内溶血的指征，常见于葡萄糖-6-磷酸脱氢酶（G-6-PD）缺乏症、自身免疫性溶血性贫血、阵发性睡眠性血红蛋白尿、珠蛋白生成障碍性贫血等。

7. 血清结合珠蛋白检测　结合珠蛋白由肝脏和单核吞噬细胞系统合成，具有结合游离血红蛋白形成稳定的大分子复合物的能力，可防止血红蛋白自肾小球滤出而从尿中丢失。

【标本采集方法及注意事项】　抗凝静脉血 2ml。防止标本溶血。

【参考值】　$0.7 \sim 1.5g/L$（$70 \sim 150mg/dl$）。

【临床意义】

（1）结合珠蛋白减低：见于各种溶血、肝脏疾病、传染性单核细胞增多症；

（2）结合珠蛋白增高：见于感染、创伤、恶性肿瘤、系统性红斑狼疮、组织损伤等。

8. 红细胞渗透脆性试验（erythrocyte osmotic fragility test）　该试验可测定红细胞（膜）在不同浓度低渗盐水溶液中的抵抗能力。将患者的红细胞加至按比例配制的不同浓度低渗氯化

钠溶液中观察其溶血的情况，结果以被检红细胞最小抵抗力（开始溶血时氯化钠溶液的浓度）和最大抵抗力（完全溶血时氯化钠溶液的浓度）来表示。抵抗力大，示脆性减低；反之，脆性增加。

【**标本采集方法及注意事项**】　3.8％枸橼酸钠抗凝静脉血 1ml。防止标本溶血。

【**参考值**】　开始溶血：0.42％～0.46％氯化钠溶液；完全溶血：0.28％～0.34％氯化钠溶液。

【**临床意义**】

（1）脆性增加：见于遗传性球形细胞增多症、自身免疫性溶血性贫血等；

（2）脆性减低：见于缺铁性贫血、海洋性贫血、脾切除后以及某些肝脏疾病。

9. 自身溶血试验及其纠正试验（autohemolysis and correction test）

【**标本采集方法及注意事项**】　静脉血 5ml。防止标本溶血。

【**参考值**】　正常红细胞经孵育 48 小时后，溶血率＜3.8％；加葡萄糖或 ATP 后（纠正试验），溶血率＜1％。

【**临床意义**】　本试验有助于鉴别诊断遗传性球形细胞增多症和先天性非球形细胞溶血性贫血。遗传性球形细胞增多症，孵育后溶血明显增强，加入葡萄糖及 ATP 后，溶血均可得到明显纠正。Ⅰ型先天性非球形细胞性溶血（G-6-PD 缺乏症），其自身溶血能被葡萄糖和 ATP 部分纠正；Ⅱ型先天性非球形细胞性溶血（丙酮酸激酶缺乏症），则其自身溶血不能被葡萄糖纠正，只能被 ATP 纠正。

10. 抗人球蛋白试验（antihuman globulin test）　即 Coombs 试验。抗人球蛋白抗体是完全抗体，可与多个不完全抗体的 Fc 段相结合，使红细胞发生可见的凝集现象，称为抗人球蛋白试验阳性。此试验包括直接抗人球蛋白试验（阳性表明红细胞表面已结合有不完全抗体）和间接抗人球蛋白试验（阳性表明血清中存在不完全抗体）。

【**标本采集方法**】　静脉血或脐带血 3ml。

【**参考值**】　直接、间接抗人球蛋白阴性。

【**注意事项**】　避免溶血，立即送检。

【**临床意义**】

（1）直接抗人球蛋白阳性：见于新生儿溶血病、自身免疫性溶血性贫血、系统性红斑狼疮、淋巴瘤及青霉素型等药物性溶血反应；

（2）间接抗人球蛋白阳性：主要用于 Rh 或 ABO 妊娠免疫性新生儿溶血病母体血清中不完全抗体的检测。

（二）出血性疾病检查

1. 毛细血管抵抗力试验（capillary resistance test，CRT）　CRT 又称毛细血管脆性试验或束臂试验。

【**操作方法**】　在上臂束好血压计袖带，用彩色笔于肘下 4cm 处画一直径为 5cm 的圆圈，袖带内充气使血压计的压力指数保持在收缩压与舒张压之间，一般不超过 13.3kPa（100mmHg），持续 8 分钟后解除袖带压力，再等 5 分钟后计算圆圈内新鲜出血点的数目，以判断血管壁的抵抗力。

【**参考值**】　正常人阴性，新鲜出血点不超过 10 个；新增出血点超过 10 个为阳性。

【**临床意义**】　阳性见于：①毛细血管壁异常：如过敏性紫癜、单纯性紫癜、遗传性出血性毛细血管扩张症等；②血小板数量减少或功能异常：如特发性血小板减少性紫癜、再生障碍性贫血、先天性和获得性血小板功能缺陷症等；③维生素 C 及维生素 P 缺乏症；④血管性血友病；⑤其他：如严重肝、肾疾病及服用大量抗血小板药物。

2. 血小板（PLT）计数　计数单位容积内外周血液中血小板的含量。

【标本采集方法】　毛细血管采血或静脉血 1ml。

【参考值】　$(125\sim350)\times10^9$/L。

【临床意义】

(1) 血小板增多：血小板数超过 400×10^9/L，称为血小板增多。见于：①骨髓增生性疾病，如慢性粒细胞白血病、真性红细胞增多症、原发性血小板增多症；②反应性增多，如急性感染、急性失血或溶血、某些恶性肿瘤等。

(2) 血小板减少：血小板低于 125×10^9/L，称为血小板减少。见于：①造血功能障碍，如再生障碍性贫血、急性白血病、放射线病、骨髓转移瘤等；②血小板破坏过多或消耗增多，如特发性血小板减少性紫癜、脾功能亢进、系统性红斑狼疮、弥漫性血管内凝血等；③感染或中毒，如伤寒、败血症、化学药物中毒等。

3. 出血时间测定（BT）　出血时间是指皮肤毛细血管受一定程度的创伤后至出血自然停止所需的时间。

【标本采集方法】　刺破微血管，观察停止出血所需的时间。

【参考值】　世界卫生组织推荐使用标准的出血时间测定法（template bleeding time, TBT）测定，参考值为 4.8～9 分钟。

【临床意义】　出血时间延长见于血小板减少（如原发性血小板减少性紫癜）、功能异常（如血小板无力症）等，也见于严重缺乏某些血浆凝血因子、血管异常以及药物性出血（如服用阿司匹林、双嘧达莫）等。

4. 血块收缩试验（CRT）

【标本采集方法】　静脉采血 1ml，注入清洁、干燥小试管（直径 0.7cm，长 8cm）中并记录时间。

【参考值】　30～60 分钟开始收缩，24 小时内完全收缩。

【临床意义】

(1) 血块收缩不良或不收缩：见于血小板减少或功能异常，如特发性或继发性血小板减少性紫癜、血小板无力症等；

(2) 血块收缩过度：见于先天性凝血因子Ⅷ缺乏症、严重贫血。

5. 血小板相关免疫球蛋白测定　血小板相关免疫球蛋白（platelet associated Ig, PAIg）测定包括血小板相关免疫球蛋白 G（PAIgG）、血小板相关免疫球蛋白 M（PAIgM）和血小板相关免疫球蛋白 A（PAIgA），常用酶联免疫吸附试验法测定。近来用流式细胞术（FCM）和免疫荧光显微术测定日趋增多。

【标本采集方法】　EDTA 抗凝静脉血 5ml。

【参考值】　ELISA 法：PAIgG 0～78.8ng/10^7 血小板；PAIgM 0～7.0ng/10^7 血小板；PAIgA 0～2.0ng/10^7 血小板。FCM：一般＜10%（应建立本实验室的参考值）。

【临床意义】　90% 以上特发性血小板减少性紫癜患者的 PAIgG 增高，经肾上腺皮质激素治疗后，PAIgG 水平可减低；复发患者的 PAIgG 增高。同种免疫性血小板减少性紫癜、药物免疫性血小板减少性紫癜、慢性活动性肝炎、系统性红斑狼疮、慢性淋巴细胞白血病、多发性骨髓瘤等 PAIgG 也增高。

6. 血小板黏附试验（platelet adhesion test，PAdT） 血小板黏附试验有多种测定方法，如玻璃球法、玻璃滤器法和玻璃柱法。血小板具有黏附于血管表面和异物表面的特性，当一定量的血液与一定表面积的异物接触后即有一定数量的血小板黏附在异物表面上，计数受检血液黏附前与黏附后血液中血小板总数的百分率，即为血小板黏附率（％）。

【标本采集方法】 玻璃球法，用枸橼酸钠抗凝静脉血 5ml；玻璃滤器法和玻璃柱法，用静脉全血。

【参考值】 玻璃球法：34.9％±5.59％；玻璃柱法：62.5％±8.6％；玻璃滤器法：31.9％±10.9％。

【临床意义】

（1）PAdT 增高：见于血液高凝状态和血栓性疾病，如心绞痛、心肌梗死、脑血管病变、糖尿病、深静脉血栓形成、妊娠高血压综合征、肾小球肾炎、动脉粥样硬化、口服避孕药等；

（2）PAdT 减低：见于血管性血友病、血小板无力症、尿毒症、肝硬化、骨髓增生异常综合征、服用抗血小板药物、低（无）纤维蛋白原血症等。

7. 凝血时间测定（clotting time，CT） 凝血时间是指血液离体后至完全凝固所需的时间。凝血时间的长短与各凝血因子的含量和功能有关，此项检查有助于了解内源性凝血机制有无异常。

【标本采集方法】 试管法为静脉采血 3ml。采血后立即记录时间。

【参考值】 试管法 4～12 分钟。

【临床意义】

（1）凝血时间延长：见于血友病、重症肝病、弥漫性血管内凝血的后期和应用肝素治疗等；

（2）凝血时间缩短：见于血液高凝状态、血栓性疾病等；

8. 活化部分凝血活酶时间（activated partial thromboplastin time，APTT）测定 APTT 测定是内源性凝血系统较灵敏和最常用的筛选试验。在受检血浆中加入部分凝血活酶磷脂悬液，在钙离子（Ca^{2+}）的作用下观察血浆凝固所需要的时间。

【标本采集方法及注意事项】 手工或血液凝固仪法：枸橼酸钠抗凝静脉血 2ml，置入塑料试管，充分且轻轻颠倒混匀 3 次。防止溶血、凝血。

【参考值】 2～43 秒。与正常对照比较，延长 10 秒以上为异常。

【临床意义】

（1）APTT 延长：意义同凝血时间测定，但较普通试管法凝血时间测定敏感。此外，APTT又是临床监测肝素治疗的首选指标。

（2）APTT 缩短：见于血栓性疾病。

9. 血浆凝血酶原时间（prothrombin time，PT）测定 凝血酶原时间测定是指在血浆中加入组织凝血活酶和钙离子后，测定血浆凝固所需的时间，是检测外源性凝血系统有无障碍的筛选试验。

【标本采集方法及注意事项】 静脉血 1.8ml，注入含 3.8％枸橼酸钠溶液 0.2ml 的试管内，充分混匀。防止溶血、凝血。

【参考值】 11～13 秒，测定值超过正常对照值 3 秒以上为异常。为加强检测的准确性，可计算凝血酶原时间比值（prothrombin time ratio，PTR），即被检者凝血酶源时间（秒）／正常人凝血酶原时间（秒），参考值为 1.0±0.05。

【临床意义】

(1) 凝血酶原时间延长：见于先天性凝血因子Ⅱ、Ⅴ、Ⅶ、Ⅹ 或纤维蛋白原缺乏症、严重肝病、维生素 K 缺乏、纤维蛋白溶解亢进、口服抗凝药物等；

(2) 凝血酶原时间缩短：见于高凝状态和血栓性疾病，如弥漫性血管内凝血早期、心肌梗死、脑血栓形成、多发性骨髓瘤以及长期服用避孕药等。

10. 血浆纤维蛋白原（fibrinogen，FG）测定

【标本采集方法】　抗凝静脉血 3ml。

【参考值】　2~4g/L。

【注意事项】　同 APTT。

【临床意义】

(1) 纤维蛋白原增高：见于急性感染、急性肾炎、急性心肌梗死、休克、糖尿病、大手术后、妊高征、恶性肿瘤以及血栓前状态等；

(2) 纤维蛋白原减低：见于严重肝病、DIC、原发性纤溶症和肝硬化等。

11. 血浆抗凝血酶测定　包括抗凝血酶Ⅲ活性（anti-thrombin Ⅲ activity，AT-Ⅲ：A）和抗凝血酶抗原Ⅲ（anti-thrombin Ⅲ antigen，AT-Ⅲ：Ag）测定。

【标本采集方法】　同 APTT。

【参考值】　活性：108.5%±5.3%；抗原：(0.29±0.06) g/L。

【临床意义】

(1) AT-Ⅲ：A 和 AT-Ⅲ：Ag 增高见于血友病、口服抗凝剂、应用黄体酮等；

(2) AT-Ⅲ：A 和 AT-Ⅲ：Ag 减低见于先天性和获得性 AT-Ⅲ缺乏症，后者见于肝脏疾病、弥散性血管内凝血、外科手术后、血栓前状态和血栓性疾病。

12. 优球蛋白溶解时间（euglobulin lysis time，ELT）测定　优球蛋白溶解时间试验中的优球蛋白组分中含有纤维蛋白原、纤溶酶原及组织型纤溶酶原激活物等，但不含纤溶酶抑制物。将受检血浆加入到 pH4.5 的醋酸溶液中，使优球蛋白沉淀，经离心后去除纤溶抑制物，并将沉淀溶于缓冲液中，再加入钙或凝血酶使其凝固，在 37℃ 下观察凝块完全溶解所需要的时间。

【标本采集方法】　枸橼酸钠抗凝静脉血 2ml。

【参考值】　加钙法：(129.8±41.1) 分钟；加酶法：(157.0±59.1) 分钟。

【注意事项】　采血时止血带不要使用过紧，时间小于 5 分钟。

【临床意义】

(1) ELT 缩短（小于 70 分钟）：表明纤溶活性增强，见于原发性和继发性纤溶亢进，后者如手术、创伤、应激状态、休克、羊水栓塞、急性白血病、恶性肿瘤广泛转移和晚期肝硬化等；

(2) ELT 延长：表明纤溶活性减低，见于血栓性疾病和应用抗纤溶药物等。

13. 血浆凝血酶时间（thrombin time，TT）测定　受检血浆中加入标准化的凝血酶溶液，在凝血酶的作用下，纤维蛋白原转变为纤维蛋白，使血浆凝固所需的时间为凝血酶时间。

【标本采集方法及注意事项】　同 APTT。

【参考值】　16~18秒；延长超过正常对照 3 秒以上为异常。

【临床意义】　TT 延长见于弥散性血管内凝血纤溶亢进期、低（无）纤维蛋白原血症、异常纤维蛋白原血症、血中有肝素或类肝素物质存在（如肝素治疗中、肝脏疾病、系统性红斑狼

疮）等。

14. 血浆硫酸鱼精蛋白副凝试验（PPPT 或 3P 试验）　本实验可了解有无纤维蛋白溶解亢进现象。

【标本采集方法】　同血浆凝血酶原时间测定。

【参考值】　阴性。

【临床意义】　阳性是血管内纤维蛋白溶解的标志，见于弥散性血管内凝血早、中期；假阳性可见于恶性肿瘤、败血症等；阴性除正常人外，可见于晚期弥散性血管内凝血和原发性纤溶症。

第 2 节　尿 液 检 查

尿液是血液经过肾小球滤过、肾小管和集合管重吸收和排泌所产生的终末代谢产物。尿液的成分和性状不仅反映机体的代谢情况，而且反映机体各系统功能状态。因此，尿液检查对多种疾病的诊断和病情的观察都有重要的意义。

一、尿标本的采集

正确地收集、留取、保存尿标本和准确记录尿量，对保证检验结果的可靠性十分重要。因此在采集尿标本的过程中，要注意以下方面：

（一）容器

因各种非标本物质可干扰测定的结果，因此应使用一次性专用的有盖塑料容器；如使用其他容器，需洗净、晾干后才能使用。

（二）避免污染

不可混有粪便，男性患者避免混入前列腺液和精液，女性患者避免混入经血或阴道分泌物。

（三）时间

从标本收集到检验完成所间隔的时间，夏天不应超过 1 小时，冬天不应超过 2 小时，以免细菌污染和原有的各种成分改变。

（四）标本种类

1. 晨尿　为早晨第一次尿，因尿液在膀胱内存留 8 小时以上，各种成分浓缩，可获得较多的信息，如蛋白、细胞和管型等。

2. 随机尿　患者任何时间内自然排泄的尿液标本，此类标本最适合门诊、急诊患者。餐后 2 小时留尿，对病理性糖尿、蛋白质检测较敏感。

3. 定时尿　适用于一日之内尿液成分波动较大、用随意尿标本难以确定其参考值范围的多种化学物质的检测。12 小时尿要求前一天晚上 8 时排尽余尿后，开始收集直至第二天早晨 8 时之内的全部尿液，主要用于尿中有形成分计数。24 小时尿标本的采集方法同 12 小时尿，主要用于蛋白、糖等化学物质的检验。

4. 尿培养　用肥皂水或碘仿清洗外阴和尿道口，收集中段尿于无菌容器中，主要用于细菌培养和药物敏感试验。

（五）标本保存

尿标本如不能及时检查，需做适当保存（因各种物质易遭受微生物等的滋生、破坏）。常用方法有冷藏法和化学法，冷藏以 4℃ 为好，避免结冰；化学法可选用甲苯、甲醛、浓盐酸等防腐剂。

二、尿常规检查

（一）一般性状检查

1. 尿量

【标本采集方法】 收集 24 小时尿量测定容积，并应加入防腐剂。

【参考值】 成人为 1000～2000ml/24h；儿童按体重计算尿量，比成人多 3～4 倍。

【临床意义】

（1）多尿：尿量＞2500ml/24h 称为多尿。①暂时性多尿：见于饮水过多、应用利尿剂、输液过多等；②病理性多尿：见于尿崩症、糖尿病、慢性肾小球肾炎及慢性肾盂肾炎后期等。

（2）少尿：尿量＜400ml/24h 或＜17ml/h 称为少尿，＜100ml/24h 称为无尿。见于：①各种原因所致的休克、严重脱水、心力衰竭等；②各种肾实质性病变如急性肾小球肾炎、慢性肾衰竭等；③各种原因所致尿路梗阻。

2. 尿液外观

【标本采集方法】 新鲜晨尿或随时尿，立即送检。

【参考值】 正常尿液为淡黄色至深黄色透明液体，颜色的深浅受某些食物、药物和尿量等的影响。

【临床意义】

（1）血尿：尿中含有一定量的红细胞，称为血尿。每升尿中含血量超过 1ml，尿液外观呈淡红色、红色、洗肉水样或混有血凝块，称为肉眼血尿。如尿液外观变化不明显，离心沉淀后，镜检每高倍视野红细胞平均大于 3 个，称为镜下血尿。见于急性肾小球肾炎、肾结核、肾和尿路结石、肾肿瘤、泌尿系统感染以及出血性疾病等。

（2）血红蛋白尿及肌红蛋白尿：呈浓茶色或酱油色，由于血红蛋白和肌红蛋白出现于尿中所致。见于血型不合的输血反应、阵发性睡眠性血红蛋白尿、进食卟啉类食物色素等。正常人剧烈运动后也可偶见肌红蛋白尿。

（3）胆红素尿：尿液中含有大量的结合胆红素，尿液呈深黄色改变，振荡后出现泡沫也呈黄色，见于阻塞性黄疸及肝细胞性黄疸。尿液浓缩、服用呋喃唑酮、维生素 B、大黄等药物后尿色也呈黄色，但尿泡沫不黄，胆红素定性试验阴性。

（4）菌尿或脓尿：新鲜尿液呈云雾状混浊，见于泌尿系统感染，如肾盂肾炎、膀胱炎、尿道炎等。

（5）乳糜尿和脂肪尿：尿液中混有淋巴液而呈稀牛奶状称乳糜尿，见于丝虫病。尿中出现脂肪小滴则称为脂肪尿，见于脂肪挤压损伤、骨折和肾病综合征等。

3. 气味

【标本采集方法】 新鲜晨尿或随时尿，立即送检。

【参考值】 正常尿液中的气味来自挥发性的酸性物质，久置后有氨臭味。

【临床意义】 新鲜尿即有氨臭味见于膀胱炎或尿潴留；糖尿病酮症酸中毒可有烂苹果味；有机磷中毒者，尿带蒜臭味；进食葱、蒜等含特殊气味的食品过多时，尿液也可出现相应的特殊气味。

4. 酸碱反应 一般采用广泛 pH 试纸测定，精确测定时改用 pH 计测定，通常用 pH 表示测定结果。

【标本采集方法】 普通膳食情况下，留取新鲜晨尿 100ml，立即送检。

【参考值】 正常尿液 pH 多在 6.0～6.5，波动在 4.5～8.0 之间。

【临床意义】　正常尿液酸碱度受饮食的影响，肉食为主者尿偏酸性，素食者尿液偏碱性。因此，在排除干扰因素后出现的 pH 过高或过低才称为尿液酸碱度异常。

(1) 尿酸度增高：见于酸中毒、糖尿病、高热、痛风或口服氯化铵、维生素 C 等酸性药物；低钾性代谢性碱中毒时，排酸性尿为其特征之一。

(2) 尿碱度增高：见于碱中毒、膀胱炎、肾小管酸中毒及服用利尿剂等。

5. 尿液相对密度（比重）　尿比重是指在 4℃时，同体积尿与纯水的质量比。目前尿相对密度（比重）测定多用尿试纸条进行筛检，其他方法有比重计法、折射仪法等。

【标本采集方法】　晨尿 100ml。

【参考值】　1.015～1.025 之间。晨尿最高，一般大于 1.020，婴幼儿尿相对密度（比重）偏低。

【临床意义】

(1) 尿相对密度（比重）增高：血容量不足导致的肾前性少尿、糖尿病、急性肾小球肾炎、脱水、高热等；

(2) 尿相对密度（比重）降低：见于慢性肾衰竭、尿崩症、慢性肾小球肾炎、大量饮水等。

(二) 化学检查

1. 尿蛋白质检验

【标本采集方法】　晨尿 100ml。

【参考值】　阴性；定量：0～80mg/24h。

【临床意义】　尿蛋白质定性试验呈阳性反应或定量试验超过 150mg/24h 时称蛋白尿。

(1) 生理性蛋白尿：泌尿系统无器质性病变，尿内暂时出现蛋白质，尿蛋白定性一般不超过（＋），定量测定不超过 0.5g/24h，持续时间短，诱因解除后消失。见于剧烈活动、发热、受寒或精神紧张等。

(2) 病理性蛋白尿：① 肾小球性蛋白尿：最常见的一种蛋白尿，见于肾小球肾炎、肾病综合征等原发性肾小球损害性疾病以及糖尿病、系统性红斑狼疮、高血压等引起的继发性肾小球疾病；② 肾小管性蛋白尿：常见于肾盂肾炎及汞、苯、磺胺、氨基糖苷类抗生素等化学物质及药物中毒；③ 混合性蛋白尿：见于肾小球和肾小管同时受损的疾病，如肾小球肾炎或肾盂肾炎后期、糖尿病、系统性红斑狼疮等；④ 溢出性蛋白尿：因血浆中出现异常增多的小分子蛋白质，经肾小球滤出过多，超过肾小管的重吸收能力所致的蛋白尿，见于血红蛋白尿、急性溶血性疾病等。

2. 尿糖定性试验　常用的方法有两种：① 试纸法：该法简单、方便，是目前临床最常用的方法；② 班氏定性试验：现趋于淘汰。

【标本采集方法】　用晨尿、随时尿或餐后新鲜尿，立即送检。

【参考值】　阴性。

【临床意义】　尿糖定性试验阳性，称为糖尿。

(1) 血糖增高性糖尿：糖尿病最为常见，其他使血糖升高的内分泌疾病如甲状腺功能亢进、嗜铬细胞瘤、Cushing 综合征等均可出现糖尿，还可见于胰腺癌、肝功能不全等。

(2) 血糖正常性糖尿：也称肾性糖尿，见于家族性肾性糖尿、慢性肾小球肾炎或肾病综合征等。

(3) 暂时性糖尿：短时间内进食大量糖类或静脉注入大量葡萄糖可引起血糖暂时性升高从而出现尿糖阳性称生理性糖尿。颅脑外伤、脑血管意外、急性心肌梗死及精神刺激等因素，使肾上腺素、肾上腺糖皮质激素大量分泌而致尿糖阳性称应激性糖尿。

(4) 其他糖尿：肝功能严重破坏所致果糖或半乳糖性糖尿；妊娠期及哺乳期妇女产生的乳糖

尿；经尿液中排出的药物，如阿司匹林、异烟肼等以及尿中含维生素 C、尿酸等物质浓度过高时，均可使尿糖定性试验试剂中的成分产生还原反应造成假性糖尿。

3. 尿胆红素与尿胆原测定

【标本采集方法】 用新鲜晨尿，不使用防腐剂，需避光冷藏。

【参考值】 手工或尿液分析仪法：尿胆红素：阴性，定量≤2mg/L；尿胆原：阴性（尿 1∶20 稀释后应为阴性），定量≤10mg/L。

【临床意义】 尿胆红素和尿胆原检查在黄疸鉴别诊断中有较大价值，尿胆红素阳性见于肝细胞性黄疸或阻塞性黄疸；尿胆原阳性见于肝细胞性黄疸。

（三）显微镜检查

显微镜检查指用显微镜对新鲜尿液标本中的沉渣进行镜检，寻找有无各种类型的细胞、管型和结晶体等有形成分。现代尿液检查，增加了尿液分析仪和尿沉渣分析仪检查法，使检查更简便、快速而准确。

【标本采集方法】 用新鲜晨尿。

【参考值】

（1）红细胞：玻片法 0～3 个/HP；

（2）白细胞：玻片法 0～5 个/HP；

（3）肾小管上皮细胞：无；

（4）移行上皮细胞：少量；

（5）鳞状上皮细胞：少量；

（6）透明管型：0～1 个/LP；

（7）生理性结晶：可见磷酸盐、草酸钙、尿酸等结晶。

【注意事项】 必要时，每 30ml 尿液中加甲醛 1 滴。

【临床意义】

（1）上皮细胞：尿液中的上皮细胞来自肾至尿道的整个泌尿系统，如出现肾小管上皮细胞则提示肾实质已有损害，见于急性或慢性肾小球肾炎、肾移植后排异反应期；出现移行上皮细胞则提示肾盂、输尿管、膀胱、尿道的炎症，大量出现应警惕移行上皮细胞癌。

（2）白细胞：如发现每高倍视野中白细胞超过 5 个即为增多，称为镜下脓尿。若有大量白细胞，多为泌尿系统感染如肾盂肾炎、膀胱炎等，也可见于肾移植术后。

（3）红细胞：每高倍视野中平均见到 3 个以上红细胞，称为镜下血尿。多形性红细胞大于 80% 时，称肾小球源性血尿，见于急、慢性肾小球肾炎，肾结核，肾结石，肿瘤及出血性疾病等。

（4）管型：常见的有：

1）透明管型：多见于肾病综合征、慢性肾炎、恶性高血压和心力衰竭的患者；正常人清晨浓缩尿中可偶见；剧烈运动及体力劳动后、发热时可出现一过性增多。

2）颗粒管型：见于慢性肾炎、肾盂肾炎、某些（药物中毒）原因引起的肾小管损伤、急性肾小球肾炎后期。

3）细胞管型：肾小管上皮细胞管型为肾实质损害的最可靠试验诊断之一，红细胞管型常见于急性肾小球肾炎、慢性肾炎急性发作；白细胞管型常见于肾盂肾炎、间质性肾炎等；混合性管型见于各种肾小球疾病。

4）蜡样管型：提示严重的肾小管变性、坏死，预后差，见于慢性肾小球肾炎晚期、肾衰竭及肾淀粉样变性等。

（5）结晶

1）生理性结晶：有磷酸盐、碳酸钙、尿酸盐、尿酸及草酸钙结晶，少量出现无临床意义，若磷酸盐、尿酸及草酸钙结晶持续出现在新鲜尿中并伴有较多红细胞，应疑有结石的可能。

2）病理性结晶：胆红素结晶仅见于阻塞性黄疸和肝细胞性黄疸；亮氨酸、酪氨酸结晶见于急性肝坏死、白血病等；胱氨酸结晶仅出现于遗传性胱氨酸尿症患者尿中；胆固醇结晶见于尿路感染、乳糜尿患者等；磺胺类药物结晶见于服用磺胺类药物患者，尿中磺胺类药物结晶析出多时应停药。

（四）尿沉渣细胞计数

【标本采集方法】

（1）Addis 尿沉渣计数：需留取患者 12 小时尿，现已少用。

（2）1 小时细胞排泄率测定：准确收集晨 5：30～8：30 内 3 小时全部尿液，不加防腐剂，不必限制饮食，但患者不能大量饮水。

【参考值】

（1）红细胞：男性＜30 000/h，女性＜40 000/h；

（2）白细胞：男性＜70 000/h，女性＜140 000/h；

（3）管型：＜3400/h。

【临床意义】　同尿显微镜检查。

三、尿液的其他检查

尿酮体（ketone body）测定

尿酮体是 β-羟丁酸、乙酰乙酸和丙酮的总称。尿中出现酮体称为酮体尿（ketonuria），简称酮尿。

【标本采集方法】　用新鲜尿液。

【参考值】　定性（手工或尿液分析仪法）：阴性。

【注意事项】　尿久置，细菌可分解酮体，使尿酮体出现假阴性。

【临床意义】

（1）糖尿病性酮尿：尿酮体测定是糖尿病酮症酸中毒昏迷的早期指标；酮尿时多伴有高糖血症和糖尿；糖尿病肾损害时，有时虽有酮血症，而尿酮体可减少或阴性。

（2）非糖尿病性酮尿：见于高热、严重呕吐、腹泻、长期饥饿、禁食、酒精性肝炎、肝硬化、嗜铬细胞瘤。

第 3 节　粪 便 检 查

一、粪便标本的采集

（1）宜采用自然排便法留取粪便标本。无粪便又必须检测时，可经肛门指诊采集粪便，但需说明。

（2）一般留取拇指样大小的粪便；做血吸虫毛蚴孵化、计数寄生虫虫卵或成虫等应留取全部粪便。蛲虫虫卵检查应使用透明薄膜拭子于清晨排便前自肛门周围的皱襞处拭取标本送检。

（3）注意采集病理性粪便成分，应选取含有脓、血、黏液处的粪便，但不能只取脓液、黏液或血液；若无明显脓、血、黏液，则应在粪便的多个部位，各取一点后再混合，以提高检出率。

（4）必须用干净、不透水的一次性容器。若行细菌培养则应使用经灭菌后封口的容器。

（5）粪便标本不应混入其他物质，如混入尿液可使原虫死亡，混入污水等杂物可明显混淆检验结果。

（6）若检查阿米巴滋养体，标本应25℃保温并立即送检，以提高阳性检出率。

（7）如用化学法做粪便潜血实验，应在实验前3天禁食肉类、动物血、铁剂或维生素C等。

（8）粪便标本采集后应尽早送检，一般不应超过1小时。

二、粪便常规检查

（一）一般性状检查

1. **颜色与性状**　正常粪便为棕黄色成形软便，婴儿略呈金黄色。粪便颜色与性状可因食物、药物的影响而改变。病理情况下常有如下改变：

（1）黏液、脓样或脓血便：见于肠道下段有病变，如痢疾、溃疡性结肠炎、局限性肠炎、结肠及直肠癌等。

（2）食糜样或稀汁样便：见于各种感染性和非感染性腹泻，尤其是急性肠炎；伪膜性肠炎时出现含有膜状物的大量黄色稀便；艾滋病伴有肠道隐孢子虫感染时出现大量稀水便。

（3）柏油样便：为稀薄、黏稠、发亮的黑色粪便，呈柏油状样，见于各种原因引起的上消化道出血。服用活性炭、铋剂等之后大便也可呈黑色，但无光泽且潜血试验阴性。食用大量动物血、肝、口服铁剂也可使粪便呈黑色，潜血试验阳性，应注意鉴别。

（4）鲜血便：鲜血多附着于粪便表面，或排便后滴落在粪便上，呈鲜红色，见于肠道下段出血性疾病，如痢疾、结肠及直肠癌、痔疮等。

（5）白陶土样便：由于胆汁缺乏，使粪胆素相应减少所致，见于各种原因引起的胆管阻塞。

（6）米泔样便：呈白色淘米水样，量多，见于霍乱和副霍乱。

（7）绿色稀便：见于乳儿消化不良时，因肠蠕动过快，胆绿素由粪便中排出所致。

（8）细条状便：粪便常呈细条状或扁条状，提示直肠狭窄，多见于直肠癌。

（9）乳凝块便：婴儿粪便中可出现，常见于婴儿消化不良、婴儿腹泻。

2. **气味**　正常粪便因含吲哚及粪臭素，故有臭味。慢性胰腺炎及大肠癌溃烂继发感染时可有恶臭。

3. **寄生虫体**　粪便中可出现寄生虫虫体，蛔虫、蛲虫、绦虫等较大虫体及片段混在粪便中肉眼可辨认，钩虫虫体常需将粪便冲洗过筛后才能看到。服用驱虫剂者应检验粪便中有无排出的虫体以判断驱虫效果。

（二）显微镜检查

【**参考值**】　正常粪便显微镜有形成分检查结果见表8-5。

表8-5　正常粪便显微镜有形成分检查

项目	参考值	项目	参考值	项目	参考值
红细胞	无	白细胞	无或偶见	吞噬细胞	无
肠黏膜上皮细胞	无	肿瘤细胞	无	淀粉颗粒	偶见
脂肪颗粒	偶见	肌肉纤维、植物细胞、植物纤维等	少见	磷酸盐、草酸钙、碳酸钙等结晶	少量
细菌	有正常菌群	寄生虫卵和原虫	无		

【临床意义】

（1）细胞检查

1）红细胞：当肠道下段有炎症或出血，如息肉、细菌性痢疾（红细胞少于白细胞）、阿米巴痢疾、溃疡性结肠炎、克罗恩病、下消化道肿瘤等时，可见红细胞。

2）白细胞：肠道炎症时白细胞增多，其数量多少与炎症轻重及部位有关。常见于细菌性痢疾、溃疡性结肠炎，过敏性肠炎、肠道寄生虫时可见嗜酸性粒细胞增多。

3）吞噬细胞：见于细菌性痢疾和溃疡性结肠炎等。

4）肠黏膜上皮细胞：见于结肠炎、假膜性肠炎。

5）肿瘤细胞：见于大肠癌，以直肠部位最为多见，常为鳞状细胞癌或腺癌。

（2）食物残渣检查：正常粪便中的食物残渣系已充分消化的无定形细小颗粒，只有未经充分消化的食物残渣才可被显微镜检查所发现。

1）淀粉颗粒：见于腹泻、慢性胰腺炎、胰腺功能不全；

2）脂肪颗粒：见于急慢性胰腺炎、胰头癌、腹泻、吸收不良综合征等；

3）其他食物残渣：腹泻、肠蠕动亢进可见肌肉纤维、植物细胞及植物纤维增加。

（3）结晶检查：病理性结晶主要有夏科-莱登（Charcot-Leyden）结晶，常见于阿米巴痢疾、钩虫病及过敏性肠炎。

（4）细菌检查

1）肠道菌群：正常情况下革兰阳性球菌和革兰阴性杆菌的比值为 $1:10$，约占粪便干重的 $1/3$。婴幼儿粪便中主要有双歧杆菌、肠杆菌、肠球菌、少量芽孢菌及葡萄球菌等；成人粪便中主要有双歧杆菌、大肠埃希菌、厌氧菌及葡萄球菌等。正常菌群的量和菌谱处于相对稳定状态，保持着细菌与宿主间的生态平衡。肠道致病菌主要通过粪便直接涂片和细菌培养检测，有助于确诊和菌种鉴定。

2）肠道菌群失调症：主要见于长期使用广谱抗生素、免疫抑制剂、慢性消耗性疾病及伪膜性肠炎，此时粪便中除球菌与杆菌比值变大外，有时还可见白色假丝酵母菌。

（5）寄生虫卵或原虫检查：①寄生虫卵：粪便中查到寄生虫卵是诊断肠道寄生虫感染最可靠、最直接的依据，常见的寄生虫卵有蛔虫卵、钩虫卵、鞭虫卵、蛲虫卵，还有较少见的有华枝睾吸虫卵、血吸虫卵、姜片虫卵等；②原虫：主要有阿米巴滋养体和包囊、隐孢子原虫等。

（三）化学检查

1. 潜血试验　潜血是指消化道少量出血，红细胞被消化、破坏，粪便外观无异常改变，肉眼和显微镜不能证实的出血。常用的化学方法如邻联甲苯胺法、联苯胺法等，虽简单、易行，但缺乏特异性。目前使用的免疫学检测方法如胶体金法、免疫斑点法等，灵敏度高、特异性好，一般含血红蛋白为 0.2mg/L 或 0.03mg/g 粪便就可得到阳性结果，且不受动物血干扰，不用控制饮食。

【标本采集方法】　如用常用的化学方法做潜血试验，则在试验前 3 天指导患者避免服用铁剂、铋剂、肉类、动物血、肝类、大量绿叶蔬菜等，并持续 3 天；用免疫学检测法可不用控制饮食。

【正常值】　正常人呈阴性反应。

【临床意义】　当消化道有出血时粪便潜血试验常呈阳性，见于消化性溃疡、消化道肿瘤、肠结核、钩虫病、溃疡性结肠炎等。

2. 粪胆色素检查

【参考值】　粪胆红素阴性；粪胆素阳性。

【临床意义】　粪胆素减少或消失见于胆管梗阻，完全梗阻时呈阴性，不完全梗阻则可能呈弱阳性。粪胆红素阳性见于婴幼儿粪便或成人腹泻。

第4节 肾功能检查

肾脏是排泄水分、代谢产物，以维持体内水、电解质和酸碱平衡的器官。此外，肾脏还产生一些重要的生理活性物质，如肾素和红细胞生成素等，对血压、内分泌和造血等起重要调节作用。由于肾脏有多方面的功能，且有强大的储备力，很多检查方法尚不能查出早期和轻微的肾实质损害。因此，肾功能检查的目的是了解肾脏有否广泛性的损害，借以制订治疗和护理方案；定期复查肾脏，观察其动态变化，对估计预后有一定意义。

一、肾小球滤过功能

（一）内生肌酐清除率

肌酐是肌酸的代谢产物。人体血液中肌酐有外源性和内生性两种，外源性肌酐主要来自肉类食物，内生性肌酐主要来自肌肉的分解。在严格控制饮食、外源性肌酐被排除的情况下，血浆肌酐的生成量和尿的排出量较恒定，其含量变化主要受内生性肌酐的影响，且肌酐大部分从肾小球滤过，不被肾小管重吸收，肾小管也很少排泌，故肾在单位时间将若干毫升血浆中的内生肌酐全部清除出去，称内生肌酐清除率（endogenous creatinine clearance rate，Ccr），相当于肾小球滤过率。

【标本采集方法】

（1）检验前连续3天低蛋白饮食（<40g/天），避免剧烈运动；

（2）第4日晨8时排净尿液，收集此后24小时尿液，容器内添加甲苯3~5ml防腐，将尿量准确记录在化验单上，取10ml送检；

（3）留尿的当天抽取静脉血2~3ml，注入抗凝管，与24小时尿液同时送检。

【参考值】 成人：80~120ml/min。

【临床意义】

（1）判断肾小球损害的敏感指标：成人Ccr降低时，血清尿素氮、肌酐测定仍可在正常范围。因此，Ccr能较早反映肾小球滤过功能是否有损害。

（2）评估肾小球功能损害程度：根据Ccr一般可将肾功能分为4期：① 肾衰竭代偿期：Ccr 80~51ml/min；② 肾衰竭失代偿期：Ccr 50~20ml/min；③ 肾衰竭期：Ccr 19~10ml/min；④ 尿毒症期或终末期肾衰竭：Ccr <10ml/min。

（3）指导治疗：Ccr<40ml/min时，应限制蛋白质摄入；Ccr<30ml/min时，提示噻嗪类药物无效；Ccr<10ml/min时，应进行血液透析治疗。

（4）动态观察肾移植排斥反应：肾移植术后Ccr应逐渐回升，如果回升后再次下降，提示可能有急性排异反应。

（二）血尿素氮和肌酐的测定

血中尿素氮（blood urea nitrogen，BUN）是蛋白质代谢产物，其浓度取决于饮食中蛋白摄入量、组织蛋白质的分解代谢和肝功能状态；肌酐（creatinine，Cr）是肌酸的代谢产物，其浓度取决于肉类食物的摄入量和肌肉肌酸的分解量。两者经肾小球滤过随尿排出，当肾实质受损害时，肾小球滤过率降低，导致血中的尿素氮和肌酐不能从尿中排出而显著上升，因此，测定两者在血中的浓度可作为肾小球滤过功能受损的重要指标，但并非早期诊断指标。

【标本采集方法】 空腹静脉血3ml，注入干燥试管后送检。

【参考值】

(1) BUN：3.2～7.1mmol/L；

(2) 全血肌酐：88.4～176.8μmol/L；

(3) 血清或血浆肌酐：男性 53～106μmol/L，女性 44～97μmol/L。

【临床意义】

(1) 两者增高主要见于肾小球滤过功能减退的疾病，如急性肾小球肾炎、慢性肾小球肾炎、严重肾盂肾炎、肾动脉硬化症、肾结核、肾肿瘤等。

(2) BUN 单独增高主要见于：

1) 蛋白质分解过多的疾病：如消化道出血、大面积烧伤、甲状腺功能亢进等；

2) 引起显著少尿、无尿的疾病：如大量腹水、脱水、心功能不全、休克、尿路梗阻等。

(3) 可根据 BUN 和 Cr 对肾功能进行分期

1) 肾功能代偿期：Ccr 开始下降，Cr<176.8μmol/L，BUN<9mmol/L；

2) 肾功能失代偿期（氮质血症期）：Ccr<50ml/min，Cr>176.8μmol/L，BUN>9mmol/L；

3) 尿毒症期：Ccr<10ml/min，Cr>445μmol/L，BUN>20mmol/L。

二、肾小管功能

肾脏可调节肾远曲小管和集合管对水的重吸收，从而完成浓缩和稀释尿液的功能，实现对水平衡的调节作用。在日常或特定条件下，通过观察尿量和尿比重的变化，来判断肾浓缩与稀释的功能的方法，称为浓缩稀释试验（concentration dilution test）。当肾脏病变累及远端肾小管和集合管时，对水的重吸收改变，肾脏的浓缩、稀释功能下降。

【标本采集方法】

(1) 3 小时相对密度（比重）试验：正常饮食和活动，晨 8 时排尿弃去，此后每隔 3 小时排尿 1 次至次晨 8 时，并分置于 8 个容器中，分别测定尿量和比重。

(2) 昼夜尿比重试验：三餐如常进食，但每餐含水量不宜超过 500～600ml，此外不再进餐、饮水。晨 8 时排尿弃去，上午 10 时、12 时、下午 2、4、6、8 时及次晨 8 时各留尿 1 次，分别测定尿量和比重。

【参考值】

(1) 3 小时尿相对密度（比重）：白天排尿量应占全日尿量的 2/3～3/4，其中必有一次尿比重大于 1.025，一次小于 1.003；

(2) 昼夜尿相对密度（比重）：24 小时尿总量 1000～2000ml，晚 8 时至晨 8 时夜尿量<750ml，昼尿量与夜尿量之比是（3～4）：1，尿液最高比重应>1.020，最高比重与最低比重之差不应小于 0.009。

【临床意义】

(1) 多尿、低密度尿、夜尿增多或相对密度固定在 1.010，提示肾小管浓缩功能下降，见于慢性肾炎、慢性肾盂肾炎、慢性肾衰竭等；

(2) 少尿伴高密度尿见于血容量不足，如休克。

第 5 节　肝功能检查及肝脏疾病常用的检查

肝脏是人体内最大的实质性腺体器官，其功能包括物质代谢功能及分泌、排泄、生物转化、胆红素代谢等。了解肝功能状态的实验室检查称为肝功能检查。

一、蛋白质测定

（一）血清蛋白的测定

血清总蛋白（total protein，TP）包括清蛋白（albumin，ALB）和球蛋白（globulin，GLB），90％以上的血清总蛋白和全部的清蛋白由肝脏合成，因此血清总蛋白和清蛋白含量是反映肝脏功能的重要指标。

【标本采集方法】 抽取空腹静脉血 2ml，注入干燥试管中送检，不抗凝。

【参考值】 正常成人血清总蛋白：$65\sim85g/L$，清蛋白：$40\sim55g/L$，球蛋白：$20\sim40g/L$，清蛋白与球蛋白的比值（A/G）：$(1.2\sim2.4)$：1。

【临床意义】

（1）血清总蛋白与清蛋白增高：见于血液浓缩，如休克、严重脱水。

（2）血清总蛋白及清蛋白降低：血清总蛋白$<65g/L$，称为低蛋白血症，见于：

1）蛋白质合成减少：如肝硬化、肝癌、慢性中度以上持续性肝炎；

2）蛋白质摄入不足：如营养不良；

3）蛋白质消耗增加：如结核、甲状腺功能亢进、恶性肿瘤；

4）蛋白质丢失过多：如肾病综合征、严重烧伤、急性大出血。

（3）血清总蛋白与球蛋白增高：血清总蛋白$>85g/L$或球蛋白$>40g/L$，称为高蛋白血症，常见于慢性肝脏疾病，如慢性肝炎、肝硬化等。

（4）清蛋白与球蛋白的比值倒置：见于严重肝脏损害如慢性中度以上持续性肝炎、肝硬化、原发性肝癌等。

（二）血清蛋白电泳

血清中各种蛋白质的质量不同以及所带负电荷多少不同，它们在电场中泳动速度也不同，从而分离出5种蛋白。

【标本采集方法】 空腹静脉血 1ml，注入干燥试管中送检。

【参考值】 醋酸纤维膜电泳法：清蛋白 $0.62\sim0.71$（62％$\sim$71％），α_1-球蛋白 $0.03\sim0.04$（3％$\sim$4％），α_2-球蛋白 $0.06\sim0.10$（6％$\sim$10％），β-球蛋白 $0.07\sim0.11$（7％$\sim$11％），γ-球蛋白：$0.09\sim0.18$（9％$\sim$18％）。

【临床意义】

（1）肝脏疾病：急性肝炎及轻症肝炎血清蛋白电泳结果可正常，慢性肝炎、肝硬化、肝癌可出现清蛋白和β-球蛋白减少，γ-球蛋白升高，在慢性活动性肝炎和肝硬化失代偿期尤为显著。

（2）肾病综合征、糖尿病肾病：由于血脂增高，可致 α_2-球蛋白及 β-球蛋白增高，清蛋白及γ-球蛋白降低。

（三）血氨测定

氨主要来源于肠道，其次是肾脏和肌肉。大部分氨在肝脏被合成尿素，经肾脏排出体外。当肝脏受损时，合成尿素减少，血氨增高。

【标本采集方法】 抽取静脉血 2ml，EDTA 或肝素抗凝后立即送检（最好置冰盒）。

【参考值】 $18\sim72\mu mol/L$。

【临床意义】

（1）生理性增高：见于剧烈运动、高蛋白饮食后；

（2）病理性增高：见于肝性脑病、重症肝炎、尿毒症、休克等。

二、胆红素代谢试验

大部分胆红素来自衰老、破坏的红细胞，此胆红素未经肝脏处理，难溶于水，不能由肾脏排出，称为非结合胆红素（unconjugated bilirubin，UCB）。非结合胆红素与清蛋白结合运至肝后，与葡萄糖醛酸结合成为可溶于水的胆红素，能由肾脏排出，称为结合胆红素（conjugated bilirubin，CB），随胆汁排入肠道，在肠道细菌的作用下还原成尿胆原，随粪便排出体外。部分尿胆原经肠道重吸收入门静脉，其中大部分被肝细胞摄取再转变为结合胆红素排至胆汁中，形成胆红素的肠肝循环，部分从门静脉入体循环，经肾自尿中排出。当胆红素来源、摄取、转化、排泄出现异常时，血中胆红素会增高，可出现黄疸。临床常利用胆红素代谢试验来判断黄疸的类型，寻找黄疸的病因。

（一）血清总胆红素、血清结合胆红素和血清非结合胆红素测定

【标本采集方法】　空腹静脉血 2ml，标本切勿溶血，及时送检。

【参考值】　成人血清总胆红素：3.4～17.1μmol/L；血清结合胆红素：0～6.8μmol/L；血清非结合胆红素：1.7～10.2μmol/L。

【临床意义】

（1）判断有无黄疸及黄疸的程度：隐性黄疸：血清总胆红素 17.1～34.2μmol/L；轻度黄疸：血清总胆红素 34.2～170μmol/L；中度黄疸：血清总胆红素 170～340μmol/L；重度黄疸：血清总胆红素＞340μmol/L。

（2）推断黄疸的病因：完全性梗阻性黄疸：总胆红素可达 340～510μmol/L；不全性梗阻性黄疸：总胆红素可达 170～265μmol/L；肝细胞性黄疸：总胆红素可达 17～200μmol/L；溶血性黄疸：总胆红素很少超过 85μmol/L。

（3）判断黄疸类型：阻塞性黄疸：血清总胆红素及结合胆红素升高；溶血性黄疸：血清总胆红素及非结合胆红素升高；肝细胞性黄疸：血清总胆红素、结合胆红素、非结合胆红素 3 者都增高。

（二）尿内胆红素及尿胆原检验

【标本采集方法】

（1）留取新鲜晨尿 20～30ml，置于干燥、清洁的容器中送检。如果做定量检测则须留 24 小时尿液。

（2）尿胆原易在空气中氧化，棕色容器较适宜，容器最好加盖并立即送检。

（3）做检查时应注意避免饱餐、饥饿、运动等生理因素影响，避免使用磺胺类、普鲁卡因、苯唑青霉素等药物。

【参考值】

（1）尿内胆红素：定性：阴性；

（2）尿胆原：定性：阴性或弱阳性；定量：0.84～4.2μmol/(L·24h)。

【临床意义】

（1）尿内胆红素阳性：见于胆石症、胰头癌、病毒性肝炎等。

（2）尿胆原的改变：尿胆原增多见于溶血性贫血、病毒性肝炎、肠梗阻、顽固性便秘等；尿胆原减少见于胆石症、胰头癌等。

（3）判断黄疸类型：阻塞性黄疸：尿胆原含量减低，尿胆红素强阳性；肝细胞性黄疸：尿中尿胆原可中度增加，尿胆红素常呈阳性；溶血性黄疸：尿中尿胆原明显增加，尿胆红素阴性。

三、血清酶学检查

肝脏是人体含酶最丰富的器官，当肝脏受损害时，血液中与肝脏有关的酶浓度会发生变化，因此通过检验血清酶的变化可了解肝脏病变情况及其程度。

（一）血清转氨酶测定

转氨酶是氨基转移酶的简称。血清中的转氨酶有20多种，作为肝功能检验的转氨酶主要有两种：丙氨酸氨基转移酶（alanine aminotransferase，ALT）和天门冬氨酸氨基转移酶（aspartate aminotransferase，AST），前者主要存在于肝细胞浆中，其次是骨骼肌、肾脏、心肌等组织中；后者在心肌中含量最高，其次是肝脏、骨骼肌和肾脏组织中。肝细胞稍有损伤，血清中ALT和AST即增高，是最敏感的肝功能检测指标。

【标本采集方法】 抽取空腹静脉血3ml，采血前应避免剧烈运动，避免标本溶血。

【参考值】

(1) ALT：（速率法）男9～50U/L；女7～40U/L。

(2) AST：（速率法）男15～40U/L；女13～35U/L。

【临床意义】

(1) 急性病毒性肝炎：ALT与AST均可升高，但以ALT升高更明显，阳性率可达80%～100%，为病毒性肝炎的重要检测指标。急性重症肝炎，病程初期转氨酶升高，以AST升高更明显，如症状恶化，黄疸进行性加重，转氨酶反而降低，即"酶胆分离"现象，提示大量肝细胞坏死，预后较差。急性肝炎恢复期，如转氨酶不能恢复正常或再上升，提示肝炎转为慢性。

(2) 慢性病毒性肝炎：转氨酶轻度上升或正常，若AST升高较ALT显著，提示慢性肝炎进入活动期。

(3) 肝硬化：转氨酶轻度上升或正常，以AST＞ALT多见。

(4) 其他肝病：肝癌、脂肪肝、药物性肝炎、酒精性肝病等，转氨酶可轻度增高或正常，且ALT/AST＜1。

(5) 胆汁淤积：转氨酶可轻度增高或正常。

(6) 其他疾病：急性心肌梗死、肺梗死、肾梗死、骨骼肌疾病、休克等转氨酶可轻度增高。

（二）血清碱性磷酸酶（alkaline phosphatase，ALP）测定

碱性磷酸酶主要分布在肝脏、骨骼、肾、小肠及胎盘中，血清中的ALP大部分来源于肝脏和骨骼。胆管疾病时，由于ALP生成增加而排泄减少致血清ALP升高，因此ALP的检测常作为肝、胆疾病和骨骼系统疾病的检查指标之一。

【标本采集方法】 抽取空腹静脉血3ml，采血前应避免剧烈运动，避免标本溶血。

【参考值】 成人：男性45～125U/L；女性（20～49岁）35～100U/L，女性（50～79岁）50～135U/L。

【临床意义】

(1) 肝胆疾病：各种肝内、外胆管梗阻时，胆汁排出不畅、毛细胆管内压力增高时，ALP产生增加或排泄障碍，从而导致血中ALP升高，其增高程度与梗阻程度和持续时间成正比，且先于黄疸出现。见于胰头癌、胆管结石、原发性胆汁性肝硬化、肝内胆汁淤积、肝炎等。

(2) 鉴别黄疸的类型

1) 胆汁淤积性黄疸：ALP和血清胆红素明显升高，转氨酶轻度增高；

2) 肝细胞性黄疸：血清胆红素中度增高，转氨酶活性很高，ALP正常或稍高；

3）溶血性黄疸：胆红素增高，转氨酶和 ALP 正常。

（3）骨骼疾病：如佝偻病、骨软化症、纤维性骨炎、骨折愈合期等，血清 ALP 升高。

（4）生理性增高：见于生长中儿童和妊娠中、晚期的妇女。

（三）血清 γ-谷氨酰转移酶（γ-glutamyl transferase，GGT）测定

γ-谷氨酰转移酶旧称 γ-谷氨酰转肽酶（γ-glutamyl transpeptidase，γ-GT），主要来自肝细胞和肝内胆管上皮。当肝胆细胞合成亢进或胆汁排出受阻，GGT 可升高。

【标本采集方法】 抽取空腹静脉血 3ml，注入干燥试管中送检，不抗凝。

【参考值】 速率法：男 10～60U/L；女 7～45U/L。

【临床意义】

（1）胆管阻塞性疾病：GGT 升高的幅度与梗阻性黄疸的程度相平行，梗阻程度越重，持续时间越长，GGT 越高。

（2）原发性或继发性肝癌：肝癌细胞合成 GGT 使血清中的 GGT 显著升高，且升高的幅度与癌组织大小呈正相关。因此，对 GGT 的动态观察，有助于判断疗效和预后。

（3）肝炎及肝硬化：急性肝炎时，GGT 中度增高；慢性肝炎、肝硬化在非活动期，GGT 可正常，若出现 GGT 攀升是慢性肝炎、肝硬化病情恶化的标志。

（4）急、慢性酒精性肝炎与药物性肝炎：GGT 升高的幅度经常超过 AST 和 ALT 升高的幅度。

（四）单胺氧化酶（monoamine oxidase，MAO）测定

单胺氧化酶是一种含铜的酶，大部分存在于肝细胞线粒体内，能促进结缔组织形成，其增高程度与肝脏结缔组织增生密切相关。因此，测定 MAO 能反映肝脏纤维化的程度。

【标本采集方法】 抽取空腹静脉血 3ml，注入干燥试管中送检，不抗凝。

【参考值】 0～3U/L。

【临床意义】

（1）肝脏疾病：急性肝炎 MAO 基本正常；重症肝炎因肝细胞广泛坏死，可致 MAO 升高；一半以上活动性肝炎病例 MAO 活性增高；大多数重症肝硬化 MAO 升高；少数肝癌也会出现 MAO 升高，可能与伴有肝硬化有关。

（2）肝外疾病：慢性心力衰竭、糖尿病、甲状腺功能亢进、系统硬化症等 MAO 亦可升高。

四、病毒性肝炎标志物检测

现已确定的肝炎病毒有甲型肝炎病毒（hepatitis A virus，HAV）、乙型肝炎病毒（hepatitis B virus，HBV）、丙型肝炎病毒（hepatitis C virus，HCV）、丁型肝炎病毒（hepatitis D virus，HDV）、戊型肝炎病毒（hepatitis E virus，HEV）、庚型肝炎病毒（hepatitis G virus，HGV）和输血传播病毒（transfusion transmitted virus，TTV）共 7 种。其中乙型肝炎病毒流行最广，对人类健康威胁最大，也是目前研究得比较清楚的一种类型；其次是甲型肝炎病毒。所以重点介绍这两种病毒性肝炎血清标志物的检测。血中有无其标志物是诊断肝炎、确定其病变类型、判断其发展预后的重要指标。

（一）甲型肝炎病毒标志物检测

甲型肝炎病毒属小 RNA 病毒科，主要在肝细胞内复制，然后通过胆汁从粪便中排出。甲型肝炎病毒主要通过粪口传播，感染甲型肝炎病毒后形成一个抗原抗体系统，通过检测甲型肝炎病毒抗原（HAVAg）、抗 HAV-IgM 和抗 HAV-IgG 3 种血清标志物来帮助诊断甲型肝炎。

【标本采集方法】 静脉血3ml。

【参考值】 阴性。

【临床意义】

（1）HAVAg阳性见于大多数甲型肝炎患者，是甲型肝炎患者早期感染的依据，于发病前两周可从患者的粪便中排出。

（2）抗HAV-IgM出现较早，是甲型肝炎早期感染的标志，于发病后1～2周内出现，2周后最高，3个月后逐渐减少，6个月后转阴，此抗体阳性可诊断为急性甲型肝炎。

（3）抗HAV-IgG出现较晚，是甲型肝炎恢复期感染的标志，是一种保护性抗体。此抗体阳性表示曾经感染过HAV或注射过甲肝疫苗。

（二）乙型肝炎病毒标志物检测

乙型肝炎病毒属DNA病毒科，由包膜和核心两部分构成，包膜上有乙型肝炎病毒表面抗原（HBsAg），核心上有乙型肝炎病毒核心抗原（HBcAg）、乙型肝炎病毒e抗原（HBeAg）和环状双股DNA、DNA聚合酶（DNAP）。

乙型肝炎病毒主要通过血液途径传播，也可由性接触传播和母婴传播。机体感染乙型肝炎病毒后，产生3对抗原抗体系统，包括乙型肝炎病毒表面抗原及表面抗体（抗-HBs）、乙型肝炎病毒核心抗原及核心抗体（抗-HBc）、乙型肝炎病毒e抗原及e抗体（抗-HBe）。其中核心抗原全部存在于肝细胞核中，释放时其周围因被HBsAg包裹很难直接测定，所以临床只对标志物中的其他两对半进行检验。

【标本采集方法】 由于乙型肝炎是一种主要通过血行播散的传染病，因此静脉抽血时除须特别注意无菌操作的各项环节外，还要严格执行消毒隔离制度，所用过的注射器及污染物必须严格消毒处理后方可丢弃，同时还要防止医源性交叉感染。

（1）乙型肝炎病毒表面抗原：抽取静脉血3ml，注入干燥试管中送检，不抗凝；

（2）其他乙型肝炎抗原或抗体的单项检验：原则上同乙型肝炎病毒表面抗原，但只需抽血2ml即可；

（3）全部乙型肝炎病毒标志物：原则上同乙型肝炎病毒表面抗原，但需抽血4ml。

【参考值】 均为阴性。

【临床意义】

（1）HBsAg阳性：是HBV感染的指标，见于乙型肝炎潜伏期和急性期，发病后3个月不转阴，则易发展成慢性乙型肝炎或肝硬化；还可见于肝癌和慢性HBV携带者。HBsAg本身不具有传染性，但因常与HBV同时存在，临床上常作为传染性标志之一。

（2）抗-HBs阳性：抗-HBs是一种保护性抗体，对HBsAg有一定中和作用，可因隐性感染HBV、急性乙型肝炎恢复后以及注射乙型肝炎疫苗后产生，是机体对HBsAg产生免疫力的标志，也是乙型肝炎好转康复的标志。一般在发病后3～6个月才出现，可持续多年。

（3）HBeAg阳性：HBeAg是HBV复制的指标，是传染性强的指标，表明乙型肝炎处于活动期。若持续HBeAg阳性，表明肝细胞损害严重，易转变成慢性肝炎、肝硬化或肝癌。若转为阴性，表示病毒停止复制。

（4）抗-HBe阳性：抗-HBe常继HBeAg之后出现在血液中，一般认为是机体HBV复制减少的标志，传染性可能较前减弱，大部分乙肝病毒被消灭，但并非无传染性。肝炎急性期出现阳性者易进展成慢性乙型肝炎；慢性活动性肝炎出现阳性者可进展为肝硬化；HBeAg与抗-HBe阳性，且ALT升高时可进展为原发性肝癌。

（5）HBcAg阳性：一般情况下在血清中不易检测到游离态HBcAg。阳性提示血清中HBV

含量较多，复制活跃，传染性强，预后较差。

（6）抗-HBc 阳性：抗-HBc 是 HBV 对肝细胞损害程度的标志，也可反映 HBV 的复制情况，一般见于慢性肝炎及 HBV 长期携带者、HBsAg 及抗-HBs 阴性的乙型肝炎。抗-HBc 可分为抗-HBc-IgM 型和抗-HBc-IgG 型两类，前者既是乙型肝炎近期感染指标，也是 HBV 在体内复制的指标，并提示血液有传染性；后者提示 HBV 既往感染的指标。

（7）HBV-DNA 测定：HBV-DNA 阳性是诊断急性乙型肝炎病毒感染的直接依据，表明病毒复制及具有传染性。

乙型病毒性肝炎标志物 5 项检验结果综合判断见表 8-6。

表 8-6　乙型病毒性肝炎标志物 5 项检验结果综合判断

序号	HBsAg	抗-HBs	HBeAg	抗-HBe	抗-HBc	临床意义
1	−	−	−	−	−	过去和现在均未感染 HBV
2	−	+	−	−	−	病后或接种乙肝疫苗后获得免疫
3	−	+	−	+	+	HBV 感染恢复期
4	−	−	−	−	+	曾有 HBV 感染，未产生抗-HBs
5	−	−	−	+	+	曾有 HBV 感染或急性感染恢复期
6	+	−	−	−	−	急性 HBV 感染早期或 HBV 携带者
7	+	−	−	−	+	急性 HBV 感染早期、慢性 HBV 携带者
8	+	−	−	+	+	急性 HBV 感染趋向康复，俗称"小三阳"
9	+	−	+	−	+	急性或慢性 HBV 感染，俗称"大三阳"
10	+	−	+	+	+	急性或慢性 HBV 感染
11	−	−	−	+	−	急性 HBV 感染趋向康复
12	−	−	+	+	+	急性 HBV 感染中期

五、血清甲胎蛋白测定

甲胎蛋白（alpha fetoprotein，AFP）是胎儿早期由肝脏合成的一种糖蛋白，出生后不久即转为阴性或含量甚微。当肝细胞或生殖腺胚胎组织发生恶变时，原已丧失合成 AFP 能力的细胞又重新开始合成。AFP 在原发性肝癌时增加，测定血中 AFP 的浓度对肝癌诊断有重要价值。

【标本采集方法】抽取空腹静脉血 3ml，注入干燥试管中送检，不抗凝。

【参考值】

（1）定性：阴性；

（2）定量：成人<25μg/L。

【临床意义】

（1）原发性肝癌：AFP 明显增高，当 AFP 定性法阳性或定量法>500μg/L，并持续 1 个月以上时原发性肝癌可能性较大，但约 18％原发性肝细胞癌患者 AFP 是阴性。

（2）病毒性肝炎和肝硬化：AFP 可升高，但多在 300μg/L 以下，呈一过性，持续升高应警惕有癌变的可能。

(3) 睾丸癌、卵巢癌、畸胎瘤等生殖腺胚胎肿瘤：血中 AFP 的含量也可升高。

(4) 其他：妇女妊娠 3～4 个月后，AFP 开始上升；7～8 个月达高峰，但不超过 $300\mu g/L$；分娩后 3 周左右恢复正常。

第 6 节　脑脊液及浆膜腔积液的检查

一、脑脊液检查

脑脊液是存在于脑室及蛛网膜下隙内的一种无色透明液体。大约 70% 的脑脊液是在脑室的脉络丛通过主动分泌和超滤的联合过程形成的；约 30% 的脑脊液是由脑室的室管膜和蛛网膜下隙所产生。形成的脑脊液经第 3、第 4 脑室进入小脑延髓池，然后分布于蛛网膜下隙内。脑脊液的吸收是通过蛛网膜颗粒而返回静脉。脑脊液具有提供浮力保护脑和脊髓免受外力震荡损伤、调节颅内压力、供给脑和脊髓营养物质并运走其代谢产物、调节神经系统碱储量、保持正常 pH 等作用。

中枢神经系统任何部位发生器质性病变时，如感染、炎症、肿瘤、外伤、水肿和阻塞等都可引起脑脊液成分的改变。通过对脑脊液压力、一般性状、显微镜、化学成分、微生物、免疫学的检查，可达到对疾病的诊断、治疗和预后判断的目的。

（一）脑脊液的一般性状检查

1. 颜色　正常脑脊液是无色透明的液体，在病理情况下，脑脊液可呈不同颜色改变。

(1) 红色：常由于各种出血引起，见于穿刺损伤出血、蛛网膜下隙或脑出血等。留取 3 管标本时，穿刺损伤出血第一管为血性，以后两管颜色逐渐变浅，离心后红细胞全部沉至管底，上清液则无色透明。如 3 管均呈血性，离心后上清液为淡红色或黄色，为蛛网膜下隙出血。

(2) 黄色：可因出血、梗阻、黄疸等引起。陈旧性蛛网膜下隙或脑室出血，由于红细胞缺乏蛋白质和脂类对膜稳定性的保护，很易破坏、溶解，出血 4～8 小时即可出现黄色，停止出血后，这种黄色仍可持续 3 周左右；吉兰-巴雷综合征、椎管梗阻（如髓外肿瘤）等疾病脑脊液蛋白质含量常超过 $1.5g/L$ 时，颜色变黄，其黄色程度与蛋白质含量呈正比；化脓性脑膜炎、重症结核性脑膜炎时，因脑脊液蛋白质含量明显增加而呈淡黄色或黄色；重症黄疸如核黄疸、新生儿溶血病时脑脊液也呈黄色。

(3) 白色或灰白色：多因白细胞增加所致，常见于化脓性脑膜炎。

(4) 微绿色：见于铜绿假单胞菌引起的脑膜炎等。

(5) 褐色或黑色：常见于脑膜黑色素瘤。

2. 透明度　正常脑脊液应清晰、透明；某些疾病如病毒性脑炎、神经梅毒等疾病，也可呈透明外观；结核性脑膜炎时脑脊液呈毛玻璃样微混；化脓性脑膜炎时脑脊液明显混浊。

3. 凝固性　收集脑脊液于试管内，静置 12～24 小时，正常脑脊液不形成薄膜、凝块和沉淀物。结核性脑膜炎的脑脊液静置 12～24 小时后，可见表面有纤维的网膜形成，取此膜涂片检查结核杆菌，阳性率较高；蛛网膜下隙梗阻时，脑脊液呈黄色胶冻状。

（二）化学检查

正常脑脊液中蛋白质含量很少，不及血浆蛋白含量的 1%。病理情况下脑脊液中蛋白含量增加。

1. 蛋白定性试验和定量试验

【参考值】　定性：正常人多为阴性或弱阳性；定量：成人 0.20～0.45g/L（腰椎穿刺）。

【临床意义】　①中枢神经系统炎症：各种脑膜炎均可导致脑脊液蛋白增高，其中化脓性脑膜炎时蛋白增加最显著；结核性脑膜炎时蛋白中度增加；病毒性脑炎或脑膜炎时蛋白仅轻度增加。②脑血管病：脑及蛛网膜下隙出血时，由于血液进入脑脊液，蛋白可轻度增加。③内分泌或代谢疾病：糖尿病神经病变、甲状腺及甲状旁腺功能减退、尿毒症使血脑屏障通透性增加，蛋白质渗出。④其他：脑部肿瘤、脊髓肿瘤或转移癌引起的椎管梗阻或蛛网膜下隙粘连等时，脑脊液循环障碍使蛋白漏出增多，脑脊液中蛋白的含量常明显增加；某些神经系统退行性病变或脊髓脱髓鞘病等也可使脑脊液中蛋白有所升高。

2. 葡萄糖检查　脑脊液中葡萄糖含量约为血糖的 60%，其含量受血糖浓度、血-脑脊液屏障及脑脊液糖分解速率的影响，所以较理想的脑脊液中糖的检测应在禁食 4 小时后做腰穿检查。

【参考值】　成人：2.5~4.5mmol/L。

【临床意义】　化脓性脑膜炎、结核性脑膜炎、脑膜白血病等脑脊液糖含量减少，其中化脓性脑膜炎减少得最显著。病毒性脑炎时脑脊液中葡萄糖多为正常。

3. 氯化物检查

【参考值】　120~130mmol/L。

【临床意义】　化脓性脑膜炎和结核脑膜炎时脑脊液中氯化物明显减少，以结核性脑膜炎减少最显著；大量呕吐、腹泻、脱水等造成血氯降低，脑脊液中氯化物也可减少。

（三）显微镜检验

正常脑脊液无红细胞，仅有少量白细胞，当穿刺损伤引起血性脑脊液时，白细胞计数须经校正后才有价值。

【参考值】　成人 $(0~8)×10^6/L$；儿童 $(0~15)×10^6/L$。

【临床意义】　病变侵犯脑或脑膜组织可致脑脊液中细胞数量及种类发生改变。

（1）化脓性脑膜炎：脑脊液中白细胞数显著增加，可达 $1000×10^6/L$ 以上，以中性粒细胞为主。

（2）结核性脑膜炎：脑脊液中白细胞数中度增加，一般不超过 $500×10^6/L$，早期以中性粒细胞为主，几天后逐渐变为以淋巴细胞为主。脑脊液中可同时发现中性粒细胞、淋巴细胞和浆细胞。

（3）病毒性脑炎或脑膜炎：脑脊液中白细胞数轻度增加，多不超过 $100×10^6/L$，以淋巴细胞为主。

（4）中枢神经系统肿瘤性疾病：脑膜白血病的脑脊液中细胞数可正常或升高，以淋巴细胞为主，可以找到白血病细胞。

（5）脑室和蛛网膜下隙出血：为均匀血性脑脊液，不仅有大量红细胞，还可见各种血细胞，但仍以中性粒细胞为主。

中枢神经系统疾病脑脊液检验特点见表 8-7。

表 8-7　中枢神经系统疾病脑脊液检验特点

项目	压力(kPa)	外观	蛋白质		葡萄糖(mmol/L)	氯化物(mmol/L)	细胞计数及分类($×10^6/L$)	细菌
			定性	定量(g/L)				
正常人	0.78~1.76	无色透明	—	0.2~0.4	2.5~4.5	120~130	(0~8) 多为淋巴细胞	无
化脓性脑膜炎	↑↑↑	混浊脓性凝块	+++~ ++ ++	↑↑↑	↓↓↓	↓	显著增加，以中性粒细胞为主	化脓性细菌

续表

项目	压力(kPa)	外观	蛋白质 定性	定量(g/L)	葡萄糖(mmol/L)	氯化物(mmol/L)	细胞计数及分类（×10⁶/L）	细菌
结核性脑膜炎	↑↑	微混毛玻璃样薄性网膜	+～+ + +	↑↑	↓↓	↓↓	增加，早期以中性粒细胞为主，几天后以淋巴细胞为主	抗酸杆菌
病毒性脑膜炎	↑	清或微混	+～ + +	↑	正常或轻度增高	正常	增加，以淋巴细胞为主	无
流行性乙型脑炎	↑	清或微混	+	↑↑	正常或轻度增高	正常	增加，同结核性脑膜炎	无
脑肿瘤未破裂	↑↑	透明或黄色	±～+		正常	正常	正常或轻度增加，以淋巴细胞为主	无
脑室及蛛网膜下隙出血	↑	均匀血性	±～ + +	↑		正常	增加，以红细胞为主	无

二、浆膜腔积液检查

人体的胸腔、腹腔、心包腔、关节腔等统称为浆膜腔，正常情况下含有少量液体起润滑作用。病理情况下腔内液体的量增多形成浆膜腔积液。浆膜腔积液可分为漏出液和渗出液两种，前者是一种非炎性积液；后者则是炎性积液。检验浆膜腔内的液体对寻找病因、鉴别诊断及治疗有重要的意义。

浆膜腔积液的检查包括一般性状检查、化学及显微镜检查、细菌学检查。

（一）一般性状检验

1. 颜色　漏出液多为淡黄色。渗出液的颜色随病因不同而有所改变，化脓菌感染时呈黄脓状；结核病急性期、恶性肿瘤、腹膜炎、外伤或内脏损伤可呈红色；胸导管或淋巴管阻塞呈乳白色。

2. 透明度　漏出液多透明。渗出液常混浊，混浊程度因所含细胞或细菌的多少而不同，化脓菌感染时可有凝块及絮状物产生而混浊重；结核菌感染可呈微混、云雾状。

3. 相对密度（比重）　漏出液比重多在 1.018 以下，渗出液比重因含多量细胞及蛋白多在 1.018 以上。

4. 凝固性　漏出液含纤维蛋白原很少，一般不易自凝。渗出液因含较多纤维蛋白原及组织碎片，往往自行凝结或有凝块出现。

（二）化学检验及显微镜检验

1. 化学检验

（1）黏蛋白定性测定（Rivalta 试验）：漏出液一般为阴性反应；渗出液多为阳性反应。

（2）蛋白定量测定：漏出液蛋白含量多＜25g/L；渗出液蛋白含量增多，常＞30g/L，是鉴别渗出液和漏出液最可靠的试验。

（3）葡萄糖测定：漏出液中糖与血糖含量相似；渗出液中所含的糖因被细菌或细胞酶分解而减少，如化脓性胸膜炎、化脓性心包炎、结核性胸膜炎、癌性胸膜炎等。

2. 显微镜检验

(1) 细胞计数：一般漏出液中细胞数少，常 $<100\times10^6/L$；渗出液中细胞数多，常 $>500\times10^6/L$。但这不是一个绝对的界限，在鉴别渗出液和漏出液时，必须结合多项指标分析。

(2) 细胞分类：漏出液中主要为淋巴细胞和间皮细胞。渗出液中则因病因不同而出现不同的细胞成分，常见的类型有：①中性粒细胞为主：见于急性化脓性积液或结核性积液的早期；②淋巴细胞为主：见于结核、梅毒、肿瘤、结缔组织病等慢性炎症引起的积液；③嗜酸性粒细胞增加为主：见于过敏性疾病、寄生虫病所致的积液；④红细胞为主：见于恶性肿瘤、结核及穿刺损伤等；⑤肿瘤细胞：见于原发癌及转移癌，但检出率较低。

(3) 脱落细胞学检测：脱落细胞学检测指对浆膜腔中检出的肿瘤细胞做进一步选择性染色及检验，用来确定肿瘤细胞的种类，是诊断原发性或继发性恶性肿瘤的重要依据。

(4) 寄生虫学检验：乳糜液检查有无微丝蚴；在阿米巴的积液中可以找到阿米巴滋养体。

（三）细菌学检验

将浆膜腔积液离心沉淀后做沉渣涂片，再根据情况选择不同的染色查找致病菌，必要时可进行细菌培养及动物接种，培养出细菌后做药物敏感试验以供临床用药参考。

浆膜腔漏出液与渗出液的鉴别见表 8-8。

表 8-8　浆膜腔漏出液与渗出液的鉴别

鉴别要点	渗出液	漏出液
原因	炎症、肿瘤及化学、物理刺激有关	非炎症
外观	不定，可为血性、脓性、乳糜性等	淡黄、浆液性
透明度	混浊，可有雾状、絮状沉淀	透明或微混
凝固	常自凝	不自凝
相对密度（比重）	>1.018	<1.018
黏蛋白定性	阳性	阴性
蛋白定量	$>30/L$	$<25g/L$
葡萄糖定量	低于血糖水平	与血糖相近
细胞计数	多 $>500\times10^6/L$	多 $<100\times10^6/L$
细胞分类	视病因不同可为中性粒细胞、嗜酸性粒细胞、淋巴细胞及肿瘤细胞	多为淋巴细胞、间皮细胞
细菌学检验	可找到病原菌	阴性

第 7 节　临床常用的生化检查

一、血清钾、钠、氯化物的测定

人体体液中的主要电解质是钾、钠、氯、钙、镁、磷、碳酸盐等，对维持细胞的正常功能和代谢，水、电解质和酸碱平衡及细胞内、外的渗透压起着重要作用。

（一）血清钾测定

钾离子是细胞内的主要阳离子，只有少量存在于细胞外液中，血钾实际反映了细胞外液中钾离子的浓度变化。某些病理情况下可出现血清钾的异常。

【标本采集方法】

(1) 抽取空腹静脉血 3ml（单项测定时应为 2ml），注入干燥试管中，及时送检，不抗凝；

(2) 测定前应尽量避免引起电解质非自然因素改变，如大量饮水、剧烈运动、服用利尿剂等。

【参考值】 血清钾：3.5～5.3mmol/L。

【临床意义】

(1) 血清钾增高：血清钾＞5.3mmol/L 为高钾血症。常见的情况如下。

1) 钾摄入量过多：食入或注入大量钾盐，超过肾脏排钾能力可致血清钾升高，如输入大量库存血、静脉误推氯化钾或静滴氯化钾过速等；

2) 体内钾排出减少：急性、慢性肾衰竭肾脏排钾功能障碍，肾上腺皮质功能减退所致肾脏排钾能力下降，长期应用抗醛固酮类药物或保钾利尿剂所致的钾潴留等；

3) 细胞内钾外移：严重烧伤、组织挤压伤、溶血、胰岛素缺乏、代谢性酸中毒、洋地黄中毒等均可致细胞内钾外流或重新分布引起血清钾增高。

(2) 血清钾降低：血清钾＜3.5mmol/L 为低钾血症。常见的情况如下。

1) 钾摄入量不足：长期低钾饮食或禁食后补钾不足、酒精中毒、营养不良、吸收障碍等。

2) 体内钾排出过多：频繁呕吐、长期腹泻、胃肠引流或胃肠功能紊乱所致胃肠道丢钾过多；服排钾利尿剂以及醛固酮增多症所致的肾脏排钾增多。

3) 细胞外钾内移：代谢性碱中毒、胰岛素注射过量、心功能不全或肾性水肿等，因细胞外钾内流加速及重新分布，或因细胞外液过度稀释导致低钾血症。

(二) 血清钠

人体内的钠离子 44％存在于细胞外液，是细胞外的主要阳离子，47％存在于骨骼中，9％存在于细胞内。钠主要来源于食物，血清中钠多以氯化钠的形式存在，绝大部分经肾脏或随消化液排出，小部分经汗腺排出。正常人膳食含钠量足够，一般不会缺失，只有病理状态下才会出现异常。

【标本采集方法】 同血清钾测定。

【参考值】 血清钠：137～147mmol/L。

【临床意义】

(1) 血清钠增高：血清钠＞147mmol/L 为高钠血症。常见的原因如下。

1) 水丢失过多：大量出汗、长期呕吐、腹泻所致脱水，大面积烧伤及糖尿病性多尿等；

2) 水摄入不足：长时间无水摄入、进食困难及术后禁食者静脉输液量不足等；

3) 钠摄入过多：食入或输入大量含钠液体伴有肾功能不全时。

(2) 血清钠降低：血清钠＜137mmol/L 为低钠血症。主要原因如下。

1) 丢失过多：严重呕吐、腹泻、胃肠引流、广泛性炎症等，多因治疗时只注意补水但未充分补盐而引起；尿毒症或糖尿病并发代谢性酸中毒、服用大剂量利尿剂、慢性肾上腺皮质功能减退时尿钠排出过多也可致低钠血症；穿刺抽液过多等也是钠丢失过多的原因之一。

2) 摄入不足：饥饿、长期低钠饮食、营养不良及不恰当的输液。

3) 细胞外液稀释：心功能不全、急性或慢性肾功能不全、肝硬化低蛋白血症、长期使用激素治疗等所致的水钠潴留；补充过量液体亦可致稀释性低钠。

4) 消耗过多：多见于肺结核、肿瘤、肝硬化等慢性疾病，由于细胞内蛋白质分解消耗，细胞内液渗透压降低，水分从细胞内渗透到细胞外，导致血钠减低。

（三）血清氯化物

血清氯离子是血浆中的主要阴离子，氯具有调节机体酸碱平衡、渗透压及水、电解质平衡的作用。氯化物主要来源于膳食中的盐，经肾脏排出体外。

【标本采集方法】 同血清钾测定。

【参考值】 血清氯化物：99～110mmol/L。

【临床意义】

（1）血清氯化物增高：血清氯化物＞110mmol/L 为高氯血症。见于以下几种情况：

1）摄入过多：长期高盐饮食、静脉输入过多生理盐水等；

2）排出减少：急、慢性肾小球肾炎导致的肾功能不全，尿路梗阻，心力衰竭等所致的肾脏排氯减少；

3）呼吸性碱中毒：过度换气，排出过多 CO_2，血 HCO_3^- 减少，血氯代偿性增高。

（2）血清氯化物降低：血清氯化物＜99mmol/L 为低氯血症。见于以下情况：

1）氯排出过多：严重呕吐、腹泻、胃肠造口或引流等；慢性肾上腺皮质功能减退、肾衰竭时长期大量使用利尿剂、严重糖尿病等均可导致氯化物经尿排出增加。

2）氯摄入不足：长期饥饿、营养不良、无盐饮食等。

二、血清钙、磷的测定

（一）血清钙测定

人体内的钙99％以上存在于骨骼中，仅 1％左右存在于血液中。钙主要来自膳食，由小肠上段吸收，其吸收程度受肠道 pH 及钙溶解度影响，随粪、尿而排出体外。钙代谢主要受维生素 D 及甲状旁腺激素的调节。钙的吸收、调节、排泄发生障碍，均可引起血清钙的异常。

【标本采集方法】 同血清钾测定。

【参考值】 血清钙：2.25～2.75mmol/L。

【临床意义】

（1）血清钙增高：血清钙＞2.75mmol/L 为高钙血症。主要原因如下。

1）溶骨作用增强：见于原发性或继发性甲状旁腺功能亢进、原发性或转移性骨髓瘤、急性骨萎缩等；

2）肠道吸收钙增加：见于大量服用维生素 D；

3）摄入过多：见于大量饮用牛奶、静脉补钙过多；

4）排出减少：见于肾功能减退等。

（2）血清钙降低：血清钙＜2.25mmol/L 称为低钙血症，多见于婴幼儿。主要原因如下。

1）成骨作用增强：原发性甲状旁腺功能减退、甲状腺切除术或甲状腺癌放射治疗等引起的甲状旁腺损伤。

2）维生素 D 缺乏：见于婴幼儿生长期维生素 D 补充不足、阳光照射不足或消化不良、阻塞性黄疸、妊娠后期等情况导致的体内维生素 D 缺乏，可同时伴有血磷降低。

3）摄入不足：长期低钙饮食、乳糜泻。

4）其他：慢性肾小球肾炎、肾病、尿毒症导致的远曲小管性酸中毒；新生儿低血钙、代谢性碱中毒离子钙减少引起的手足抽搐等。

（二）血清磷

机体中的磷70％～80％以不溶性磷酸钙的形式存在于骨骼中，少部分以无机磷的形式存在于血浆中，构成血液重要的缓冲系统。饮食中的磷在小肠吸收，肠道 pH 降低有利于磷的吸收。

血清磷与钙的乘积为一常数（以 mg/dl 计算，乘积是 36～40），血磷降低则血钙相对升高，反之亦然。两者的平衡对维持人体正常生理功能起着重要作用。

【标本采集方法】 同血清钾测定。

【参考值】 血清磷：成人 0.97～1.61mmol/L。

【临床意义】

(1) 血清磷增高：血清磷＞1.61mmol/L 为升高。

1) 内分泌疾病：见于原发性或继发性甲状旁腺功能减退所致的尿磷排出减少；

2) 排出减少：见于肾功能减退；

3) 见于体内维生素 D 过多；

4) 其他：见于剧烈活动、多发性骨髓瘤、骨折愈合期、尿毒症并发代谢酸中毒及 Addison 病、急性肝坏死、白血病等。

(2) 血清磷降低：血清磷＜0.97mmol/L 为降低。

1) 摄入不足：饥饿、恶病质；

2) 丢失过多：大量呕吐、腹泻、血液透析、肾小管酸中毒、应用噻嗪类利尿剂等；

3) 维生素 D 缺乏；

4) 转入细胞内：静脉注射胰岛素或葡萄糖、碱中毒、急性心肌梗死、过度换气综合征等；

5) 其他：乙醇中毒、甲状旁腺功能亢进症、糖尿病酮症酸中毒等。

三、血清总胆固醇的测定

总胆固醇（total cholesterol, TC）包括游离胆固醇（free cholesterol, FC）和胆固醇酯（cholesterol esterase, CE）两部分。血液中的胆固醇仅有不到 20% 是从食物中摄取的，其余均由机体自身合成，肝、肠、肾、骨髓及内分泌腺等均是合成场所。胆固醇主要随胆汁从粪便排出体外。由于血液与组织内的胆固醇经常不断地交换，因此血清胆固醇水平基本能够反映胆固醇的摄取、合成及转运情况。

【标本采集方法】

(1) 素食或低脂饮食 3 天；

(2) 抽取空腹静脉血 2ml，注入干燥试管中送检，不抗凝。

【参考值】

(1) 合适水平：＜5.20mmol/L；

(2) 边缘水平：5.23～5.69mmol/L；

(3) 升高：＞5.72mmol/L。

【临床意义】

(1) 总胆固醇增高

1) 心血管疾病：冠状动脉粥样硬化性心脏病、动脉硬化等；

2) 内分泌及代谢性疾病：甲状腺功能减退、糖尿病及酮症酸中毒等；

3) 肾脏疾病：肾病综合征等；

4) 肝、胆疾病：肝肾综合征、胆结石、胆总管阻塞、胰头癌等；

5) 应用某些药物：如糖皮质激素、阿司匹林、口服避孕药等；

6) 其他：长期吸烟、饮酒、高脂饮食、过度肥胖、妊娠期、极度精神紧张等。

(2) 总胆固醇降低

1) 严重肝病：急性肝坏死、肝硬化等；

2）严重贫血：再生障碍性贫血、溶血性或缺铁性贫血；

3）内分泌疾病：甲状腺功能亢进；

4）应用某些药物：如雌激素、甲状腺激素、钙拮抗剂等；

5）其他：长期素食、严重营养不良等。

四、三酰甘油的测定

三酰甘油（triglyceride，TG）是人体能量储存的重要形式，又称中性脂肪。三酰甘油来自膳食，但更多由肝、脂肪组织及小肠的合成，主要存在于前 β-脂蛋白和乳糜微粒中，直接参与胆固醇及胆固醇酯的代谢，与冠状动脉粥样硬化性心脏病及血栓形成有密切关系。

【标本采集方法】

（1）素食或低脂饮食 3 天；

（2）抽取空腹静脉血 2ml，注入干燥试管中送检，不抗凝。

【参考值】　　0.56～1.70mmol/L。

【临床意义】

（1）三酰甘油增高：见于冠状动脉粥样硬化性心脏病、动脉硬化症、原发性高脂血症、阻塞性黄疸、肾病综合征、重症糖尿病、甲状腺功能减退、肥胖、贫血、长期饥饿、高脂饮食、妊娠等；

（2）三酰甘油减低：见于严重肝病、肾上腺皮质功能不全及甲状腺功能亢进症。

五、血清脂蛋白的测定

血清脂蛋白是血浆脂质与蛋白质结合的复合物，是脂类在血液中运输的主要形式。由不同含量的胆固醇、三酰甘油、磷脂等成分与蛋白质结合而成。按其密度、颗粒大小、表面电荷及电泳行为大致分为 4 种：乳糜微粒（chylomicron，CM）、极低密度脂蛋白（very low density lioprotein，VLDL）又称前 β-脂蛋白、低密度脂蛋白（low density lipoprotein，LDL）又称 β-脂蛋白、高密度脂蛋白（high density lipoprotein，HDL）又称 α-脂蛋白。

【标本采集方法】

（1）素食或低脂饮食 3 天；

（2）抽取空腹静脉血 2ml，注入干燥试管中送检，不抗凝。

【参考值】

（1）乳糜微粒：阴性；

（2）电泳法：VLDL：0.13～0.25（13％～25％），LDL：0.50～0.60（50％～60％），HDL：0.30～0.40（30％～40％）。

【临床意义】

（1）高密度脂蛋白

1）增高与冠心病呈负相关，对预防动脉粥样硬化、冠心病的发生有重要作用；

2）降低见于动脉粥样硬化、急性感染、糖尿病、慢性肾衰竭以及雄激素、孕酮等药物影响。

（2）低密度脂蛋白

1）增高与冠心病呈正相关，用于判断发生冠心病的危险；

2）降低见于甲状腺功能亢进、肝硬化、吸收不良以及低脂饮食和运动。

六、血糖测定

血糖指血液中葡萄糖含量，是供给机体能量的主要物质。正常人葡萄糖的分解与合成处于动态平衡状态，因此血糖基本保持稳定。空腹血糖检查较为方便且结果也最可靠，是诊断糖代谢紊乱最常用和最重要的指标。

【标本采集方法】　空腹静脉血 1ml。

【参考值】　酶法：3.9～6.1mmol/L；邻甲苯胺法：3.9～6.4mmol/L。

【临床意义】

（1）空腹血糖增高：血糖浓度＞7.0mmol/L 为血糖增高。

1）根据其增高的程度进行分度：①轻度升高：血糖在 7.0～8.4mmol/L；②中度升高：血糖在 8.4～10.1mmol/L；③重度升高：血糖＞10.1mmol/L。

2）引起血糖增高的常见原因：①生理性：见于饱食、高糖饮食、剧烈运动、紧张或大量吸烟；②病理性：见于糖尿病、甲状腺功能亢进、肾上腺皮质功能亢进、腺垂体功能亢进等，其他如肝硬化、颅内高压症、脑出血、中枢神经系统感染、妊娠呕吐，严重脱水等。

（2）空腹血糖降低：血糖浓度＜3.9mmol/L 为降低。

1）根据降低的程度进行分度：①轻度降低：血糖在 3.4～3.9mmol/L；②中度降低：血糖在 2.2～2.8mmol/L；③重度降低：血糖＜1.7mmol/L。

2）引起血糖降低的常见原因：①生理性：见于剧烈运动后、妊娠期、哺乳期、饥饿状态等。②病理性：主要见于胰腺疾病，如胰岛功能亢进、胰岛细胞瘤、胰腺癌、胰岛素及降糖药使用过量等；生长激素及肾上腺皮质激素缺乏也可引起低血糖，如呆小症、Addison 病以及甲状腺功能减退等；其他如急性肝炎、肝坏死、肝癌、心力衰竭所致的肝淤血、急性酒精中毒和药物毒物引起的肝脏损害等；胃大部切除术后引起的倾倒综合征也常于餐后出现低血糖。

七、葡萄糖耐量试验

正常人口服或注射一定量的葡萄糖后，血糖会暂时升高，通过神经-体液的反馈调节，使胰岛素分泌增加，从而促进血糖在肝与组织中合成糖原并加以储存，使血糖在较短的时间内回降至空腹水平，以保持体内糖代谢的动态平衡，这种现象称为人体的耐糖现象。当糖代谢紊乱时，口服或注射葡萄糖后血糖攀升急剧，但迟迟不能恢复到空腹水平或延迟恢复到空腹水平，有时即使血糖升高不很显著也不能及时回降至原来水平，称为糖耐量降低。临床上常用其作为衡量体内糖代谢功能是否健全的重要指标，这一指标较血糖测定对诊断糖代谢异常更为敏感，对隐匿性糖尿病（血糖不高，但糖耐量下降）具有重要的筛选价值。

【标本采集方法】

（1）受试前 3 天正常饮食，受试前晚餐后禁食或禁食 10～16 小时。受试前 8 小时内禁止吸烟、饮酒或咖啡等刺激性饮料，停用胰岛素及肾上腺皮质激素类药并卧床休息，避免剧烈运动和精神紧张。

（2）WHO 推荐葡萄糖 75g 溶于 200～300ml 温开水中一次饮完，如有消化道疾病可改用静脉注射 50%葡萄糖 50ml 替代口服葡萄糖。于摄入葡萄糖前及服糖后 0.5 小时、1 小时、2 小时及 3 小时各抽取静脉血 1ml 并收集尿标本共 5 次。

（3）适用于空腹血糖正常或稍高诊断不明确者，空腹血糖已有明显增高者（指多次空腹血糖＞7.3mmol/L）不宜做此试验。

【参考值】

(1) 空腹：血糖 $3.9 \sim 6.1 \text{mmol/L}$；

(2) 摄糖后：血糖应在 $0.5 \sim 1$ 小时上升达高峰，峰值一般在 $7.8 \sim 9.0 \text{mmol/L}$ 之间，3 小时降至空腹水平；

(3) 静脉注射葡萄糖后：血糖应在 0.5 小时上升达高峰，峰值约 $< 11.1 \text{mmol/L}$，1.5 小时后降至空腹水平，2 小时恢复至注射前水平；

(4) 尿糖：每次均为阴性。

【临床意义】

(1) 隐匿型糖尿病：空腹血糖正常或轻度升高 $> 6.7 \text{mmol/L}$，口服葡萄糖后血糖急剧升高常超过 10.1mmol/L，且高峰时间提前，2 小时后仍不能恢复正常水平，称糖耐量降低。尿糖阳性。

(2) 诊断糖尿病：有以下条件者即可诊断：有糖尿病症状，空腹血糖大于 7.0mmol/L；或口服葡萄糖后 2 小时血糖峰大于 11.1mmol/L；或随机血糖大于 11.1mmol/L，有临床症状和尿糖阳性者。

(3) 其他内分泌疾病：糖耐量降低，表现为口服葡萄糖后血糖升高明显且峰值时间提前，2 小时后仍不能恢复正常水平，尿糖阳性，见于甲状腺功能亢进、肾上腺皮质功能亢进等。糖耐量增高，表现为服糖后血糖上升不显著，2 小时后仍处于低水平，糖耐量曲线低平，见于甲状腺功能减退、肾上腺或腺垂体功能减退等。

【本章小结】　实验室检查主要包括血液检查、尿液检查、粪便检查、肾功能检查、肝功能检查、脑脊液和浆膜腔积液检查以及常用血液生化指标检测，是临床重要的辅助诊断和健康评估项目，因此，护理学专业学生必须学习和掌握实验室检查的相关知识。要熟练掌握检查项目的标本采集方法和注意事项，对实验室检查的参考值要加强记忆，根据参考值的临床意义，多结合临床实际对患者做出健康评估和护理诊断，并及时提出相应的护理措施，以此帮助患者恢复健康。

（文建军）

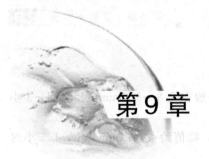

第9章

护 理 诊 断

一、护理诊断的发展

　　"护理诊断"一词由 McManus. Virginia Fry 等人在 20 世纪 50 年代提出，但提出后并未得到人们的广泛认可。随着护理程序的研讨和发展，到了 20 世纪 60 年代，在各种护理刊物中逐渐地出现了对护理诊断这一概念的研讨。直到 1973 年，美国护士协会（American Nursing Association，ANA）才正式将护理诊断纳入护理程序，并授权在护理实践中应用。为了统一护理诊断分类系统，1973 年在美国召开了全国护理诊断分类会议，并成立了全国护理诊断分类小组（以后改名为北美护理诊断协会）。从此次会议开始，北美护理协会一直致力于护理诊断的确定、修订和分类工作，对护理诊断的发展起了重要的作用。目前护理诊断的定义是 1990 年由北美护理诊断协会（North American Nursing Diagnosis Association，NANDA）提出并通过的定义。我国于 1995 年 9 月，由卫生部护理中心主办，在黄山召开了第一次护理诊断研讨会，建议在我国医院中使用北美护理协会认可的护理诊断名称。

二、护理诊断的定义与组成

（一）护理诊断的定义

　　护理诊断（nursing diagnosis）是关于个人、家庭或社区现存或潜在的健康问题或生命过程反应的一种临床判断。护理诊断与医疗诊断不同，医疗诊断是医师使用的名词，用于确定一个具体的疾病或病理状态，侧重于对患者的疾病本质的判断，以指导治疗；护理诊断是护士使用的名词，用于判断个体或人群对健康状态或健康问题的综合的反应。如肺炎是医疗诊断，医师关注的是肺炎的病情演变及相应的治疗措施，而护士关注的是患者对肺炎的反应，因此，肺炎的护理诊断可能就有"气体交换受损"和"清理呼吸道无效"。另外，每个患者医疗诊断的数目少且在疾病的发展过程中相对稳定，而护理诊断的数目多且在疾病的发展过程中随时发生变化。

（二）护理诊断的组成

　　护理诊断由名称、定义、诊断依据和相关因素 4 部分组成。

　　1. 名称　是对护理对象健康状态的概括性描述，一般用改变、减少、缺陷、缺乏、不足、增加、过多、紊乱、功能障碍、受伤、损伤、无效或低效等特定的用语来表述，如"家庭作用改变"。

　　2. 定义　定义是对护理诊断名称的一种清楚、精确的描述，并以此与其他护理诊断相鉴别。如"急迫性尿失禁"指在急迫排尿的强烈感觉后，立即出现不自主排尿的状态；"功能性尿失禁"指个体经受的一种不自主、不可预测的排尿状态。

　　3. 诊断依据　诊断依据是做出该护理诊断时的临床判断标准，即护理对象被诊断时必须存在的相应的症状、体征和有关的病史，从中可以显示出患者的状态与某一护理诊断相符合。诊断依据按其重要性分为主要依据和次要依据两类。主要依据是提出一个护理诊断时的主要准则,当一个诊断成立时这些依据总会出现。次要依据是支持该诊断成立的依据,可不一定存在。如体温过高的主要诊断依据是体温超过正常范围,次要依据是皮肤潮红、灼热、呼吸增快、心率增快等。

4. 相关因素　相关因素指影响健康状况或引起健康问题的原因、促成因素或危险因素。可来自以下几个方面:①病理生理方面:如"疼痛、水钠潴留";②治疗方面:如"药物的副作用";③环境、情境等方面:如"环境陌生、角色紊乱";④生长发育方面:与年龄相关的各个方面,如"认知、生理、情感的发展状况"。

北美护理诊断协会将护理诊断分为现存的护理诊断、危险的护理诊断、健康促进的护理诊断、综合的护理诊断4类。不同类型的护理诊断其组成也不相同。

1. 现存的护理诊断　对个人、家庭或社区现存健康状况或生命过程的反应的描述,即对护理对象正在经历的健康问题的临床判断,如"低效型呼吸形态"、"恐惧"等。现存的护理诊断由名称、定义、诊断依据和相关因素4部分组成。

2. 危险的护理诊断　以前称潜在的护理诊断,是对一些易感的个人、家庭或社区健康状况或生命过程可能出现的反应的描述,如"有皮肤完整性受损的危险"、"有受伤的危险"等。危险的护理诊断由名称、定义、危险因素3部分组成。

3. 健康促进的护理诊断　对个人、家庭或社区具有加强更高健康水平潜能的描述,即对护理对象向更高的健康水平发展所做的临床判断,如"母乳喂养有效"、"潜在的社区应对增强"等。健康促进的护理诊断只包含名称一个部分,无相关因素。

4. 综合的护理诊断　由某种特定的情境或事件所引起的现存或有危险的护理诊断,如"创伤后压力综合征"等。综合的护理诊断也只包含名称一个部分,无相关因素。

三、护理诊断的分类

1. 字母顺序分类　1973 年,第一次全美护理诊断分类会议确定将护理诊断按字母顺序排列,称为字母顺序分类方法。实际上这不是将护理诊断分类,而是将护理诊断的条目按英文字母顺序排列起来。在以后的若干年中,护理诊断有了重大的发展,以人的9个反应型态排列的护理诊断分类法及11种功能性健康型态排列的护理诊断分类法相继被提出。

2. 人类反应型态分类　1986 年北美护理协会会议上确定的按"人的9个反应型态"进行护理诊断的分类法,被命名为护理诊断分类Ⅰ。这9个型态为第一层次的护理诊断,每个型态下又有若干个护理诊断。这一分类系统现已少用。

3. 功能性健康型态分类　1987 年,马乔里·戈登(Morjory Gordon)提出按人类功能性健康型态排列的护理诊断分类法,此种方法易于理解,较为实用。具体内容包括:健康感知与健康管理型态;营养与代谢型态;排泄型态;活动与运动型态;睡眠和休息型态;认知与感知型态;自我感知与自我概念型态;角色和关系型态;性与生殖型态;压力与应对型态;价值与信念型态。

4. 多轴系健康型态分类　多轴系健康型态分类是 2000 年北美护理诊断协会(NANDA)第14 次会议通过的护理诊断分类系统,将功能性健康型态的分类系统进行了进一步的完善。此分类系统包括范畴、举别、诊断性概念和护理诊断4级结构。范畴相当于原来的型态,共有13个,每个范畴含2个及以上的类别;类别下为诊断性概念,每个诊断性概念下包含一个或多个护理诊断。这种分类比以往的分类更加清晰、明确,具有可操作性。

四、护理诊断的陈述

护理诊断的陈述方式主要有以下几种：

1. PES 公式陈述法　多用于陈述现存的护理诊断。P 代表问题（problem），即护理诊断的名称；E 代表病因（etiology），即相关因素，多用"与……有关"来陈述；S 代表症状和体征（symptoms and signs）。

如："清理呼吸道无效：痰液不易咳出　与身体衰弱、咳嗽无力有关"。
　　　　　　P　　　　　　S　　　　　　　　　　E

2. PE 公式陈述法　多用于"有危险的"的护理诊断，由于尚未出现症状体征，故以前称为潜在问题的护理诊断。

如："有体液不足的危险　与呕吐有关"。
　　　　P　　　　　　　E

3. P（问题）陈述法　用于良好的健康状态的护理诊断。

如："潜在的社区应对增强"。
　　　　P

五、合作性问题

合作性问题是需要护士执行医嘱和采取护理措施共同处理以减少其发生的问题，即需要护士监测以及时发现的某些疾病的并发症。但并非所有的并发症都是合作性问题，如果能够通过护理措施干预和处理的，属于护理诊断，护士不能预防或独立处理的并发症，则属于合作性问题。如："有皮肤完整性受损的危险"、"清理呼吸道无效"属于护理诊断，"潜在并发症：脓胸"则属于合作性问题。合作性问题一旦确立，就预示着患者可能发生或正在发生某种并发症，此时护士应将监测病情作为护理的重点，以及时发现病情变化，并与医师共同处理。

合作性问题以固定的方式进行陈述，即均以"潜在并发症"开始，其后为潜在并发症的名称，如"潜在的并发症：心力衰竭"。在书写合作性问题时，应注意按固定方式书写，不要漏掉"潜在并发症"一修饰语，以免与医疗诊断相混淆。

六、护理诊断的确立

护理诊断的过程即将经评估所获取的资料进行分析、综合、判断，最终找出患者现存或潜在的健康问题的过程。具体包括以下 3 个步骤：

1. 资料的归纳及整理

（1）确认资料：为确保收集的资料是真实、准确的且具有很强的可靠性，在完成资料收集后需要对资料进行核实、确认。在收集主观资料时，常有患者自认为是正常或异常的健康情况，但在医学上并非如此的情形，或患者根据自己的需要夸大或隐瞒病情，因此在整理资料时对有疑问之处一定要核实，使患者的认识与医学上的概念相一致。

（2）归纳整理：对经病史采集、体格检查、实验室和特殊检查中所获得的资料进行综合、归纳，将相关的资料组合在一起，对资料进行分组，以提示某些护理诊断的可能性。按马斯洛的需要层次理论，将资料分为生理需要、安全需要、爱与归属的需要、尊重与被尊重的需要及自我实现的需要 5 个方面，以便从人的生理、心理、社会等各个方面去找出健康问题。按戈登的功能性健康型态的概念框架，将收集到的资料划分到 11 种功能性健康型态的各个型态中，从而确定各型态是否正常，或是处于功能异常的危险中，如发现异常，从各型态下所属的护理诊断中选择相应的护理诊断即可。

2. 分析资料 分析资料的过程是对资料的解释和推理过程。护士可根据所学的基础医学知识、护理知识、人文知识等，对获得的资料进行解释和推理，并与正常的健康状况相比较，以发现异常。发现异常后，应进一步分析引起异常的相关因素。在分析资料时还应注意是否存在导致健康状况改变的危险因素，以使护理诊断和护理措施更为全面。

3. 确立护理诊断 护理诊断是建立在一组诊断依据或标准的基础上的，护士应将分析资料时所发现的异常情况与护理诊断依据进行比较，以判断这些资料与待拟的一个或几个护理诊断指标之间的匹配关系，从而提出诊断假设。在做出明确的护理诊断前，还应再次回顾所收集的资料，考虑资料是否完整、有无漏项、有无其他护理诊断的可能性，最终确立正确的护理诊断。

【**本章小结**】 护理诊断是健康评估的最终目的。护理诊断按名称分为现存的护理诊断、潜在的护理诊断、健康的护理诊断和综合的护理诊断。护理诊断常按 PES 公式、PE 公式及 P 陈述法进行陈述。合作性问题是需要护士执行医嘱和采取护理措施以减少其发生的问题，有其固定的陈述方式。护理诊断要经过对评估获取的资料进行归纳、整理和分析后最终形成。

（尹志勤）

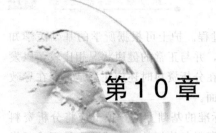

第10章
护理病历书写

护理病历是系统的、完整的、能反映护理全过程的护理活动的记录，包括经评估获取的有关患者的健康资料、护理诊断、护理计划、护理记录和健康教育计划等。书写护理病历的目的在于对患者的健康状况进行动态观察、比较，为临床护理人员护理患者提供重要的依据，同时也可为护理教学、科研提供基础资料，并便于他人参阅。2002年国务院颁布的《医疗事故处理条例》中明确规定了护理病历具有法律效力，它将成为医疗纠纷及诉讼的重要依据之一。因此护理人员学习护理病历的正确书写有重要的意义。

第1节　护理病历书写的基本要求

（1）护理病历中各个项目要详细填写，不可遗漏。

（2）护理病历必须客观、全面地反映患者的健康状况、所采取的护理措施及效果等，不可存在任何主观偏见。从患者及其家属处取得的主观资料要用引号标明，绝不能以主观臆断代替真实而客观的评估。

（3）用词准确，避免用难以确定的词，如"尚可"、"稍差"、"尚好"等；要使用规范的医学词汇、术语以及缩写。

（4）突出重点、主次分明、符合逻辑。

（5）字迹要清晰、规整，语言流畅，不得随意修改或粘贴。出现错字时，应用双横线画在错字上，保持原记录清晰可辨，在画线的错字上方更正并注明修改时间和签全名。

（6）各种记录应注明日期和时间，并签名，以示负责。日期和时间采用阿拉伯数字书写，日期用年-月-日，时间采用24小时记录。

（7）应按规范的格式和要求及时书写。护理病历书写应使用蓝黑墨水或碳素墨水，需复写的资料可以使用蓝色或黑色油水的圆珠笔。计算机打印的病历应符合保存的要求。

（8）实习护士、试用期护士、未取得护士资格证书和未经注册的护士书写的护理病历内容，要求由本医疗机构有合法执业资格的护士的审阅、修改并签全名。

（9）因抢救急危患者未及时书写护理病历的，护士应在抢救结束后6小时内及时据实补记。

第2节　护理病历记录

目前我国护理病历的书写格式尚无统一的标准，但书写的内容基本一致，主要包括入院评估表（护理病历首页）、护理计划单、护理记录、健康教育指导等。

一、入院评估表

入院评估表是对患者入院后首次进行的系统健康评估的记录，主要内容包括患者的一般情况、简要病史、心理状态、护理体检、有关的辅助检查结果及医疗诊断等，一般要求患者入院后 24 小时内完成。入院评估表的格式设计以如下几种理论框架为指导形成：人的生理-心理-社会模式（疾病引导模式）、戈登的功能性健康型态（评估健康模式）、奥瑞姆的自理模式、马斯洛的人类基本需要层次论、人类健康反应类型等，目前应用较多的是前两种。书写方式有填写式、表格式及混合式 3 种，其中以混合式最常用。这种事先印制好的表格，利于护理人员全面、系统地收集和记录患者的入院资料，避免遗漏，并可有效地减少书写时间。目前，临床常用的入院评估表每个医院各有不同，为了减少文字书写的工作量，评估的条目多数较为简化。下面是以生理-心理-社会模式（表 10-1）和戈登的功能性健康型态（表 10-2）为指导对患者进行入院评估的表格，这两个表格均较为详细，适于教学用，实际工作中应用的表格内容基本与这两表一致，但较为简单。

表 10-1　入院评估表 1

科别_____ 病室_____ 床号_____ 住院号_____

一般资料

姓名_____ 性别_____ 年龄_____ 婚姻_____ 民族_____ 职业_____

籍贯（出生地）_____ 现住址（工作单位）_____ 文化程度_____

医疗费用支付形式_____ 入院日期_____ 入院方式_____

入院医疗诊断_____ 记录日期_____ 病史叙述者_____ 可靠程度_____

主管医师_____ 主管护士_____

护理病史

主诉_____

现病史_____

_____

_____

既往史

　既往健康状况：良好□　一般□　较差□

　曾患疾病和传染病史：无□ 有□（描述：_____）

　外伤史：无□ 有□（描述：_____） 手术史：无□ 有□（描述：_____）

　过敏史：无□ 有□（过敏原：_____ 临床表现：_____）

　预防接种史：无□ 有□（描述：_____）

　婚姻史：结婚年龄_____；配偶的健康状况：（描述：_____）

　生育史：孕次_____；产次_____

　月经史：初潮_____岁；经期_____天；月经周期_____天；绝经年龄或末次月经日期_____

家族史

　父亲：健康□　患病□　（描述：_____） 已故□（原因：_____）

　母亲：健康□　患病□　（描述：_____） 已故□（原因：_____）

　子女：无□　有□（子_____个　女_____个）健康□　患病□（描述：_____）

　已故□（原因：_____）

　兄弟姐妹：健康□　患病□（描述：_____） 已故□（原因：_____）

日常生活状况

　食欲及偏好：正常□　亢进□　减退□　不思饮食□　恶心□　偏好_____

　膳食性质：普食□　软食□　半流质□　流质□　禁食□　治疗饮食_____

　进食方式：正常□　鼻饲□　空肠造口□　全静脉营养□　其他_____

　睡眠：正常□　失眠□　（描述：_____）

　排尿：_____次/日　失禁□　排尿困难□　尿潴留□　留置导尿□　其他_____

　排便：_____次/日　腹泻_____次/日　便秘 1 次/_____日　失禁□　其他_____

　活动能力：无限制□　床旁活动□　卧床□

　自理能力：完全自理□　部分自理□　完全依赖□

　吸烟：无□　有□（_____支/日；_____年）　偶吸□　戒烟□（_____年）

饮酒：无□　有□（_____ml/日；_____年）偶饮□　戒酒□（_____年）	
药物依赖：无□　有□（药名/剂量_____）	

心理社会状况

　　心理反应：正常□　思念□　紧张□　恐惧□　忧虑□　开朗□

　　对自我的看法：满意□　　较满意□　　不满意□　　其他_____

　　宗教信仰：无□　基督教□　佛教□　伊斯兰教□　其他_____

　　对疾病的认识：完全□　部分□　无认识□　　未被告知□

　　家庭关系：美满□　一般□　欠佳□

　　夫妻关系：和睦□　欠佳□　分居□　离异□　丧偶□

　　居住情况：独居□　　和家人同住□　　和亲友同住□　　其他_____

　　社会交往：正常□　较少□　回避□

　　住院顾虑：无□　有□（描述：_____）

体格检查

　　体温：_____℃　　脉搏：_____次/分　呼吸：_____次/分　血压：_____kPa（mmHg）

全身状态

　　发育：正常□　　异常□　（描述：_____）

　　营养：良好□　　中等□　　不良□　　消瘦□　　肥胖□　　恶病质□

　　面容：正常□　异常□　（描述：_____）

　　体位：自动体位□　被动体位□　强迫体位□　（类型：_____）

　　步态：正常□　异常□　（描述：_____）

　　意识：清楚□　嗜睡□　意识模糊□　昏睡□　昏迷□　（程度：_____）谵妄□

皮肤黏膜

　　颜色：正常□　潮红□　苍白□　黄染□　发绀□　其他_____

　　温度：正常□　　高□　　低□

　　湿度：正常□　干燥□　潮湿□

　　弹性：正常□　减退□

　　压疮：无□　有□（描述：_____）

　　完整性：完整□　皮疹□　皮下出血□　（描述：_____）　破溃□（描述：_____）

　　水肿：无□　有□（描述：_____）

　　瘙痒：无□　有□（描述：_____）

　　淋巴结：正常□　肿大□　（描述：_____）

头面部

　　眼睑：正常□　水肿□

　　结膜：正常□　水肿□　出血点□　其他（描述：_____）

　　巩膜：正常□　黄染□　其他（描述：_____）

　　瞳孔：正常□　异常□（描述：_____）对光反射：正常□　迟钝□　消失□

　　视力：正常□　异常□（描述：_____）

　　口腔黏膜：正常□　充血□　出血点□　溃疡□　疱疹□　其他_____

　　牙齿：完好□　缺齿□　龋齿□　义齿□

　　听力：正常□　异常□（描述：_____）

　　嗅觉：正常□　异常□（描述：_____）

颈部

　　颈项强直：无□　有□

　　颈静脉：正常□　充盈□　怒张□

　　气管：居中□　偏移□（描述：_____）肝颈静脉回流征：阴性□　阳性□

胸部

　　呼吸方式：自主呼吸□　机械呼吸□

　　吸节律：规则□　不规则□（描述：_____）

　　呼吸困难：无□　有□　啰音：无□　有□（描述：_____）

　　呼吸音：正常□　异常□（描述：_____）

　　吸氧：无□　有□（描述：_____）

　　心率：_____次/分　心律：齐□　不齐□（描述：_____）

　　心脏杂音：无□　有□（描述：_____）

续表

腹部

　　外形：正常□ 膨隆□（腹围_____ cm）凹陷□ 肠型：无□ 有□（描述：_____）

　　腹肌紧张：无□ 有□（描述：_____）

　　压痛：无□ 有□（描述：_____）反跳痛：无□ 有□（描述：_____）

　　肝肿大：无□ 有□（描述：_____）

　　脾肿大：无□ 有□（描述：_____）

　　移动性浊音：阴性□ 阳性□

　　肠鸣音：正常□ 减弱□ 消失□ 亢进□

肛门、生殖器

　　肛门：未查□ 正常□ 异常□（描述：_____）

　　生殖器：未查□ 正常□ 异常□（描述：_____）

脊柱、四肢

　　脊柱：形态：正常□ 畸形□（描述：_____）活动：正常□ 受限□

　　四肢：形态：正常□ 畸形□（描述：_____）活动：正常□ 受限□

神经系统

　　肌张力：正常□ 减弱□ 增强□

　　肢体瘫痪：无□ 有□（描述：_____）

　　病理反射：阴性□ 阳性□（描述：_____）

系统回顾

　　描述异常情况：_____

　　_____

　　_____

实验室及其他检查

　　描述：_____

　　_____

　　_____

　　_____

　　_____

护理诊断

　　描述：_____

　　_____

　　_____

　　_____

护士签名：_____

年　　月　　日

表 10-2　入院评估表 2

科别_____ 病室_____ 床号_____ 住院号_____

姓名_____ 性别_____ 年龄_____ 婚姻_____ 民族_____ 职业_____

籍贯（出生地）_____ 现住址（工作单位）_____

文化程度_____ 医疗费用支付形式_____ 入院日期_____ 入院方式_____

入院医疗诊断_____ 记录日期_____ 病史叙述者_____ 可靠程度_____

主管医师_____ 主管护士_____

主诉	
现病史	

续表

既往史	既往健康状况：良好□ 一般□ 较差□ 曾患疾病和传染病史：无□ 有□（描述：＿＿＿＿＿＿＿＿＿） 外伤史：无□ 有□（描述：＿＿＿＿＿＿＿＿）手术史：无□ 有□（描述：＿＿＿＿＿＿） 过敏史：无□ 有□（过敏原：＿＿＿＿＿＿＿ 临床表现：＿＿＿＿＿＿＿）
健康感知 与管理	自觉健康状况：良好□ 一般□ 较差□ 遗传病史：无□ 有□（描述：＿＿＿＿＿＿＿） 吸烟：无□ 有□（＿＿＿＿＿年，每日＿＿＿＿＿支。戒烟：未□ 已□＿＿＿＿年） 饮酒：无□ 有□（＿＿＿＿＿年，每日＿＿＿＿＿ml。戒酒：未□ 已□＿＿＿＿年） 其他：无□ 有□（描述：＿＿＿＿＿＿＿＿）
营养与 代谢	饮食：普食□（＿＿＿＿餐/日）软食□（＿＿＿＿餐/日）半流质□（＿＿＿＿餐/日）流质 □（＿＿＿＿餐/日）禁食□（描述：＿＿＿＿＿）忌食□（描述：＿＿＿＿＿）治疗饮食□（描述： ＿＿＿＿＿＿）鼻饲（量＿＿＿＿＿＿ml 胃管更换日期＿＿＿＿＿）饮水：正常□ 亢进□ 减退□ 食欲：正常□ 亢进□ 减退□ 不思饮食□ 恶心□ 近半年体重变化：无□ 有□（增加＿＿＿＿＿kg 减少＿＿＿＿＿kg） 咀嚼困难：无□ 有□（描述：＿＿＿＿＿）吞咽困难：无□ 有□（描述：＿＿＿＿＿）
排泄	排便：正常□ 便秘□ 腹泻□（＿＿＿＿＿次/日）失禁□（＿＿＿＿＿次/日） 造口：无□ 有□（描述：＿＿＿＿＿能否自理 能□ 否□） 应用泻药：无□ 有□（药物名称：＿＿＿＿＿，用法：＿＿＿＿＿） 排尿：正常□ 增多□（＿＿＿＿＿次/日）减少□（＿＿＿＿＿次/日）颜色（描述：＿＿＿＿＿） 排尿异常：无□ 有□（描述：＿＿＿＿＿＿＿）

生活自理能力（1~3级）　　　　自理=1级　　　　协助=2级　　　　完全依赖=3级

活动与 运动		自理=1级	协助=2级	完全依赖=3级
	进食	□	□	□
	个人卫生	□	□	□
	行走	□	□	□
	如厕	□	□	□
	上下床	□	□	□

活动耐力：正常□ 易疲劳□ 步态：正常□ 异常□（描述：＿＿＿＿＿＿＿）
体位：自主体位□ 被动体位□ 其他□（描述：＿＿＿＿＿＿）
瘫痪：无□ 有□（描述：＿＿＿＿＿＿）肌力：＿＿＿＿＿级

睡眠	睡眠习惯：＿＿＿＿＿h/d 正常□ 入睡困难□ 多梦□ 早醒□ 失眠□ 辅助睡眠：无□ 有□（描述：＿＿＿＿＿＿＿）午睡 无□ 有□
认知与 感知	面部表情：平静□ 痛苦□ 忧郁□ 其他（描述：＿＿＿＿＿＿） 意识：清□ 嗜睡□ 烦躁□ 浅昏迷□ 昏迷□ 其他□（描述：＿＿＿＿＿＿） 思维：正常□ 混乱□ 注意力分散□ 记忆力下降□ 其他□（描述：＿＿＿＿＿＿） 语言沟通：正常□ 失语□ 语言困难□ 其他□（描述：＿＿＿＿＿＿） 疼痛：无□ 有□（急性□ 慢性□） 视力：正常□ 近视□ 远视□ 失明□（左□ 右□） 听力：正常□ 减退□（左□ 右□）失聪□（左□ 右□） 眩晕：无□ 有□（原因＿＿＿＿＿＿） 对自我的看法：肯定□ 否定□（描述：＿＿＿＿＿＿） 心理反应：正常□ 思念□ 紧张□ 恐惧□ 忧虑□ 开朗□ 对疾病的认识：能理解□ 不理解□ 不能正视□ 隐瞒□ 家属对疾病的认识：知道□ 一知半解□ 不知道□
自我 概念	自我感觉：良好□ 不良□ 情绪状态：正常□ 紧张□ 焦虑□ 抑郁□ 恐惧□ 其他：＿＿＿＿＿＿＿
角色与 关系	社会交往：正常□ 较少□ 回避□ 家庭情况：美满□ 一般□ 欠佳□ 夫妻关系：和睦□ 欠佳□ 分居□ 离异□ 丧偶□ 子女：无□ 有□（子＿＿＿＿＿个 女＿＿＿＿＿个）与子女关系：和睦□ 欠佳□ 就职情况：胜任□ 勉强胜任□ 不能胜任□ 角色适应：良好□ 不良□（描述：＿＿＿＿＿＿） 家庭经济情况：收入充足□ 勉强够用□ 不够用□

续表

性与生殖	月经：正常□ 失调□ 经量（正常□ 一般□ 多□）周期_____天 孕次：（描述：_____）产次（描述：_____） 性生活：正常□ 障碍□（原因 描述：_____）
压力与应对	对疾病和住院的反应：适应□ 不适应□ 依赖□ 适应能力：能独立解决问题□ 需要帮助□ 依赖他人解决□ 照顾者：胜任□ 不胜任□ 勉强胜任□ 家庭应对：忽视□ 能满足□ 过于关心□
宗教	信仰：无□ 有□（描述：_____）
体格检查	
一般状况	身高_____cm 体重_____kg 面容：正常□ 不正常□（描述：_____） 营养：良好□ 中等□ 不良□ 消瘦□ 肥胖□ 恶病质□
生命体征	体温：_____℃ 脉搏：_____次/分 呼吸：_____次/分 血压：_____kPa（mmHg）
皮肤黏膜及淋巴结	色泽：正常□ 潮红□ 苍白□ 黄染□ 发绀□ 温度：正常□ 高□ 低□ 湿度：正常□ 干燥□ 潮湿□ 弹性：正常□ 减退□ 压疮：无□ 有□（描述：_____） 完整性：完整□ 皮疹□ 皮下出血□（描述：_____）破溃□（描述：_____） 水肿：无□ 有□（描述：_____）　瘙痒：无□ 有□（描述：_____） 淋巴结：正常□ 肿大□（描述：_____）
头部	眼睑：正常□ 水肿□ 结膜：正常□ 水肿□ 出血点□ 其他□（描述：_____） 巩膜：正常□ 黄染□ 其他□（描述：_____） 瞳孔：正常□ 异常□（描述：_____）　对光反射：正常□ 迟钝□ 消失□ 眼球运动：正常□ 异常□（描述：_____）　口腔黏膜：正常□ 异常□（描述：_____）
颈部	颈强直：无□ 有□　颈静脉：正常□ 充盈□ 怒张□ 气管：居中□ 偏移□（描述：_____）　肝颈静脉回流征：阴性□ 阳性□
胸部	呼吸频率：_____次/分　呼吸节律：规则□ 不规则□（描述：_____） 吸氧：无□ 有□（描述：_____）　呼吸音：正常□ 异常□（描述：_____） 呼吸困难：无□ 有□ 啰音：无□ 有□（描述：_____） 咳嗽：无□ 有□ 咳痰：无□ 有□（易咳出□ 不易咳出□ 吸痰□） 心率：_____次/分　心律：齐□ 不齐□（描述：_____） 心脏杂音：无□ 有□（描述：_____）
腹部	外形：正常□ 膨隆□（腹围_____cm）凹陷□ 肠型：无□ 有□（描述：_____） 腹肌紧张：无□ 有□（描述：_____）肝肿大：无□ 有□（描述：_____） 压痛：无□ 有□（描述：_____）反跳痛：无□ 有□（描述：_____） 移动性浊音：阴性□ 阳性□　肠鸣音：正常□ 减弱□ 消失□ 亢进□
肛门生殖器	肛门：正常□ 异常□（描述：_____）未查□ 生殖器：正常□ 异常□（描述：_____）未查□
脊柱四肢	脊柱：形态：正常□ 畸形□（描述：_____）活动：正常□ 受限□ 四肢：形态：正常□ 畸形□（描述：_____）活动：正常□ 受限□
神经系统	肌张力：正常□ 减弱□ 增强□ 肢体瘫痪：无□ 有□（描述：_____） 病理反射：阴性□ 阳性□（描述：_____）
实验室及其他检查：	
护理诊断：	

二、护理计划单

护理计划单（表10-3）是护士为患者在住院期间所制订的护理计划及其实施护理效果的系统记录，亦即指护理诊断、护理目标、护理措施、护理评价的书面记录。护理计划书写尚无完全统一的规范，大致有个体化的护理计划、标准化的护理计划、计算机制订的护理计划3大类。个体化的护理计划是根据某患者的具体情况将护理诊断、目标、措施在一个表格中列出，以供护理人员参照执行；标准化的护理计划是事先由全病房的护士制订出本病房患者常见病、多发病的护理计划，以供护士在护理具体的个体时，以此为标准，对不同的个体做出判断，根据判断选择合适的护理目标和措施，不必每位患者写一份护理计划；计算机制订的护理计划是根据护理计划的书写要求制成计算机书写护理计划软件，护士将收集到的患者资料输入计算机，计算机就能制订出符合该患者具体情况的护理计划。目前，为了减少护士书写的工作量，护理计划单一般只用于危重患者。

表 10-3　护理计划单

科别＿＿＿＿＿　病室＿＿＿＿＿　姓名＿＿＿＿＿　床号＿＿＿＿＿　医疗诊断＿＿＿＿＿

日期	护理诊断/问题	护理目标	护理措施	签名	停止日期	评价	签名

三、护理记录

护理记录是对患者在整个住院期间病情动态（病情的进展和恢复）及护理过程的全面记录，包括患者最初入院的情况、住院过程中病情的变化、护理过程及患者对治疗和护理的反应等。护理记录应与医疗记录互为补充，突出描述生命体征、出入量、体位、管道护理、病情变化和护理措施等内容。一般患者的护理记录和危重患者的护理记录均包括患者姓名、科别、住院病历号、床位号、记录日期和时间、病情状况、护理措施和效果、护士签名等，但书写的要求有所不同。

（一）一般患者护理记录书写要求

（1）体现专科护理的特点，如膀胱冲洗、胃肠减压等。

（2）记录次数　记录的次数根据患者的病情而定，病情变化时随时记录。新入院患者当天应有记录，急诊入院的患者当天每班要有记录，且应根据病情至少连续记录2天。手术的患者，术前、手术当天、术后第1天要有记录。特殊检查、治疗、用药及输血等要有记录。一级护理患者，病情稳定后每周至少记录2～3次，二、三级护理患者，每周至少记录1～2次。记录后签名。

（3）日期记录为"年、月、日"，时间应具体到分钟。

（4）应按日期顺序记录，体现记录的连续性及完整性。

一般患者护理记录单见表10-4。

表 10-4　一般患者护理记录单

科别_____　病室_____　姓名_____　床号_____　住院病历号_____　医疗诊断_____

日期时间		基础护理	病情记录	签名

注：本表为参考样式，各医院的特点不同，设计的护理记录单也有所不同。

（二）危重患者护理记录书写要求

（1）体现专科护理的特点，如心脏病监护室（coronary cave unit，CCU）护理记录等。

（2）记录次数：新入院、危重、抢救、分娩、手术后患者应在首页开始时记录患者的病情、处理经过及效果。特殊检查、治疗等要有记录。根据患者的情况决定记录的频率，如病情变化应随时记录，病情稳定后每班至少记录 1 次。因抢救未能及时书写护理记录者，应在抢救结束后 6 小时内据实补记，并注明补记的时间，补记的时间应具体到分钟。患者病情变化、药物反应及其他异常情况出现时，采取的处理措施及处理后的效果应有记录。

（3）记录的时间应具体到分钟。

（4）体温、脉搏、呼吸、血压和血氧饱和度要直接填写真实值，意识状态按清醒、嗜睡、意识模糊、昏睡、浅昏迷、深昏迷、谵妄记录。

（5）吸氧根据实际情况记录吸氧方式（如鼻前庭导管、面罩、头罩等）和氧流量。

（6）出入量记录　入量包括输液、输血、鼻饲、饮水量、食物中的含水量等。出量包括出血量、尿量、便量、引流液量、呕吐量、痰量等。12 小时（早上 7：00～下午 7：00）及 24 小时（早上 7：00～次日早上 7：00）应小结出入量，不足 12 小时或 24 小时按实际时间记录。24 小时出入量应记录在体温单的相应栏内。

（7）管路护理记录　应根据患者的具体置管情况填写，如导尿管、引流管、静脉置管等。

（8）皮肤情况　记录皮肤完好、破损或压疮等情况。如有破损或压疮，应记录范围、深度、局部处理及效果。

（9）病情观察、护理措施及效果　包括患者的病情变化、药物反应、饮食、睡眠、排泄的改变、皮肤变化及辅助检查结果等方面的异常情况，针对这些情况采取的措施及处理后的效果。

危重患者护理记录见表 10-5。

四、健康教育计划

健康教育计划是为患者及其亲属所制订的具体的健康教育方案，是护理计划的重要组成部分。它不仅能增进患者（亲属）对自己（患者）的健康状况以及有关的治疗、护理和康复措施等知识的了解，而且能促进其与医护人员有效地合作，是患者恢复健康的重要环节。其内容主要包括疾病的特点、诱因、药物或手术治疗的作用、注意事项、行为和生活方式、出院后的康复指导等。

我国很多医院根据各科患者诊治、护理特点的不同，针对各科常见病、多发病分别设计出本科患者健康教育计划。此计划分入院、住院（手术科室的患者包括手术前、后）、出院教育几个

表 10-5 危重患者护理记录

科别＿＿＿＿　病室＿＿＿＿　姓名＿＿＿＿　床号＿＿＿＿　住院病历号＿＿＿＿　医疗诊断＿＿＿＿

日期时间	意识	体温(℃)	脉搏(次/分)	呼吸(次/分)	血压 kPa(mmHg)	血氧饱和度(%)	吸氧(升/分)	入量 名称 (ml)		出量 名称(ml) 颜色性状		病情记录	签名

注：本表为参考样式，参照卫生部危重患者护理记录编写，各医院的特点不同设计的护理记录单亦有所不同。

阶段，以简单、通俗的语言成文，内容齐全，重点突出，便于护士掌握应用，并减少护士的书写时间，也是评价工作质量和教育效果的客观依据（表 10-6 和表 10-7）。

表 10-6　内科患者健康教育计划单

病室_____　姓名_____　床号_____　医疗诊断_____

项目	教 育 内 容	日期	效果	签名
入院宣教	介绍专业护士、主管医师、护士长		A B	
	病区的环境、紧急救助的方式		A B	
	病房管理要求（作息、陪伴、探视等制度）		A B	
疾病知识教育	本病的主要原因及诱发因素		A B	
	本病的主要表现及特点		A B	
	本病的发展经过及预防措施		A B	
	本病主要的治疗方法		A B	
	休息与活动的安排		A B	
	功能锻炼		A B	
	饮食的注意事项		A B	
	心理指导		A B	
用药指导	介绍药物的名称及用法		A B	
	说明服药时的注意事项		A B	
	药物治疗的作用及可能出现的副作用		A B	
	静脉用药目的及注意点		A B	
	应用特殊药物时的注意点		A B	
检查指导	本病常规检查项目及注意点		A B	
	本病特殊检查项目及注意点		A B	
出院指导	合理安排作息时间		A B	
	饮食指导		A B	
	功能锻炼指导		A B	
	预防本病的复发及防病知识教育		A B	
	促进康复的知识教育		A B	
	随访的时间及注意事项		A B	

注：A 表示掌握，B 表示部分掌握。

表 10-7　外科患者健康教育计划单

病室_____　姓名_____　床号_____　医疗诊断_____

项目	教 育 内 容	日期	效果	签名
入院宣教	介绍专业护士、主管医师、护士长		A B	
	病区的环境、紧急救助的方式		A B	
	病房管理要求（作息、陪伴、探视等制度）		A B	
术前指导	本病的主要原因及诱发因素		A B	
	本病主要的治疗方法		A B	
	各项术前准备的配合方法		A B	
	术前特殊检查的目的、注意事项		A B	
	教会床上排尿、排便的方法		A B	
	示范咳嗽、咳痰的训练方法		A B	
	心理指导		A B	
	其他		A B	

续表

项目	教 育 内 容	日期	效果	签名
术后指导	术后正确卧位的意义及要求		A B	
	进食的时间及注意事项		A B	
	术后常见症状的原因及处理方法		A B	
	床上活动的目的、时间、注意点		A B	
	下床活动的目的、时间、注意点		A B	
	伤口的管理方法		A B	
	应用导管的目的及注意事项		A B	
	特殊功能锻炼的目的及方法		A B	
	特殊治疗的目的、方法、注意事项		A B	
出院指导	合理安排作息时间		A B	
	饮食指导		A B	
	功能锻炼指导		A B	
	预防本病的复发及防病知识教育		A B	
	促进康复的知识教育		A B	
	随访的时间及注意事项		A B	
	其他		A B	

注：A表示掌握，B表示部分掌握。

【本章小结】 护理病历必须客观、准确地反映患者的健康状况、所采取的护理措施及效果等，书写应及时、规范、符合要求。入院评估表按生理-心理-社会模式，包括一般资料、护理病史、体格检查、实验室及其他检查的内容；按戈登的功能性健康型态，包括一般资料、主诉、现病史、既往史、11项功能性健康型态体格检查等内容。护理计划单包括护理诊断/问题、护理目标、护理措施等内容，目前一般只用于危重患者。护理记录应突出描述生命体征、出入量、体位、管道护理、病情变化和护理措施等内容。健康教育计划应根据各科患者诊治、护理特点制订，主要包括入院、住院、出院教育几部分。

（尹志勤）

参 考 文 献

吕探云，孙玉梅. 2012. 健康评估 [M]. 3 版. 北京：人民卫生出版社.

万学红，卢雪峰. 2013. 诊断学 [M]. 8 版. 北京：人民卫生出版社.

徐淑秀. 2005. 健康评估与护理诊断 [M]. 南京：东南大学出版社.

陈文彬，潘祥林. 2008. 诊断学 [M]. 7 版. 北京：人民卫生出版社.

陈文彬，潘祥林. 2004. 诊断学 [M]. 6 版. 北京：人民卫生出版社.

姜乾金. 2004. 医学心理学 [M]. 4 版. 北京：人民卫生出版社.

熊盛道. 2004. 健康评估 [M]. 北京：高等教育出版社.

章绍清. 2009. 健康评估 [M]. 合肥：安徽科学技术出版社.

党瑜华. 2005. 异常心电图图谱 [M]. 北京：人民卫生出版社.

卢喜烈，李中健，石亚君，等. 2005. 21 世纪临床心电图教学图谱 [M]. 济南：山东科学技术出版社.

盖伦·瓦格纳. 2002. 马里奥特实用心电图学 [M]. 李为民，傅世英，译. 10 版. 哈尔滨：黑龙江科学技术
出版社.

吴恩惠，冯敢生. 2012. 医学影像学 [M]. 6 版. 北京：人民卫生出版社.

孙国庆，佟玉荣，张世彪，等. 2011. 健康评估 [M]. 南京：江苏科学技术出版社.

李小妹. 2012. 护理学导论 [M]. 3 版. 北京：人民卫生出版社.

尹志勤. 2009. 健康评估 [M]. 北京：人民卫生出版社.

吕探云. 2005. 健康评估 [M]. 北京：人民卫生出版社.

刘成玉. 2010. 健康评估 [M]. 2 版. 北京：人民卫生出版社.

邱艳芬. 2007. 身体护理评估方法与技巧 [M]. 8 版. 北京：人民军医出版社.

中华人民共和国卫生行业标准. WS/T 404.1—2012 临床常用生化检验项目参考区间第一部分：血清丙氨酸
氨基转移酶.

中华人民共和国卫生行业标准. WS/T 404.2—2012 临床常用生化检验项目参考区间第二部分：血清总蛋白、
白蛋白.

中华人民共和国卫生行业标准. WS/T 404.3—2012 临床常用生化检验项目参考区间第三部分：血清钾、
钠、氯.

中华人民共和国卫生行业标准. WS/T 405—2012 血细胞分析参考区间.

Lynda Juall Carpenito. 2001. 护理诊断手册 [M]. 李宁，译. 北京：科学技术文献出版社.